Kohlhammer

Die Herausgeber

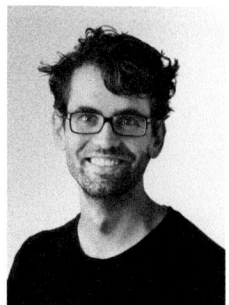

Dr. med. Sebastian Karl, Arzt in Weiterbildung an der Klinik für Psychiatrie und Psychotherapie, Zentralinstitut für Seelische Gesundheit (ZI), Mannheim, Mitglied der Taskforce »Klima und Psyche« der Deutschen Gesellschaft für Psychiatrie und Psychotherapie, Psychosomatik und Nervenheilkunde (DGPPN) und Mitautor des Hauptgutachtens »Gesund leben auf einer gesunden Erde« des Wissenschaftlichen Beirats der Bundesregierung Globale Umweltveränderungen (WBGU).

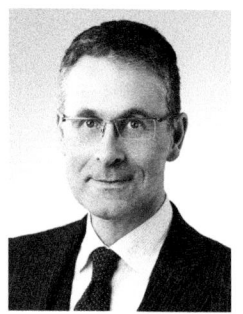

Prof. Dr. med. Andreas Meyer-Lindenberg, Direktor des Zentralinstituts für Seelische Gesundheit (ZI) und Ärztlicher Direktor der Klinik für Psychiatrie und Psychotherapie, Mannheim, Lehrstuhlinhaber für Psychiatrie und Psychotherapie an der Universität Heidelberg sowie Co-Sprecher und Standortkoordinator des Deutschen Zentrums für Psychische Gesundheit (DZPG).

Sebastian Karl
Andreas Meyer-Lindenberg
(Hrsg.)

Psychiatrie in Zeiten globaler Umweltkrisen

Verlag W. Kohlhammer

Dieses Werk einschließlich aller seiner Teile ist urheberrechtlich geschützt. Jede Verwendung außerhalb der engen Grenzen des Urheberrechts ist ohne Zustimmung des Verlags unzulässig und strafbar. Das gilt insbesondere für Vervielfältigungen, Übersetzungen, Mikroverfilmungen und für die Einspeicherung und Verarbeitung in elektronischen Systemen.

Pharmakologische Daten, d. h. u. a. Angaben von Medikamenten, ihren Dosierungen und Applikationen, verändern sich fortlaufend durch klinische Erfahrung, pharmakologische Forschung und Änderung von Produktionsverfahren. Verlag und Autoren haben große Sorgfalt darauf gelegt, dass alle in diesem Buch gemachten Angaben dem derzeitigen Wissensstand entsprechen. Da jedoch die Medizin als Wissenschaft ständig im Fluss ist, da menschliche Irrtümer und Druckfehler nie völlig auszuschließen sind, können Verlag und Autoren hierfür jedoch keine Gewähr und Haftung übernehmen. Jeder Benutzer ist daher dringend angehalten, die gemachten Angaben, insbesondere in Hinsicht auf Arzneimittelnamen, enthaltene Wirkstoffe, spezifische Anwendungsbereiche und Dosierungen anhand des Medikamentenbeipackzettels und der entsprechenden Fachinformationen zu überprüfen und in eigener Verantwortung im Bereich der Patientenversorgung zu handeln. Aufgrund der Auswahl häufig angewendeter Arzneimittel besteht kein Anspruch auf Vollständigkeit.

Die Wiedergabe von Warenbezeichnungen, Handelsnamen und sonstigen Kennzeichen in diesem Buch berechtigt nicht zu der Annahme, dass diese von jedermann frei benutzt werden dürfen. Vielmehr kann es sich auch dann um eingetragene Warenzeichen oder sonstige geschützte Kennzeichen handeln, wenn sie nicht eigens als solche gekennzeichnet sind.

Es konnten nicht alle Rechtsinhaber von Abbildungen ermittelt werden. Sollte dem Verlag gegenüber der Nachweis der Rechtsinhaberschaft geführt werden, wird das branchenübliche Honorar nachträglich gezahlt.

Dieses Werk enthält Hinweise/Links zu externen Websites Dritter, auf deren Inhalt der Verlag keinen Einfluss hat und die der Haftung der jeweiligen Seitenanbieter oder -betreiber unterliegen. Zum Zeitpunkt der Verlinkung wurden die externen Websites auf mögliche Rechtsverstöße überprüft und dabei keine Rechtsverletzung festgestellt. Ohne konkrete Hinweise auf eine solche Rechtsverletzung ist eine permanente inhaltliche Kontrolle der verlinkten Seiten nicht zumutbar. Sollten jedoch Rechtsverletzungen bekannt werden, werden die betroffenen externen Links soweit möglich unverzüglich entfernt.

1. Auflage 2024

Alle Rechte vorbehalten
© W. Kohlhammer GmbH, Stuttgart
Gesamtherstellung: W. Kohlhammer GmbH, Stuttgart

Print:
ISBN 978-3-17-044346-4

E-Book-Formate:
pdf: ISBN 978-3-17-044347-1
epub: ISBN 978-3-17-044348-8

Inhalt

Vorwort 7

Teil I   Naturwissenschaftliche Grundlagen

1   Klimawandel 13
    Astrid Schulz

2   Biodiversitätsverlust 23
    Adina Arth, Carsten Loose und Jonas Geschke

3   Umweltverschmutzung 35
    Elisabeth Schmid und Markus Salomon

Teil II   Auswirkungen der Umweltkrisen auf die psychische Gesundheit

4   Direkte Auswirkungen 49
    Andreas Heinz und Lasse Brandt

5   Indirekte Auswirkungen 58
    Sebastian Karl und Andreas Meyer-Lindenberg

Teil III   Zentrale Handlungsfelder für die Bewältigung der Umweltkrisen und die Förderung der psychischen Gesundheit

6   Städte 71
    Leonie Ascone und Simone Kühn

7   Naturerleben und Biodiversität 85
    Frauke Nees, Sören Hese, Sebastian Siehl, Kerstin Schepanski und Gunter Schumann

8   Ernährung 103
    Gerhard Gründer und Linda C. Kunz

9   Mobilität 117
    Carmen Jochem und Lorenz Albrecht

Teil IV Vermeidung negativer Umweltfolgen der psychiatrischen Versorgung

10 Gesundheitsförderung und Prävention 135
    Joachim Klosterkötter

11 Optimierung der Psychopharmakotherapie 147
    Moritz Spangemacher und Gerhard Gründer

12 Social Prescribing 157
    Wolfram J. Herrmann, Konrad Laker und Hendrik Napierala

Teil V Anpassung der psychiatrischen Versorgung an Umweltveränderungen

13 Hitze als Gesundheitsrisiko 165
    Julia Sander und Annika Walinski

14 Veränderter Versorgungsbedarf 172
    Sebastian Karl und Andreas Meyer-Lindenberg

15 Klimasprechstunde und andere spezifische Beratungsangebote 178
    Hans Knoblauch und Monika Stöhr

16 Migration 187
    Meryam Schouler-Ocak, Lasse Brandt und Andreas Heinz

Verzeichnisse

Autor:innenverzeichnis 195

Sachwortverzeichnis 199

Vorwort

Psychiatrie in Zeiten globaler Umweltkrisen: Dieser Titel ist aktuell, aber ist er auch anhaltend relevant? Wird diese Krise nicht bald überstanden sein? Leider ist das mitnichten der Fall. Zwar stößt Deutschland aktuell bereits etwa 46 % weniger Treibhausgase aus als noch 1990, doch pro Kopf sind die CO_2-Emissionen in Deutschland noch immer fast doppelt so hoch wie im weltweiten Durchschnitt und viermal so hoch wie beispielsweise in Indien. Außerdem jagt ein Temperaturrekord den nächsten: So war 2023 in Deutschland das wärmste Jahr seit Beginn der Temperaturaufzeichnungen und der Trend setzt sich 2024 fort. Europa ist der Kontinent, in dem sich die Durchschnittstemperaturen am stärksten erhöhen. Und auch die Durchschnittstemperatur der Ozeane nimmt nie dagewesene Dimensionen an.

Als wäre dies nicht schlimm genug, findet ein dramatischer Verlust an Biodiversität statt, der vom Ausmaß und insbesondere von der Geschwindigkeit her in der jüngeren Geschichte der Erde beispiellos ist. So sind weltweit etwa ein bis zwei Millionen Arten vom Aussterben bedroht. In Deutschland gilt ein Drittel aller Säugetier- und Pflanzenarten als gefährdet. Weil dadurch wichtige Ökosystemleistungen wie die Bestäubung von Pflanzen wegfallen, gefährdet dies nicht nur die Ernährungssicherung, sondern auch mehr als die Hälfte der weltweiten Wirtschaftsleistung.

Darüber hinaus befinden sich moderne Formen von Umweltverschmutzung auf dem Vormarsch. So gehen Schätzungen beispielsweise davon aus, dass bereits jetzt jährlich 19 Millionen Tonnen Plastik in die Umwelt gelangen und dass sich diese Menge bis 2060 verdoppeln wird.

Diese Umweltkrisen – vom Umweltprogramm der Vereinten Nationen (UNEP) als »dreifache planetare Krise« bezeichnet – gefährden nicht nur die körperliche, sondern auch die psychische Gesundheit der Menschen. Die Weltgesundheitsorganisation (WHO) spricht in Bezug auf die Klimakrise sogar von der größten Bedrohung für die menschliche Gesundheit in diesem Jahrhundert. Dazu kommt, dass die Umweltkrisen nicht nur direkte Auswirkungen auf die Gesundheit haben. Vielmehr wirken sie als Risikomultiplikator, der Wirtschaftskrisen, Hungersnöte, bewaffnete Konflikte und andere Krisen mit all ihren Folgen für die psychische Gesundheit wahrscheinlicher macht und ihre Auswirkungen verstärkt.

Auch deshalb bezeichnet die Bundesregierung die Bewältigung der Umweltkrisen in ihrer Strategie zur Klimaaußenpolitik als »zentrale Menschheitsaufgabe«. Deren Bewältigung – so sie denn hoffentlich gelingt – wird tiefgreifende Veränderungen in allen gesellschaftlichen Bereichen mit sich bringen, die das Leben aller Menschen spürbar beeinflussen werden. Gerade weil die Veränderungen aber so tiefgreifend sein müssen, um die Krisen erfolgreich zu bewältigen, bietet sich auch eine Chance: Wir können die Gelegenheit nutzen, um bisherige Gewohnheiten auf den Prüfstand zu stellen und viele Weichen so zu stellen, dass die menschliche Gesundheit davon nicht nur indirekt über den Schutz der Umwelt profitiert, sondern dass die Gesundheit und das Wohlbefinden, insbesondere auch die psychische Gesundheit, im Vergleich zum Status quo auch direkt verbessert werden. Solche Möglichkeiten aufzuzeigen, ist eines der zentralen Anliegen dieses Buchs.

Wie alle anderen gesellschaftlichen Bereiche wird auch die Psychiatrie von Veränderungen betroffen sein. Einerseits wird das psychiatrische Versorgungssystem genau wie alle anderen gesellschaftlichen Bereiche seinen eigenen Beitrag zur Befeuerung der Umweltkrisen reduzieren müssen: Es geht also darum, CO_2-intensive Prozesse, negative Effekte auf die Biodiversität und die Produktion von Abfällen möglichst zu vermeiden oder zu reduzieren. Andererseits wird sich das Versorgungssystem auf veränderte Umweltbedingungen wie vermehrte Hitzewellen, Naturkatastrophen und ein verändertes Krankheitsspektrum einstellen müssen. Nicht zuletzt sind psychiatrisch Tätige – aufgrund ihrer Rolle als medizinische Fachkräfte, die großes Vertrauen genießen und aufgrund ihrer spezifischen Fähigkeiten in Bezug auf menschliches Verhalten und Verhaltensänderungen – in einer guten Position, die notwendigen gesellschaftlichen Veränderungen unterstützend zu begleiten und zu befördern. Dafür möchte dieses Buch psychiatrisch Tätigen das notwendige Wissen vermitteln und Anstöße dafür geben, welche Konsequenzen aus diesem Wissen gezogen werden können.

In den ersten drei Buchkapiteln werden die wichtigsten Grundlagen und der aktuelle wissenschaftliche Stand zu Klimawandel, Biodiversitätsverlust und Verschmutzung vermittelt (▶ Teil I). Die zwei darauffolgenden Kapitel stellen die direkten und indirekten Auswirkungen dieser Umweltkrisen auf die psychische Gesundheit dar (▶ Teil II).

Die weiteren Kapitel des Buches widmen sich möglichen Lösungsansätzen. Dabei werden zunächst Bereiche beleuchtet, die besonders geeignet dafür scheinen, gleichzeitig spürbare Verbesserungen in Bezug auf die Umweltkrisen und in Bezug auf die psychische Gesundheit zu erreichen (▶ Teil III). Welche Rolle spielen Städte für die Entstehung und die Ausprägung psychischer Erkrankungen? Welchen Einfluss haben Städte auf die Umweltkrisen? Und wie können Städte so gestaltet werden, dass sie positive Auswirkungen auf die psychische Gesundheit haben und negative Auswirkungen auf die Umwelt minimieren? Ein weiteres Kapitel widmet sich der Bedeutung von Biodiversität und Naturerleben auf die psychische Gesundheit und zeigt auf, dass der Erhalt von Biodiversität und naturnahen Räumen nicht nur Umweltschutz ist, sondern einen direkten Einfluss auf unsere psychische Gesundheit haben kann. Dazu kommt der Bereich Ernährung: Was wir essen, hat nicht nur einen Einfluss auf unsere Gesundheit, sondern auch auf die Umwelt. Gegenwärtig weit verbreitete Ernährungsweisen schaden nicht nur der Gesundheit, sondern heizen die Klima-, Biodiversitäts- und Verschmutzungskrise weiter an. Dabei könnte unsere Ernährung so gestaltet werden, dass sowohl die Natur als auch die psychische Gesundheit davon profitieren. Und als weiterer Bereich mit einem großen Einfluss auf die Umweltkrisen wird die Art und Weise beleuchtet, wie sich Menschen heutzutage überwiegend fortbewegen. Für die Umwelt bieten sich die größten Potenziale vor allem durch weniger mit fossilen Brennstoffen betriebenen motorisierten Individualverkehr. Wird ein Teil der vormals mit dem Auto »passiv« zurückgelegten Stecken durch körperlich aktive Fortbewegung ersetzt, dient dies aber auch der Förderung der psychischen Gesundheit und der Prävention und Therapie psychischer Erkrankungen.

Im Anschluss daran sollen Ansätze aufgezeigt werden, wie der Einfluss des psychiatrischen Versorgungssystems auf die Umweltkrisen verringert werden kann (▶ Teil IV): Ein stärkerer Fokus auf die Förderung psychischer Gesundheit und die Prävention psychischer Erkrankungen kann dabei helfen, den psychiatrischen Behandlungsbedarf zu verringern. Durch die Verhinderung psychischer Erkrankungen kann dies nicht nur den mit psychiatrischen Behandlungen verbundenen Effekt auf die Umwelt verringern, sondern auch Druck aus dem schon jetzt mehr als ausgelasteten psychiatrischen Versorgungssystem nehmen. Patient:innen und Umwelt profitieren auch von einem leitliniengerechten Einsatz von Medikamenten, der Vermeidung von Polypharmazie sowie dem Absetzen von nicht mehr benötigten oder wirkungslosen Medikamenten. Nicht zuletzt könnte Social Prescribing in Zukunft einen weiteren Baustein für die Therapie liefern und möglicherweise dabei helfen, Medikamente einzusparen und die positiven Effekte von Naturerleben, körperlicher Aktivität oder gesunder Ernährung für die psychische Gesundheit zu nutzen.

Die abschließenden Kapitel widmen sich der Anpassung des psychiatrischen Versorgungssystems an neue Realitäten und zu erwartende Entwicklungen im Kontext der Umweltkrisen (▶ Teil V). Dazu zählt die Anpassung aller Behandlungssettings an vermehrte und intensivere Hitzewellen, nicht zuletzt, weil Menschen mit psychischen Erkrankungen zu den besonders gefährdeten Gruppen zählen. Daneben ist durch veränderte Umweltbedingungen mit einer Veränderung des Versorgungsbedarfs zu rechnen – sei es durch die Entstehung neuer psychischer Syndrome, durch die Verschiebung der Prävalenzen psychischer Erkrankungen oder durch die Zunahme von Extremwetterereignissen und ihren psychischen Folgen. Eine Möglichkeit, auf einzelne Aspekte dieses veränderten Versorgungsbedarfs zu reagieren, könnte in der Einrichtung von Klimaambulanzen oder Klimasprechstunden bestehen, was in einem weiteren Kapitel beleuchtet werden soll. Zuletzt wird noch auf einen spezifischen Aspekt des sich verändernden Versorgungsbedarfs eingegangen. Die Umweltkrisen und weitere Krisen, die durch die Umweltkrisen wahrscheinlicher gemacht und befeuert werden, sorgen bereits jetzt für große Migrationsbewegungen, die in Zukunft mit hoher Wahrscheinlich zunehmen werden, da durch steigende Temperaturen, den steigenden Meeresspiegel und Extremwetterereignisse bisher bewohnte Regionen zunehmend unbewohnbar werden, sodass Menschen zur Migration gezwungen werden. Auch in Deutschland werden wir deshalb mehr kultursensible und auf den Umgang mit Umweltkrisen zugeschnittene Versorgungsangebote benötigen.

Dieses Buch versteht sich auch als Initiative, um Impulse für ein psychiatrisches Versorgungssystem zu setzen, das den Herausforderungen der Zukunft gewachsen ist. Die Umweltkrisen entwickeln sich dynamisch, leider in der Erfahrung der letzten Jahre häufig schneller als frühere Prognosen dies erwarten ließen. Genauso dynamisch entwickeln sich die globalen politischen und gesellschaftlichen Rahmenbedingungen. Entsprechend wird sich auch dieses Buch weiterentwickeln müssen.

Wir hoffen, Ihnen mit unserem Buch einen guten Einstieg in die Thematik und hilfreiche Denkanstöße und Handlungsanregungen für Ihre eigene Praxis geben zu können. Danken möchten wir allen beteiligten Autor:innen für ihre Beiträge und die Bereitschaft, sich dieser inter- und transdisziplinären Aufgabe zu stellen.

Mannheim, im Herbst 2024
Sebastian Karl und Andreas Meyer-Lindenberg

Teil I Naturwissenschaftliche Grundlagen

Unsere natürlichen Lebensgrundlagen stehen unter Druck: Neben dem Klimawandel, der in den letzten Jahren berechtigterweise viel mediale und politische Aufmerksamkeit erfahren hat, ist die Welt mit einem dramatischen Biodiversitätsverlust und mit weltweiter Verschmutzung konfrontiert. Das Umweltprogramm der Vereinten Nationen (UNEP) spricht in diesem Zusammenhang von einer dreifachen planetaren Krise (triple planetary crisis). Alle drei Krisen sind menschengemacht. Sie haben jeweils individuelle Ursachen, beeinflussen sich aber auch gegenseitig. Sie zu lösen, ist eine zentrale Menschheitsaufgabe, um langfristig ein gutes Leben auf diesem Planeten zu ermöglichen.

Die Hauptursache für den Klimawandel ist die Verbrennung fossiler Energieträger, die zu einem Anstieg der CO_2-Konzentration in der Atmosphäre führt. Eine zentrale Auswirkung des Klimawandels ist der Anstieg der mittleren globalen Oberflächentemperatur. Sie liegt aktuell bereits 1,1 °C über der vorindustriellen Zeit. Weil CO_2 in der Atmosphäre sehr stabil ist, lässt sich dieser Temperaturanstieg nicht kurzfristig rückgängig machen. Damit einher geht auch eine Zunahme von Temperaturextremen. Auch andere Wetterextreme wie Starkregenereignisse oder Dürren werden häufiger. Dies führt zu Risiken für die Ernährungssicherheit und die Gesundheit. Zudem befeuert der Klimawandel zusätzlich den Biodiversitätsverlust.

Die Hauptursache für den Biodiversitätsverlust liegt aber in der Veränderung der Land- und Meeresnutzung durch den Menschen. So sind mittlerweile 75 % der Landoberfläche durch den Menschen maßgeblich verändert. Zudem tragen direkte Übernutzung, Verschmutzung und invasive Arten zum Biodiversitätsverlust bei. Dies hat zur Folge, dass weltweit ein bis zwei Millionen Arten vom Aussterben bedroht sind. Die Wissenschaft geht davon aus, dass das sechste Massensterben in der Geschichte der Erde begonnen hat. Genau wie der Klimawandel gefährdet auch der Biodiversitätsverlust die Ernährungssicherung, die weltweite Wirtschaft und die Gesundheit. Gleichzeitig verstärkt der Biodiversitätsverlust auch die Auswirkungen des Klimawandels.

Verschmutzung ist die dritte große menschengemachte Umweltkrise. Sie ist eine der Ursachen für den Klimawandel und den Biodiversitätsverlust, gefährdet die Gesundheit aber auch direkt. Während manche Formen der Verschmutzung glücklicherweise zurückgehen, sind andere weiterhin sehr präsent oder nehmen zu. Problematisch sind beispielsweise die Verschmutzung der Luft mit Feinstäuben und Stickstoffoxiden, die Verunreinigung von Trink- und Grundwasser mit Nitrat, die Kontaminierung der Ozeane mit Quecksilber und Plastik sowie die Belastung des Bodens mit Pflanzenschutzmitteln und Industriechemikalien. Schätzungen gehen davon aus, dass Umweltverschmutzung für 9 Millionen vorzeitige Todesfälle pro Jahr verantwortlich ist.

Die folgenden Kapitel geben einen Überblick über die wichtigsten Grundlagen der drei menschengemachten Umweltkrisen. Das Verständnis dieser grundlegenden Zusammenhänge ist für das Verständnis der Auswirkungen der Umweltkrisen und für das Verständnis der Strategien zum Umgang mit ihnen wichtig. Es kann aber auch im Kontakt mit Patient:innen oder Entscheidungsträger:innen hilfreich sein, diese Grundlagen zu kennen.

1 Klimawandel

Astrid Schulz

1.1 Einleitung

Der Mensch hat das Klimasystem eindeutig verändert, und die Auswirkungen lassen sich weltweit spüren: Die Atmosphäre und der Ozean haben sich erwärmt, die Menge an Schnee und Eis auf diesem Planeten hat abgenommen, der Meeresspiegel ist angestiegen und der Ozean ist saurer geworden. Die mittlere globale Oberflächentemperatur liegt heute etwa 1,1 °C über dem vorindustriellen Wert (IPCC, 2023). 2023 war das bisher wärmste Jahr seit Beginn der Aufzeichnungen (WMO, 2023).

Der Grund dafür ist die geänderte Zusammensetzung der Atmosphäre: Seit Beginn der Industrialisierung hat sich der CO_2-Gehalt der Atmosphäre um mehr als 50 % erhöht, der Anteil von Lachgas um 23 %, der von Methan sogar um 156 %. Die Konzentration von Methan und Lachgas in der Atmosphäre ist heute höher als in den letzten 800.000 Jahren, die Konzentration von CO_2 sogar so hoch wie seit mindestens zwei Mio. Jahren nicht mehr. Dieser Anstieg ist durch menschliche Aktivitäten verursacht, allen voran die Verbrennung fossiler Energieträger, die 80–90 % des CO_2-Anstiegs verursacht hat (Canadell et al., 2021, S. 676). Es lässt sich sogar zeigen, dass die Sauerstoffkonzentration in der Atmosphäre wie erwartet durch diese massenhafte Verbrennung sinkt – dies ist für sich genommen allerdings nicht bedrohlich, weil die Gesamtmenge an Sauerstoff so groß ist.

CO_2 reichert sich in der Atmosphäre an. Auch über einen Zeitraum von 1.000 Jahren wird ein erheblicher Anteil des CO_2, das der Mensch in die Atmosphäre eingetragen hat, dort verbleiben. Stellt man die CO_2-Emissionen komplett ein, bleibt die bis zu diesem Zeitpunkt erfolgte Erwärmung über einige Jahrhunderte erhalten. Ein erheblicher Teil des Klimawandels ist daher auf menschlichen Zeitskalen irreversibel, falls das CO_2 der Atmosphäre nicht großmaßstäblich entzogen würde. Dies ist jedoch mit heute verfügbaren Technologien nur begrenzt möglich.

1.2 Ursachen und Zusammenhänge

Die mittlere Temperatur der Erdoberfläche (genau genommen der erdnahen Atmosphäre) bestimmt sich im Wesentlichen aus einem Strahlungsgleichgewicht: Ein Teil der Erde (dort wo gerade Tag ist) wird von der Sonne beschienen – hier trifft überwiegend Strahlung im sichtbaren Bereich auf die Erde –, ein Teil wird reflektiert, der Rest erwärmt die Erdoberfläche. Gleichzeitig gibt die Erde selbst permanent in alle Richtungen Wärmestrahlung ab – dies ist Strahlung im infraroten Bereich. Treibhausgase interagieren nicht mit dem sichtbaren Licht, die Atmosphäre ist im Wesentlichen durchsichtig. Die Treibhausgase sind aber infrarotaktiv, d. h., sie absorbieren und emittieren Wärmestrahlung. Steigt ihre Konzentration in der Atmosphäre, wird die Abstrahlung der Wärme in den Weltraum erschwert – die Erde erwärmt sich, bis wieder ein Gleichgewicht hergestellt ist.

Haupttreiber des Klimawandels ist die Verbrennung fossiler Energieträger, d. h. Kohle, Erdgas und Erdöl. Sie bestehen zu einem erheblichen Teil aus Kohlenstoff, der bei der Verbrennung – in Kohle- und Gaskraftwerken, Automotoren, Ölheizungen usw. – zu CO_2 umgewandelt wird. CO_2 ist ein Gas, das sehr stabil ist und daher in der Atmosphäre nicht chemisch abgebaut wird. Es ist aber wasserlöslich und kann durch den Prozess der Photosynthese durch Pflanzen aufgespalten werden. Mehr als die Hälfte des vom Menschen in die Atmosphäre abgegebenen CO_2 wird so unmittelbar von der Biosphäre (die 31 % aufnimmt) und vom Ozean (26 %) aufgenommen. Mittelfristig nimmt der Ozean noch weiteres CO_2 auf, bis eine Sättigung eintritt. Etwa 20–30 % des CO_2 verbleiben aber über viele Jahrhunderte in der Atmosphäre.

Die CO_2-Aufnahme durch den Ozean ist übrigens keine sehr positive Angelegenheit: Der pH-Wert des Ozeans sinkt dadurch, er wird also saurer. Dazu unten mehr.

Eine weitere CO_2-Quelle sind Landnutzungsänderungen, z. B. die Abholzung von Wäldern. Diese Emissionen sind in den letzten zwanzig Jahren etwas gesunken und liegen heute bei etwa 4 Mrd. Tonnen CO_2 pro Jahr. Die CO_2-Emissionen aus der Verbrennung fossiler Emissionen steigen hingegen (nach einem kurzen Einbruch während der COVID-19-Pandemie) unvermindert an und liegen derzeit bei 37,5 Mrd. Tonnen CO_2 pro Jahr. Während im Jahr 1960 Landnutzungsänderungen für die Hälfte der anthropogenen CO_2-Emissionen verantwortlich waren, machen sie heute gerade noch 12 % der Emissionen aus – vor allem aufgrund des starken Anstiegs der Nutzung fossiler Energieträger (Global Carbon Project, 2023).

Neben CO_2 sind auch weitere Treibhausgase und klimawirksame Stoffe von Bedeutung für die Entwicklung des Klimas, die wichtigsten davon sind Lachgas (N_2O) und Methan (CH_4). Beide Gase sind stärkere Treibhausgase als CO_2, haben allerdings eine kürzere Lebensdauer in der Atmosphäre: Lachgas etwa 116 Jahre und Methan sogar nur 9 Jahre (Canadell et al., 2021). Vor allem Methan reichert sich daher nicht wie CO_2 in der Atmosphäre an, sondern wird permanent wieder abgebaut – bleiben die Methanemissionen konstant, stellt sich ein »steady state« ein, d. h., die Methankonzentration in der Atmosphäre bleibt auch konstant. Derzeit steigen aber die Emissionen und damit die Konzentration von Methan an. Steigende Methanemissionen stammen zum einen aus der Förderung und Nutzung fossiler Energieträger, zum anderen aus der Landwirtschaft (überwiegend aus der Viehhaltung). Auch Lachgas kann bei konstanten Emissionen einen steady state erreichen, allerdings aufgrund der längeren Lebensdauer erst nach über 100 Jahren. Aktuell steigen aber auch die Lachgasemissionen weiter an. Die jüngsten Anstiege der Emissionen von Lachgas sind überwiegend auf die Ausbringung von Düngemitteln in der Landwirtschaft zurückzuführen, aber auch die Nutzung fossiler Energieträger, Industrie, Verbrennung von Biomasse und Abwasser spielen eine Rolle.

Weitere kleinere Beiträge zur Klimaerwärmung stammen von industriellen Gasen, die sehr stark mit der Infrarotstrahlung wechselwirken, aber bisher nur in geringen Konzentrationen in der Atmosphäre vorkommen – allerdings steigt ihr Beitrag an.

Auch Aerosole, die durch den Menschen in die Atmosphäre eingetragen werden, beeinflussen das Klima, wobei einige (z. B. Ruß) erwärmend wirken, andere (z. B. Schwefelverbindungen) der Erwärmung entgegenwirken, indem sie das einfallende Sonnenlicht reflektieren.

1.3 Auswirkungen

Veränderungen sind bei allen Aspekten des Klimasystems zu beobachten. Im Folgenden werden einige der wichtigsten Veränderungen mit ihren Auswirkungen skizziert.

1.3.1 Temperaturanstieg

Offenkundige Auswirkung des Klimawandels ist die Temperaturerhöhung in der unteren Atmosphäre: Sie äußerst sich nicht nur darin, dass die mittleren bodennahen Lufttemperaturen weltweit steigen, sondern auch in einer Zunahme von Temperaturextremen. Hitzewellen werden in Städten noch durch den Hitzeinseleffekt verstärkt: Asphalt und Beton speichern Wärme, dichte Bebauung erschwert die Luftzirkulation, so dass ein Temperaturunterschied von mehreren °C zwischen Städten und ihrem Umland entstehen kann. Dieser ist nachts durch die fehlende Abkühlung besonders ausgeprägt. Hitzeextreme verschlimmern zudem die Auswirkungen von Luftverschmutzung, können Funktionen wichtiger Infrastrukturen einschränken und führen weltweit zu Todesfällen und Erkrankungen.

Auf beiden Erdhalbkugeln verschieben sich die Klimazonen in Richtung der Pole, was sich auch auf die Ökosysteme auswirkt: Etwa die Hälfte der untersuchten Arten sind polwärts oder in höhere Lagen gewandert; Strukturen und Funktionen von Ökosystemen verschlechtern sich, Verschiebungen in den jahreszeitlichen Abläufen werden beobachtet (IPCC, 2022a). Auch Verbreitungsgebiete von Vektoren und damit die Möglichkeiten der Übertragung von Krankheiten ändern sich. Auf der Nordhalbkugel hat sich die Vegetationsperiode durch die Erwärmung verlängert, was sich beispielsweise negativ auf Allergien auswirkt.

Nicht nur die Atmosphäre erwärmt sich, sondern auch der Ozean – zumindest in den oberen 700 m der Ozeane lässt sich eine durch den Menschen verursachte Erwärmung deutlich nachweisen. Der Ozean kann enorme Wärmemengen aufnehmen und befindet sich noch längst nicht im thermischen Gleichgewicht mit der Atmosphäre – er wirkt also derzeit noch kühlend auf die Atmosphäre. Dies ist auch der Grund dafür, dass die Temperaturen über Land bereits deutlich stärker gestiegen sind als über den Ozeanen.

1.3.2 Niederschläge und Wasserverfügbarkeit

Der Klimawandel wirkt sich auch auf den globalen Wasserkreislauf aus: Je wärmer die Luft ist, desto mehr Wasser kann sie potenziell aufnehmen – pro 1 °C Erwärmung steigt die Aufnahmekapazität um 7 %. Damit sind mehr und stärkere Niederschläge möglich. Weltweit gemittelt hat der Niederschlag auch bereits zugenommen, genauso wie die Häufigkeit und Intensität von Starkregen. Weil gleichzeitig mit den steigenden Temperaturen auch die Verdunstung zunimmt, wird es aber trotzdem in vielen Regionen trockener. Der Klimawandel kann deshalb sowohl zu Sturzfluten als auch zu Dürren beitragen – er führt also insgesamt zu einer größeren Variabilität in der Wasserverfügbarkeit und zu mehr Extremen.

Im globalen Mittel befindet sich durch die Klimaerwärmung mehr Wasserdampf in der Atmosphäre – und da Wasserdampf auch mit der Infrarotstrahlung interagiert, verstärkt dies die Erwärmung weiter: Es wird geschätzt, dass diese Rückkopplung den Erwärmungseffekt von CO_2 verdoppelt.

1.3.3 Verlust von Eismassen

Weltweit haben sich die Gletscher zurückgezogen. Auch das jahreszeitlich schwankende arktische Meereis ist betroffen: Innerhalb von 30 Jahren hat sich seine typische Ausdehnung im September um 40 % verringert, jene im März um 10 %. Auch Grönland und die Antarktis verlieren Eis. Die Schneedecke im Frühjahr auf der Nordhalbkugel ist heute deutlich geringer als in den 1950er Jahren. Der arktische Permafrost taut auf. Schnee und Eis reflektieren das Sonnenlicht – schmelzen sie, erwärmt sich die darunterliegende Fläche um so schneller. Durch diesen Rückkopplungseffekt reagieren die von Schnee und Eis beherrschten Regionen der Erde extrem sensibel auf die Klimaerwärmung. Die Arktis erwärmt sich daher etwa doppelt so schnell wie der globale Durchschnitt.

Das Abschmelzen der Gletscher wirkt sich auf die Wasserverfügbarkeit für Landwirtschaft, Wasserkraft und menschliche Siedlungen aus und kann u. a. zu größeren Schwankungen in der jahreszeitlichen Verfügbarkeit von Wasser führen. Die genauen Auswirkungen unterscheiden sich regional und je nach Größe der Gletscher: Durch das Abschmelzen steigt die Wassermenge gletschergespeister Flüsse besonders im Sommer zunächst an. Dieser Trend dreht sich mit dem weiteren Schrumpfen der Gletscher aber um und die Abflussmenge nimmt ab – ganz besonders im Sommer, da mit dem Verschwinden der Gletscher auch ihre Funktion als »Zwischenspeicher« für Niederschlag verschwindet. Die großen Gletscher weltweit befinden sich noch in der Phase verstärkter Abflüsse, während einige kleinere schon die Trendumkehr erreicht haben. Veränderungen der kontinentalen Eismassen wirken sich direkt auf die Höhe des Meeresspiegels aus.

1.3.4 Meeresspiegelanstieg

Seit dem Ende der letzten Eiszeit vor 20.000 Jahren ist der Meeresspiegel um etwa 120 m gestiegen, wobei er sich vor 2.000 bis 3.000 Jahren stabilisierte und bis 1900 nahezu konstant blieb. In dieser Zeit des konstanten Meeresspiegels haben sich an den Küsten Siedlungen entwickelt, und sehr viele Großstädte sind dort entstanden. Zwischen 1901 und 2018 ist der globale mittlere Meeresspiegel um 20 cm angestiegen. Der Anstieg beschleunigt sich: Während der Meeresspiegel zwischen 1901 und 1971 um 1,3 cm pro Jahr stieg, waren es zwischen 2006 und 2018 schon 3,7 cm pro Jahr (IPCC, 2023, S. 5).

Der Meeresspiegel steigt aus verschiedenen Gründen: Zum einen führt bereits die thermische Ausdehnung des Meerwassers durch die Erwärmung zu einem Anstieg des Meeresspiegels – wärmeres Wasser nimmt mehr Raum ein als kälteres. Dieser Prozess ist derzeit für etwa die Hälfte des beobachteten Meeresspiegelanstiegs verantwortlich. Den anderen (steigenden) Anteil am Meeresspiegelanstieg haben abschmelzende Gletscher und die kontinentalen Eisschilde in Grönland und der Antarktis sowie eine abnehmende Speicherung von Wasser an Land, z. B. in Seen.

Bis zum Ende des Jahrhunderts könnte der Meeresspiegelanstieg bis zu 1 m erreichen, abhängig von den zukünftigen Emissionen. Nach Einschätzung des IPCC könnte mittelfristig etwa eine Milliarde Menschen durch küstenspezifische Klimagefahren bedroht sein werden, einschließlich auf kleinen Inseln (IPCC, 2022a). Für einige kleine Inseln und niedrig gelegene Küsten ist der Meeresspiegelanstieg eine existenzielle Bedrohung. Beispiele sind die Inseln von Kiribati, den Malediven oder Tuvalu (Kelman, 2015).

1.3.5 Ozeanversauerung

Etwa die Hälfte des durch die Menschen in die Atmosphäre abgegebenen CO_2 wird am unteren Rand der Atmosphäre unmittelbar vom Ozean und der Biosphäre aufgenommen; mittelfristig nimmt der Ozean noch weiteres CO_2 auf, bis eine Sättigung eintritt. Durch die Aufnahme von CO_2 aus der Atmosphäre ändert sich das chemische Gleichgewicht des Meerwassers. Seit Beginn der industriellen Revolution ist der pH-Wert der Meere dadurch um 0,1 gesunken, d. h., der Ozean ist deutlich saurer geworden. Besonders Korallenriffe sind durch die Versauerung bedroht. Da sie gleichzeitig unter der Erwärmung des Meerwassers und dem Meeresspiegelanstieg leiden, sind sie besonders gefährdet.

1.3.6 Hurrikans

Hurrikans beziehen ihre Energie aus dem warmen Meerwasser. Es erstaunt daher nicht, dass der Anteil schwerer Hurrikans (Kategorie 3–5) zugenommen hat und dass auch ihr Verbreitungsgebiet sich ausgedehnt hat. Die Kombination schwerer Hurrikans mit einem steigenden Meeresspiegel kann zu immer höheren Gefährdungen in den betroffenen Regionen führen.

1.3.7 Auswirkungen des Klimawandels wirken zusammen und werden sich mit steigenden Temperaturen verschärfen

Der Klimawandel hat bereits in allen Weltregionen Wetter- und Klimaextreme beeinflusst (IPCC, 2023, S. 5), z. B. Hitzewellen, Starkregenereignisse, Dürren und tropische Zyklone (Hurrikans). Mittlerweile kann der menschliche Einfluss auf solche Ereignisse auch immer besser nachgewiesen werden.

Der Klimawandel wird zunehmend die Nahrungsmittelproduktion und den Zugang zu Nahrungsmitteln erschweren. Steigende Häufigkeit, Intensität und Schwere von Dürren, Überschwemmungen und Hitzewellen sowie der anhaltende Meeresspiegelanstieg werden die Risiken für die Ernährungssicherheit in verwundbaren Regionen deutlich ansteigen lassen, wenn keine ausreichende Anpassung stattfindet. Auch die Risiken durch über Lebensmittel, Wasser und Vektoren übertragene klimaabhängige Krankheiten steigen. Der IPCC rechnet zudem damit, dass psychische Gesundheitsprobleme, einschließlich Angst und Stress, bei weiterer globaler Erwärmung zunehmen, insbesondere bei Kindern, Jugendlichen, älteren Menschen und Menschen mit Vorerkrankungen (IPCC, 2022a).

Der Klimawandel ist zudem ein zusätzlicher Stressor für die Biodiversität und verstärkt das Massenaussterben, das der Mensch ausgelöst hat – überwiegend durch die Zerstörung natürlicher Ökosysteme durch die Umwandlung von Flächen für die menschliche Nutzung (siehe ▶ Kap. 2).

Mit Fortschreiten des Klimawandels können außerdem Kipppunkte überschritten werden, jenseits derer deutliche Systemänderungen auftreten, die auch bei einer Absenkung der Temperatur nicht mehr reversibel wären – z. B. das Abschmelzen des grönländischen Eisschilds (Lenton et al., 2019). Jenseits eines solchen tipping points könnte das vollständige Abschmelzen der grönländischen Eismassen, das einen Anstieg des Meeresspiegels um 7 m nach sich ziehen würde, unausweichlich werden. Das Abschmelzen könnte sich über mehrere Jahrtausende erstrecken oder auch schneller passieren: Die Dynamik der Eisschmelze ist schlecht prognostizierbar. Auch für den Amazonas wird ein solcher tipping point angenommen: Die Kombination von zunehmender klimawandelbedingter Dürre mit zunehmender Abholzung könnte zu einem Zusammenbruch weiter Teile des Regenwaldes führen.

Teil I Naturwissenschaftliche Grundlagen

Nachteilige Folgen aufgrund des menschengemachten Klimawandels werden sich weiterhin verstärken

a) **Beobachtete weitverbreitete und bedeutende Folgen sowie damit verbundene Verluste und Schäden, die dem Klimawandel zugeordnet werden**

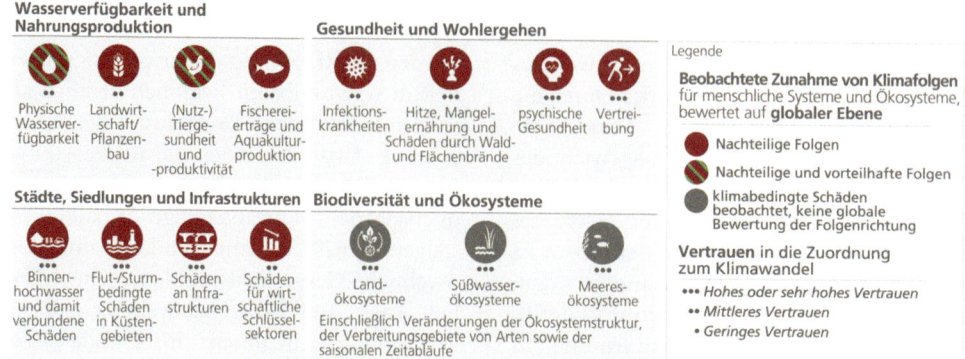

b) **Folgen werden durch Änderungen von vielfältigen physischen Klimabedingungen angetrieben, die zunehmend dem Einfluss des Menschen zugeordnet werden**

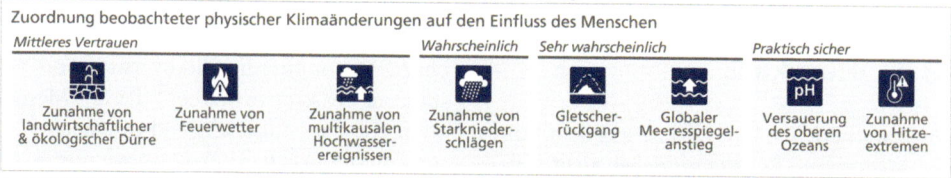

c) **Das Ausmaß, zu dem gegenwärtige und zukünftige Generationen eine heißere und andere Welt erleben werden, hängt von Entscheidungen jetzt und in der naher Zukunft ab**

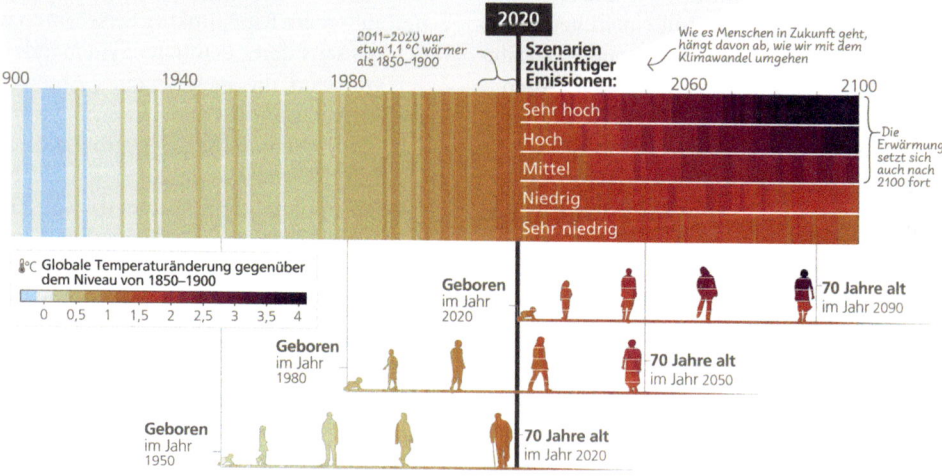

Abb. 1.1: Nachteilige Folgen des menschengemachten Klimawandels (IPCC, 2023, dort: Abbildung SPM.1, mit freundlicher Genehmigung)

1.4 Möglichkeiten des Gegensteuerns

Im Übereinkommen von Paris hat sich die internationale Staatengemeinschaft im Jahr 2015 darauf geeinigt, die Erderwärmung deutlich unterhalb von 2 °C verglichen mit dem vorindustriellen Niveau zu stoppen und Anstrengungen zu unternehmen, sie sogar auf 1,5 °C zu begrenzen.

Aus physikalischer Sicht sind die Implikationen aus dieser Einigung eindeutig: Um den Klimawandel aufzuhalten, ist es notwendig, die anthropogenen CO_2-Emissionen netto auf Null zu bringen. Dabei wird das Ausmaß des Klimawandels weitgehend durch die Gesamtmenge des von den Menschen emittierten CO_2 bestimmt. Häufig wird daher ein CO_2-Budget benannt, d. h. eine Gesamtmenge an CO_2-Emissionen, die nicht überschritten werden darf, wenn ein bestimmtes Temperaturziel eingehalten werden soll. Bei der gegenwärtigen Höhe der Emissionen wird das CO_2-Budget, das noch zur Verfügung steht, wenn eine Erwärmung von 1,5 °C nicht überschritten werden soll, in wenigen Jahren aufgebraucht sein.

Auch die Emissionen der anderen Treibhausgase wie Methan und Lachgas müssen deutlich gesenkt werden: Sie entscheiden mit darüber, bei welcher Temperatur genau der Klimawandel aufgehalten werden kann. Minderungen der anderen Treibhausgase können aber den Stopp der CO_2-Emissionen nicht ersetzen: Solange weiter netto CO_2 in die Atmosphäre eingetragen wird, wird der Klimawandel fortschreiten und kann allenfalls verzögert werden.

Falls eines Tages die Emissionen langlebiger Treibhausgase gestoppt sind, bleibt die Temperaturerhöhung auf dem bis dahin erreichten Niveau etwa bestehen – und einige Prozesse (wie z. B. der Anstieg des Meeresspiegels) schreiten weiter voran. Es ist also eine erhebliche Herausforderung, den Klimawandel aufzuhalten – ihn rückgängig zu machen, würde noch einen weit höheren Aufwand bedeuten, nämlich die gezielte Entnahme großer Mengen von CO_2 aus der Atmosphäre. Und einige Aspekte des Klimawandels können ggf. gar nicht rückgängig gemacht werden.

Wie sich die Begrenzung des Klimawandels auf 2 oder 1,5 °C konkret umsetzen lässt, ist eine sehr viel komplexere Frage, auf die es nicht nur eine Antwort gibt und die daher auch Raum für politische Aushandlungsprozesse lässt. Häufig werden sogenannte Integrated-Assessment-Modelle (IAM) verwendet, um Möglichkeiten der technischen Umsetzung zu erkunden. Solche Modellrechnungen zeigen, dass ein Stopp des Klimawandels tiefgreifende Änderungen in allen Sektoren erfordert.

Im Zentrum des Klimaschutzes steht die Notwendigkeit, die Verbrennung fossiler Energieträger (Kohle, Erdöl, Erdgas) so vollständig wie möglich einzustellen. Dies kann mit einem bedeutenden direkten Nutzen für die Gesundheit einhergehen, da ein erheblicher Teil der Luftverschmutzung weltweit auf fossile Energieträger zurückgeht. In den Modellen ist vorgesehen, die ggf. verbleibende Nutzung fossiler Energieträger so zu gestalten, dass die Freisetzung von CO_2 in die Atmosphäre minimiert wird. Technologien, um CO_2 aus Abgasen zu entfernen und sicher einzulagern (Carbon dioxide capture and storage, CCS) sind allerdings bisher nicht großmaßstäblich erprobt und werden kontrovers diskutiert, u. a. aufgrund hoher Kosten, hohem Energieaufwand und weil es nicht möglich ist, das CO_2 vollständig aus einem Abgasstrom zu entfernen. Ob wirklich fossile Energieträger in nennenswertem Ausmaß weiter genutzt werden können, wenn der Klimawandel aufgehalten werden soll, ist also eher fraglich. Mit der Abkehr von den fossilen Energieträgern können auch die mit der Förderung und Nutzung verbundenen Methan- und Lachgasemissionen vermieden werden.

Die notwendige globale Energiewende erfordert einen erheblichen Ausbau erneuerbarer Energien (vor allem Wind- und Solarenergie) sowie Effizienzsteigerungen und weitere Maßnahmen, um die Energienachfrage in Grenzen zu halten. Damit auch im Verkehr und im Wärmesektor erneuerbare Energien genutzt werden können, wird hier in der Regel von einer verstärkten Elektrifizierung ausgegangen. Ermutigend ist, dass die Kosten entsprechender Technologien (Solar- und Windenergie, Batterien) seit 2010 massiv gefallen sind (IPCC, 2023, S. 54). Die Nutzung von Bioenergie, die ja auch eine Form erneuerbarer Energien ist, wird kontrovers diskutiert, insbesondere aufgrund ihres hohen Flächenbedarfs, Konkurrenzen mit der Nahrungsmittelproduktion und dem Ökosystemschutz sowie ineffizienter Energieumwandlung (WBGU, 2009, 2020).

Weitere wichtige Bereiche sind die Land- und Forstwirtschaft. Die wichtigsten Klimaschutzmaßnahmen sind hier die Verringerung von Entwaldung, nachhaltiges Forstmanagement, die Wiederherstellung von Ökosystemen, Aufforstung und Wiederaufforstung sowie die Nutzung landwirtschaftlicher Methoden, bei denen Kohlenstoff gespeichert wird (z. B. Humusaufbau). Auch die Methan- und Lachgasemissionen in der Landwirtschaft können gesenkt, wenn auch nicht völlig vermieden werden. Klimaschutz in der Land- und Forstwirtschaft kann vielfach so gestaltet werden, dass Synergien mit dem Schutz der Biodiversität erreicht werden, dies ist aber nicht automatisch der Fall. Ebenso sind Landnutzungskonkurrenzen und Zielkonflikte mit Ernährungssicherung oder Biodiversitätsschutz möglich.

Auf Nachfrageseite können der Umstieg auf ausgewogene, nachhaltige gesunde Ernährung sowie die Verringerung von Lebensmittelverlusten und -verschwendung Beiträge leisten.

Zunehmend ins Gespräch kommt die Notwendigkeit, der Atmosphäre aktiv CO_2 zu entziehen. Die Möglichkeiten hierzu sind jedoch mit der gegenwärtigen Technologie begrenzt und die Methoden vielfach mit Risiken verbunden. Sie reichen von großskaliger Aufforstung über die Nutzung von Bioenergie kombiniert mit der Abscheidung und Einlagerung von CO_2 bis hin zu technischen Methoden, das CO_2 direkt aus der Luft zu entfernen.

Schließlich gibt es noch eine Diskussion über Ansätze zur Veränderung der Sonneneinstrahlung (solar radiation modification) mit dem Ziel, die Temperaturen senken. Solche Methoden bergen allerdings ein breites Spektrum an neuen Risiken für Menschen und Ökosysteme, die nicht gut verstanden sind. Eine Veränderung der Sonneneinstrahlung würde zudem bei fortgesetzten anthropogenen Emissionen weder den Anstieg der atmosphärischen CO_2-Konzentrationen aufhalten noch die daraus resultierende Ozeanversauerung in Grenzen halten.

Selbst wenn es gelingt, den Klimawandel wie in Paris vereinbart zu begrenzen, werden die Auswirkungen des Klimawandels erheblich sein (▶ Abb. 1.1). Über Land steigt die Temperatur schneller als über dem Ozean; hier ist bereits eine Erwärmung von mehr als 1,5 °C erreicht (IPCC, 2019, S. 5). Und nicht alle Aspekte des Klimawandels lassen sich überhaupt im Rahmen menschlicher Zeitskalen stoppen. Der Meeresspiegelanstieg ebenso wie die Erwärmung und Versauerung der Meere werden noch über Jahrtausende fortschreiten, auch wenn es gelingt, den Temperaturanstieg in der Atmosphäre zu stoppen (Arias et al., 2021, S. 106). Allerdings hängt auch hier das Ausmaß extrem davon ab, wie schnell und wie stark die Emissionen gesenkt werden.

Es sind daher in jedem Fall politische Maßnahmen und Strategien zur Anpassung an die Auswirkungen des Klimawandels notwendig.

Eine nachhaltige Zukunftsgestaltung muss deshalb die Eingrenzung des Klimawandels mit der Anpassung an seine Folgen kombinieren. Ein Beispiel ist die nachhaltige Stadtgestaltung: Zum einen ist es notwendig, durch Städte bedingte Emissionen zu senken – angefangen von der Wahl nachhaltiger Baustoffe über die Energienachfrage und die direkten Emissionen beim Betrieb von Gebäuden bis hin zum Verkehr. Zum anderen geht es darum, den städtischen Hitzeinseleffekt zu senken und sich auf die zunehmende Variabilität von Niederschlägen einzustellen. Hier kann es Synergien geben – z. B. können städtische Grün- und Blauflächen wie Parks, Wälder, Feuchtgebiete oder auch begrünte Dächer Überschwemmungsrisiken senken und den Hitzeinseleffekt verringern sowie gleichzeitig CO_2 aus der Luft aufnehmen. Auf der anderen Seite gibt es aber auch Zielkonflikte: Eine höhere Besiedlungsdichte in Städten kann einen Beitrag zur Senkung der Verkehrsnachfrage leisten, erhöht aber ggf. die Verwundbarkeit gegenüber Hitzewellen und Überschwemmungen (IPCC, 2022b).

Kernaussagen

- Menschliche Aktivitäten haben eindeutig die globale Erwärmung verursacht, vor allem durch die Emission von Treibhausgasen.
- Die Auswirkungen des Klimawandels sind in allen Weltregionen spür- und messbar.
- Um den Temperaturanstieg aufzuhalten, ist es notwendig, die Verbrennung fossiler Energieträger (Kohle, Erdöl, Erdgas) so vollständig wie möglich einzustellen.
- Nicht alle Aspekte des Klimawandels lassen sich aufhalten – insbesondere der Meeresspiegelanstieg wird noch über Jahrtausende weiter voranschreiten.
- Maßnahmen zur Anpassung an den Klimawandel sind in jedem Fall notwendig.

Literatur

Arias, P. A., Bellouin N., Coppola E., et al. (2021). Technical Summary. In V. Masson-Delmotte, P. Zhai, A. Pirani, et al. (Eds.), *Climate Change 2021: The Physical Science Basis*. Contribution of Working Group I to the Sixth Assessment Report of the Intergovernmental Panel on Climate Change (pp. 33–144). Cambridge University Press, Cambridge and New York. doi: 10.1017/9781009157896.002.

Canadell, J. G., Monteiro P. M. S., Costa M. H., et al. (2021). Global Carbon and other Biogeochemical Cycles and Feedbacks. In V. Masson-Delmotte, P. Zhai, A. Pirani, et al. (Eds.), *Climate Change 2021: The Physical Science Basis*. Contribution of Working Group I to the Sixth Assessment Report of the Intergovernmental Panel on Climate Change (pp. 673–816). Cambridge University Press, Cambridge and New York. doi: 10.1017/9781009157896.007.

Global Carbon Project (2023). www.globalcarbonproject.org

IPCC (2022a). Zusammenfassung für die politische Entscheidungsfindung. H.-O. Pörtner, D. C. Roberts, E. S. Poloczanska, et al. (Hrsg.), In H.-O. Pörtner, D. C. Roberts, M. Tignor, et al. (Hrsg.) *Klimawandel 2022: Folgen, Anpassung und Verwundbarkeit*. Beitrag der Arbeitsgruppe II zum Sechsten Sachstandsbericht des Zwischenstaatlichen Ausschusses für Klimaänderungen. Deutsche Übersetzung (korrigierte Version) auf Basis der Version vom Juli 2022. Deutsche IPCC-Koordinierungsstelle, Bonn; Die Luxemburger Regierung, Luxemburg; Bundesministerium für Klimaschutz, Umwelt, Energie, Mobilität, Innovation und Technologie, Wien; Akademie der Naturwissenschaften Schweiz SCNAT, ProClim, Bern; Mai 2023. doi: 10.48585/rz5m-2q42.

IPCC (2022b). Zusammenfassung für die politische Entscheidungsfindung. In P. R. Shukla, J. Skea, R. Slade, et al. (Hrsg.), *Klimawandel 2022: Minderung des Klimawandels.* Beitrag der Arbeitsgruppe III zum Sechsten Sachstandsbericht des Zwischenstaatlichen Ausschusses für Klimaänderungen. Deutsche Übersetzung auf Basis der Version vom Juli 2022. Deutsche IPCC-Koordinierungsstelle, Bonn; Die Luxemburger Regierung, Luxemburg; Bundesministerium für Klimaschutz, Umwelt, Energie, Mobilität, Innovation und Technologie, Wien; Akademie der Naturwissenschaften Schweiz SCNAT, ProClim, Bern; November 2022. doi: 10.48585/ncrb-8p46.

IPCC (2023). Zusammenfassung für die politische Entscheidungsfindung. In H. Lee & J. Romero (Hrsg.), *Klimawandel 2023: Synthesebericht.* Beitrag der Arbeitsgruppen I, II und III zum Sechsten Sachstandsbericht des Zwischenstaatlichen Ausschusses für Klimaänderungen. IPCC, Genf, Schweiz, S. 1-34. Deutsche Übersetzung auf Basis der Version vom Juli 2022. Deutsche IPCC-Koordinierungsstelle, Bonn; Die Luxemburger Regierung, Luxemburg; Bundesministerium für Klimaschutz, Umwelt, Energie, Mobilität, Innovation und Technologie, Wien; Akademie der Naturwissenschaften Schweiz SCNAT, ProClim, Bern.

Kelman, I. (2015). Difficult decisions: Migration from Small Island Developing States under climate change, *Earth's Future, 3,* 133–142. doi: 10.1002/2014EF000278.

Lenton, T. M., Rockström, J., Gaffney, O., et al. (2019). Climate tipping points – too risky to bet against. *Nature, 575,* 592–595.

WBGU – Wissenschaftlicher Beirat der Bundesregierung Globale Umweltveränderungen (2009). *Welt im Wandel: Zukunftsfähige Bioenergie und nachhaltige Landnutzung.* Hauptgutachten. Berlin, WBGU.

WBGU – Wissenschaftlicher Beirat der Bundesregierung Globale Umweltveränderungen (2020). *Landwende im Anthropozän: Von der Konkurrenz zur Integration.* Hauptgutachten. Berlin, WBGU.

WMO (2023). *2023 shatters climate records, with major impacts.* https://wmo.int/news/media-centre/2023-shatters-climate-records-major-impacts

2 Biodiversitätsverlust

Adina Arth, Carsten Loose und Jonas Geschke

2.1 Einleitung

Biodiversität, oder biologische Vielfalt, beschreibt die Fülle allen Lebens auf der Erde. Definiert ist sie als die Variabilität an Genen innerhalb einer Art, die Vielfalt der Arten sowie die Vielfalt an Ökosystemen (▶ Abb. 2.1) (UN, 1992, Art. 2). Wie viele Arten es genau auf der Erde gibt, ist bis heute nicht abschließend geklärt. Wissenschaftliche Schätzungen gehen von bis zu 10 Mio. Arten aus (Costello et al., 2013; Mora et al., 2011), vereinzelt sogar bis zu 100 Mio. (May, 2010). Bisher wurden rund 2,2 Mio. Arten wissenschaftlich beschrieben (IUCN, 2023). Das dynamische Beziehungsgefüge verschiedener Arten untereinander und mit den unbelebten Bestandteilen eines Lebensraumes, z. B. Boden, Wasser und Luft, wird als Ökosystem bezeichnet (UN, 1992, Art. 2). Beispiele sind das Wattenmeer in Deutschland, Moore in Indonesien oder Russland und tropische Regenwälder in Brasilien oder Zentralafrika.

Eine intakte Biodiversität ist neben einem stabilen Klima grundlegende Voraussetzung für ein gesundes Leben auf der Erde (IPBES, 2019; IPCC, 2022; WBGU, 2023). Auch trägt Biodiversität entscheidend zu nachhaltiger Entwicklung und menschlichem Wohlergehen bei (Blicharska et al., 2019; Marselle et al., 2021).

Um dies zu erläutern, beschreiben wir in diesem Kapitel zunächst den Zusammenhang von Biodiversität und Ökosystemleistungen sowie deren Bedeutung für den Menschen. Anschließend gehen wir auf den derzeitig stattfindenden massiven Biodiversitätsverlust ein und beleuchten dessen Treiber. Nach einem Überblick über die globalen Ziele für den Erhalt biologischer Vielfalt beleuchten wir abschließend die Bedeutung von Biodiversität für die planetare und menschliche Gesundheit.

Teil I Naturwissenschaftliche Grundlagen

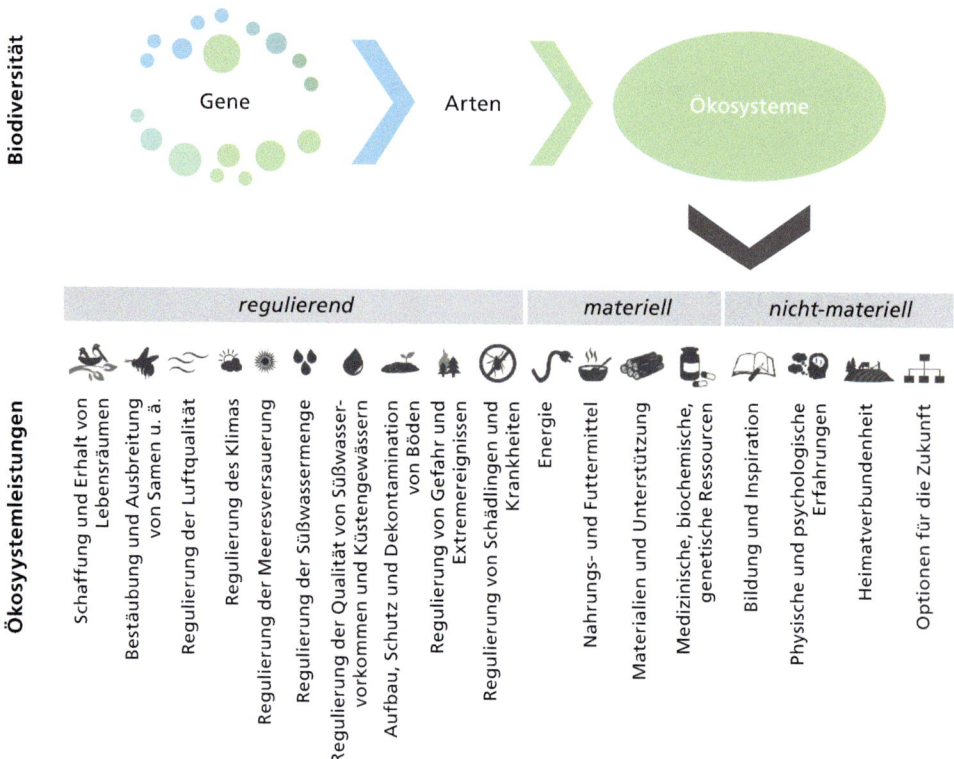

Abb. 2.1: Biodiversität ist die Variabilität an Genen innerhalb einer Art, die Vielfalt der Arten sowie die Vielfalt an Ökosystemen. Funktionsfähige Ökosysteme stellen dem Menschen 18 unterschiedliche Ökosystemleistungen zur Verfügung. Diese sind zentrale Grundlage für das Leben auf der Erde.
(eigene Darstellung; Icons aus IPBES, 2019, SPM Abb. 1, S. 23, mit freundlicher Genehmigung)

2.2 Biodiversität und Ökosystemleistungen

Biodiversität ist eine Lebensgrundlage des Menschen. Wir sind direkt und indirekt mit ihr verknüpft und von ihr abhängig (IPBES, 2019). Vielfältige und funktionsfähige Ökosysteme sind die Grundlage unserer Ernährung, regulieren das Klima, liefern sauberes Wasser und saubere Luft. Diese verschiedenen Vorteile, die der Mensch aus der Natur zieht, nennt man Ökosystemleistungen (Costanza et al., 1997; MEA, 2005). Der Weltbiodiversitätsrat (IPBES) bezeichnet Ökosystemleistungen auch als »Beiträge der Natur für den Menschen« (nature's contributions to people, NCP) (Díaz et al., 2018; IPBES, 2019). Derzeit werden insgesamt 18 Ökosystemleistungen unterschieden und in regulierende, materielle und nicht-materielle Leistungen eingeteilt (▶ Abb. 2.1) (IPBES, 2019).

Regulierende Ökosystemleistungen bestimmen die Umweltbedingungen für den

Menschen und andere Tier- und Pflanzenarten. Sie bilden die Basis für die Zurverfügungstellung materieller und nicht-materieller Ökosystemleistungen. Dazu zählen unter anderem die Reinigung von Wasser, die Regulierung des Klimas und der Schutz vor Naturkatastrophen (IPBES, 2019). Letztes geschieht z. B. durch die Befestigung des Bodens durch Vegetation, was vor Erdrutschen schützt. Regulierende Ökosystemleistungen wirken häufig indirekt auf das menschliche Wohlergehen. Damit z. B. ein Apfel wachsen kann, sind eine Versorgung des Baumes mit Nährstoffen durch den Boden und eine Bestäubung der Blüte eines Apfelbaums durch Insekten notwendig. Der Apfel ist ein direkter materieller Beitrag der Natur für den Menschen, wohingegen Bodenprozesse und Bestäubung indirekt für den Menschen wirken.

Materielle Ökosystemleistungen stellen dem Menschen Güter und Ressourcen zur Verfügung. Dazu zählen z. B. Nahrung, Holz oder Bestandteile von Tieren und Pflanzen für medizinische Zwecke (IPBES, 2019).

Nicht-materielle Ökosystemleistungen beschreiben die Auswirkungen der Natur auf die körperliche oder psychische Lebensqualität des Menschen, sowohl individuell als auch kollektiv (IPBES, 2019). So bieten Wälder und Parks Möglichkeiten für Naturkontakt, der sich positiv auf die Psyche auswirkt (▶ Kap. 2.6). Bestimmte Pflanzen, Tiere oder Orte in der Natur können die Grundlage für sozialen Zusammenhalt, Identitätsgefühl und spirituelle Erfahrungen darstellen. Darüber hinaus ist Natur Inspiration für Kunst, Kultur und technologisches Design (Díaz et al., 2018). So haben z. B. Vogelflügel die Entwicklung von Flugzeugen inspiriert, Kletten den Klettverschluss und Termitenbauten moderne Lüftungssysteme.

Beiträge der Natur für den Menschen können allerdings auch negative Wirkung haben (Díaz et al., 2018). Beispielsweise kann das menschliche Wohlergehen durch giftige Pflanzen, Pollen oder Tierhaare, die zu allergischen Reaktionen führen, beeinträchtigt werden.

2.3 Zustand und Trends der biologischen Vielfalt

Biodiversität geht über alle räumlichen und biologischen Skalen hinweg stark verloren (Barnosky et al., 2011; Ceballos et al., 2015). Berechnungen zufolge sind weltweit etwa ein bis zwei Mio. Arten vom Aussterben bedroht (Hochkirch et al., 2023; IPBES, 2019). Die derzeitige Aussterberate liegt etwa 1.000-mal höher als in der vormenschlichen Zeit (De Vos et al., 2015, Pimm et al., 2014) und beschleunigt sich aktuell sogar noch weiter (Ceballos et al., 2015). Wahrscheinlich hat das sechste Massensterben der Erdgeschichte begonnen (Cowie et al., 2022).

Neben der Artenvielfalt sind auch Ökosysteme von einem tiefgreifenden und teilweise irreversiblen Wandel betroffen (Barnosky et al., 2012; Hoekstra et al., 2004). 75 % der weltweiten Landfläche wurden durch menschliches Handeln bereits maßgeblich verändert und 85 % der Feuchtgebiete, z. B. Auen, Moore und Mangrovenwälder, sind inzwischen verschwunden (IPBES, 2019).

Dieser massive globale Verlust biologischer Vielfalt spiegelt sich auch in Deutschland wider. Etwa ein Drittel aller Säugetier- und Pflanzenarten sind hierzulande gefährdet (Meinig et al., 2020; Metzing et al., 2018). Ganz besonders betroffen sind Arten der Agrarlandschaften (Leopoldina et al., 2018). Doch selbst in Schutzgebieten wurde ein massives Insektensterben von über 75 % der Insektenbiomasse festgestellt (Hallmann et al., 2017).

Durch den zunehmenden Verlust biologischer Vielfalt befinden sich auch die Ökosystemleistungen in einer Krise (IPBES, 2019). Der Verlust und die Verschlechterung des Zustands von Küstenvegetation und Korallenriffen verstärkt die Wirkung von Extremwetterereignissen wie Stürmen und Hochwassern (Costanza et al., 2008; Ferrario et al., 2014). Die nachhaltige und langfristige Ernährungssicherung gerät in Gefahr (WBGU, 2023). Mehr als 50 % der weltweiten Wirtschaftsleistung ist durch den Verlust biologischer Vielfalt gefährdet (WEF, 2020). Damit hat die Biodiversitätskrise verheerende Auswirkungen auf unser gesamtes menschliches Wohlergehen (IPBES, 2019; WBGU, 2023).

2.4 Treiber des Biodiversitätsverlusts

Die Biodiversitätskrise ist menschengemacht und lässt sich auf verschiedene Ursachen zurückführen (▶ Abb. 2.2). Insbesondere wirken fünf direkte Treiber auf die biologische Vielfalt ein: veränderte Land- und Meeresnutzung, direkte Übernutzung, Klimawandel, Verschmutzung und invasive Arten (IPBES, 2019).

Einer der größten direkten Treiber des Biodiversitätsverlusts ist die Veränderung der Land- und Meeresnutzung durch den Menschen (IPBES, 2019). Mit der Nutzung von inzwischen etwa einem Drittel der globalen Landoberfläche für Ackerbau und Viehzucht ist die großflächige Ausweitung der Landwirtschaft die häufigste Form der Landnutzungsänderung weltweit (IPBES, 2019). Gemeinsam mit weiteren Eingriffen wie dem Ausbau von Straßen und sonstiger Infrastruktur führt sie zu einem drastischen Verlust natürlicher Ökosysteme (wie z. B. von Regenwäldern, Savannen und Feuchtgebieten) und zu einer Fragmentierung der verbliebenen Lebensräume. Diese haben wiederum die Bedrohung und den Verlust von Arten zur Folge (IPBES, 2019; WBGU, 2020).

Die zweite große Ursache des Biodiversitätsverlusts ist die direkte Übernutzung von Arten und Ökosystemen. Dazu gehören insbesondere die Überfischung der Meere, industrielle Abholzungen und eine übermäßige Jagd (IPBES, 2019).

Darüber hinaus führt der anthropogene Klimawandel (▶ Kap. 1) zu erheblichen und stark zunehmenden Veränderungen von Lebensräumen und Wachstumszyklen von Pflanzen sowie zu einer Verschiebung von Nahrungsquellen und Artenbeziehungen (Scheffers et al., 2016). So könnte in Zukunft allein der Klimawandel zum Aussterben rund eines Sechstels der Arten führen (Urban, 2015).

Auch Umweltverschmutzung (▶ Kap. 3) führt zu Biodiversitätsverlust. Die weltweite Verschmutzung der Luft, Gewässer, Meere, Landoberfläche und des Bodens schädigt den Zustand der natürlichen Umwelt vor allem langfristig. Allein die Plastikverschmutzung in den Meeren hat sich seit 1980 verzehnfacht und stellt ein wesentliches Problem für viele marine Arten dar (IPBES, 2019).

Schließlich tragen invasive gebietsfremde Arten, d. h. eingewanderte oder teilweise auch unabsichtlich eingebrachte Arten, die sich unkontrolliert in einer ihnen neuen Umwelt ausbreiten, zu rund 16 % des weltweit dokumentierten Aussterbens von Tier- und Pflanzenarten bei. Rechnet man die Fälle dazu, wo sie zusammen mit anderen Treibern des Biodiversitätsverlusts wirken, steigt der Anteil sogar zu bis auf 60 % (IPBES, 2023). Mit ihrer Ausbreitung verändern invasive Arten die betroffenen Ökosysteme und verdrängen heimische Arten, indem sie um Nahrung und Lebensraum konkurrieren.

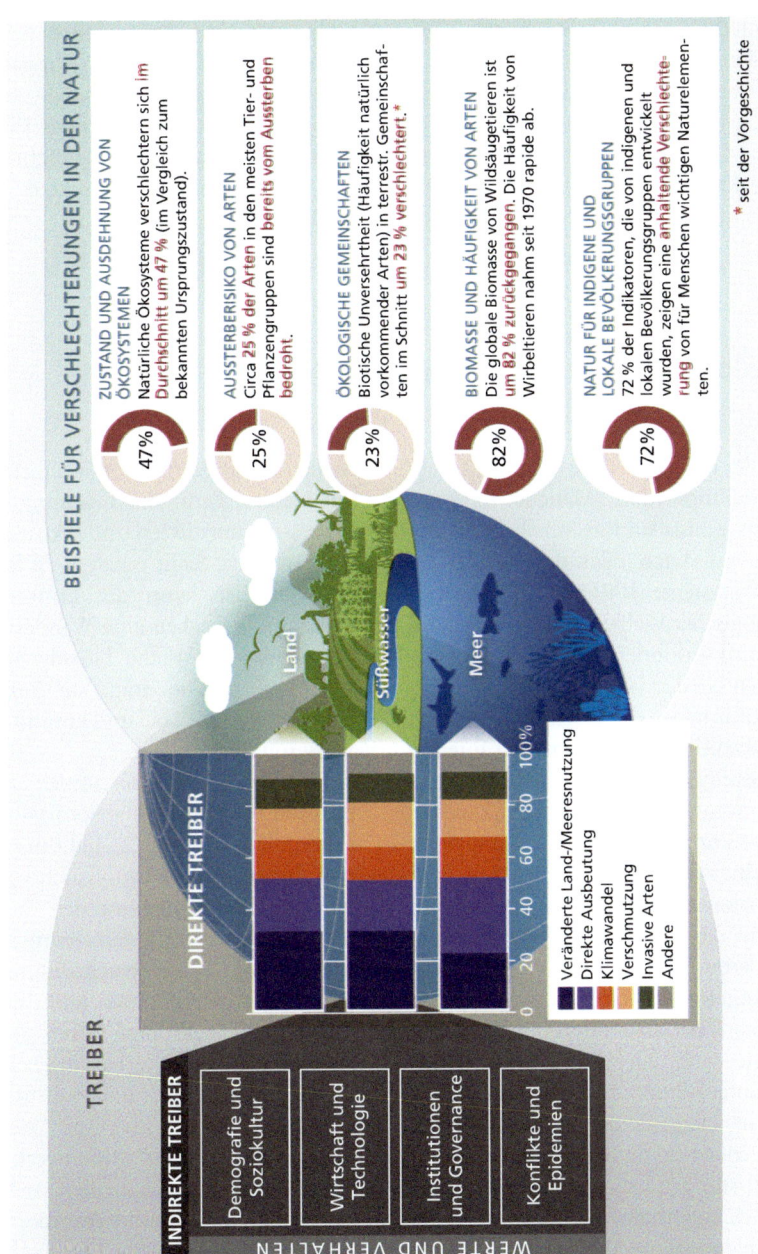

Abb. 2.2: Indirekte und direkte Treiber des Biodiversitätsverlusts sowie Beispiele für die Ausprägung der Krise der biologischen Vielfalt und der Ökosysteme
(adaptiert nach IPBES, 2019, SPM Abb. 2, S. 25; Übersetzung s. UFZ, 2019, mit freundlicher Genehmigung)

Die dramatischen Auswirkungen dieser direkten Treiber des Biodiversitätsverlusts haben ihre Ursache im menschlichen Handeln und Wirtschaften: den indirekten Treibern (▶ Abb. 2.2). Dazu zählen vor allem nichtnachhaltige Produktions- und Konsummuster, die eng mit Gewohnheiten und Werten verbunden sind. Aber auch Bevölkerungsdynamiken, Fehlanreize zum Umgang mit Biodiversität und ein Wirtschaftssystem, das auf stetiges Wachstum auf einem Planeten mit begrenzten Ressourcen ausgerichtet ist, tragen zur Verschärfung der direkten Treiber bei (IPBES, 2019).

2.5 Globale Ziele für die Biodiversität

Angesichts der Biodiversitätskrise besteht dringender Handlungsbedarf. Manche Teile des Biodiversitätsverlusts sind irreversibel, wie das Aussterben von Arten oder der Verlust bestimmter Ökosysteme (IPBES, 2019). Um den Verlust biologischer Vielfalt zu begrenzen und wo möglich zu verhindern, müssen Strategien und Politiken bei den beschriebenen Treibern ansetzen. Dafür haben die Vereinten Nationen (UN) im Dezember 2022 unter dem internationalen Übereinkommen über die biologische Vielfalt (Convention on Biological Diversity, CBD) das »Kunming-Montreal Rahmenwerk für die Biodiversität« verabschiedet. Auf dem Weg zur Vision der CBD, einem Leben im Einklang mit der Natur, enthält es 23 handlungsorientierte Ziele zum Schutz, der Wiederherstellung und der nachhaltigen Nutzung der Biodiversität bis 2030. Ein zentrales Ziel ist z. B., 30 % der weltweiten Land- und Meeresoberfläche unter Schutz zu stellen. Dabei sollen vor allem Gebiete geschützt werden, die eine besondere Bedeutung für die Biodiversität und Ökosystemleistungen haben (CBD, 2022).

Doch auch außerhalb von Schutzgebieten ist ein nachhaltiger Umgang mit Biodiversität essenziell. Umsichtige Land- und Meeresnutzung, z. B. durch nachhaltige Land- und Forstwirtschaft oder Fischerei, kann Ökosystemleistungen erhalten. Beschädigte oder schon zerstörte Ökosysteme sollen wiederhergestellt oder naturnah gestaltet werden (CBD, 2022). Das *Rewilding*, d. h. das Zurückfahren menschlicher Aktivitäten in einem bestimmten Gebiet, kann die Erholung natürlicher Prozesse unterstützen und Ökosystemleistungen auf lange Sicht erhalten (WBGU, 2020). Beispielsweise kann die Entfernung eines Staudamms Fischen eine Wanderung ermöglichen und natürliche Flussdynamiken wiederherstellen. Dies trägt zur Renaturierung der Uferböschung bei und kommt der lokalen Wasserqualität zugute.

Gezielte Schutzmaßnahmen zum Erhalt bedrohter Tier- und Pflanzenarten sollten hinzukommen (CBD, 2022). In Deutschland kann z. B. der gefährdete Laubfrosch von Maßnahmen wie dem Schutz und der Neuanlage von Kleingewässern und einem Teilrückschnitt von Ufergehölzen, der Rückzugsmöglichkeiten schafft, profitieren. Auch kann eine gezielte Umsiedlung bedrohter Arten in geeignete Lebensräume zur Arterhaltung beitragen.

Zur Bekämpfung und Kontrolle gebietsfremder oder auch invasiver Arten sieht das Kunming-Montreal-Rahmenwerk für die Biodiversität strenge Kontrollen und Vorschriften für den Handel und Transport sowie eine gezielte Entfernung aus Ökosystemen durch den Menschen vor (CBD, 2022).

Über diese »In-situ«-Erhaltungsmaßnahmen hinaus kann die genetische Vielfalt auch durch »Ex-situ«-Maßnahmen außerhalb des natürlichen Lebensraums geschützt werden (CBD, 2022; Pritchard et al., 2011). Dazu dienen Erhaltungszuchtprogramme für gefährdete Arten (z. B. in zoologischen bzw. botanischen Gärten), teilweise sogar mit dem Ziel der Wiederansiedlung in der Natur, sowie Genbanken und Sammlungen zur Erhaltung von Samen, Pflanzen, Tieren oder Tierkomponenten und Mikroorganismen (Pritchard et al., 2011).

Auch die indirekten Treiber des Biodiversitätsverlusts werden im Kunming-Montreal-Rahmenwerk für die Biodiversität angesprochen. So sollen Unternehmen und Finanzinstitutionen ihre Auswirkungen auf die Biodiversität bewerten und transparent offenlegen. Negative Auswirkungen der Wirtschaft müssen verringert und positive verstärkt werden. Bis 2025 sollen alle umweltschädlichen Subventionen identifiziert und bis 2030 um mindestens 500 Mrd. US-$ pro Jahr abgeschafft oder in positive Anreize umgeleitet werden. Dabei soll mit den schädlichsten Subventionen begonnen werden (CBD, 2022). Diesen gegenüber stehen derzeit umweltschädliche Investitionen aus öffentlichen und privaten Quellen von weltweit fast 7 Bio. US-$ pro Jahr – das entspricht etwa 7 % des globalen Bruttoinlandsprodukts (UNEP, 2023). In Deutschland beziffern sich die umweltschädlichen Subventionen auf rund 67 Mrd. € pro Jahr (FÖS, 2021; UBA, 2021). Angesichts dieser Zahlen könnte entsprechend IPBES (2019) auch diskutiert werden, ob eine Weiterentwicklung der globalen Finanz- und Wirtschaftssysteme weg vom Paradigma des immerwährenden Wirtschaftswachstums notwendig ist.

2.6 Biodiversität und Gesundheit

Die planetaren Grenzen veranschaulichen, wie es um das ökologische Fundament, den Zustand unseres Planeten Erde steht. Sie beschreiben den Bereich verschiedener Dimensionen von Umweltveränderungen, innerhalb dessen ein sicheres Handeln des Menschen möglich ist, ohne die Erde irreversibel zu schädigen (Rockström et al., 2009; WBGU, 2023, Kasten 2.3-1). Sechs von neun der planetaren Grenzen sind bereits überschritten (Richardson et al., 2023). Die Auswirkungen sind schon heute spürbar und werden absehbar noch intensiver. Biodiversität ist Teil gleich mehrerer planetarer Grenzen: Neben der Unversehrtheit der Biosphäre lassen auch der Status der weltweiten Abholzung und Landnutzungsänderungen, des Süßwasserverbrauchs und der Meeresversauerung eine indirekte Abschätzung zum Zustand der Biodiversität zu. Dies zeigt, welch fundamentale Voraussetzung eine intakte bzw. funktionsfähige biologische Vielfalt für die Gesundheit der Erde und des Menschen ist.

Insofern ist es wichtig, nicht nur Biodiversität und Klima, sondern auch Biodiversität und Gesundheit zusammenzudenken (Marselle et al., 2021; WBGU, 2024). Verschiedene Konzepte tun dies bereits. *OneHealth* und *Planetary Health* sind derzeit die wohl bekanntesten Beispiele: In *OneHealth* werden vorrangig die Interaktionen von Menschen, Tieren und Ökosystemen betrachtet, um eine »optimale Gesundheit« dieser drei Komponenten des Konzepts zu erreichen (WBGU, 2023; WHO et al., 2019). Im Vergleich dazu bezieht sich *Planetary Health* auf die Erde als Gesamtsystem inklusive der planetaren Grenzen. Dabei wird in *Planetary Health* besonderer Wert auf die Zusammenhänge politischer, ökonomischer und sozialer Systeme sowie Gerechtigkeit gelegt (Whitmee et al., 2015). Solch ein gesamtheitlich solidarisches Denken wird auch zur Gestaltung der Transformation zur Nachhaltigkeit benötigt (WBGU, 2023).

Während Klima, Biodiversität, Umweltverschmutzung, Gesundheit und weitere

Themen in Politik und Gesellschaft häufig noch separat behandelt werden, zeigen die vorliegenden Gesundheitskonzepte sehr deutlich, dass keines der Probleme einzeln gelöst werden kann. Nur durch integriertes und gemeinsames Handeln können die globalen Krisen überwunden oder zumindest in ihren Auswirkungen eingegrenzt werden. Dies ist auch wichtig, um dem dauerhaften Wohlergehen der Menschen überhaupt eine Chance geben zu können.

Die wohl grundlegendste Voraussetzung für menschliche Gesundheit ist sauberes Wasser (IPBES, 2019; MEA, 2005). Schmutziges Wasser kann zwar technisch gereinigt werden, aber die Zurverfügungstellung von Süßwasser in trinkbarer Qualität bspw. durch Berge und Wälder ist eine weltweit bedeutsame Ökosystemleistung. Gleiches gilt für den Boden, dessen Fruchtbarkeit eng mit biologischer Vielfalt verknüpft und ein wesentlicher Faktor für eine weltweite Ernährungssicherung ist (IPBES, 2019). Ebenfalls von Bedeutung sind die natürlicherweise stattfindende Schädlingsbekämpfung (Iuliano & Gratton, 2020) und Krankheitsprävention, bspw. die Vorbeugung von Zoonosen, d. h. Krankheiten wie COVID-19, die von Wildtieren auf den Menschen überspringen (IPBES, 2020).

Zudem spielt Biodiversität eine unmittelbare und wesentliche Rolle für die psychische Gesundheit des Menschen. Zwei Beispiele dafür sind eine gesunde Ernährung (Wahl et al., 2017) und der in ▶ Abb. 2.3 beschriebene Naturkontakt. Grün- und Blauräume, z. B. Wälder, Wiesen, städtische Parks, Teiche, Bäche und Flüsse, bieten Möglichkeiten zur Erholung und Bewegung (Karjalainen et al., 2010; WBGU, 2023; Wolf & Robbins, 2015). Generell steigern naturnahes Wohnen und draußen verbrachte Zeit das menschliche Wohlbefinden (Bratman et al., 2019; Cox et al., 2017). Auch das Hören von Vogelgesang ist nachgewiesenermaßen positiv für die Psyche (Cox et al., 2017; Methorst et al., 2021). Dabei gilt es stets zu berücksichtigen, dass die psychische Gesundheit zu gewissen Maßen auch individuellen Bedürfnissen (der Eigenart des Menschen, WBGU, 2023) unterliegt.

Kernaussagen

- Der Erhalt und die Förderung von biologischer Vielfalt und Ökosystemleistungen ist wesentliche Grundlage des menschlichen Wohlergehens.
- Die Biodiversitätskrise ist menschengemacht. Veränderte Land- und Meeresnutzung, direkte Übernutzung, Klimawandel, Verschmutzung und invasive Arten sind die fünf direkten Treiber des Biodiversitätsverlusts.
- In der Wissenschaft herrscht Konsens, was zum Erhalt biologischer Vielfalt zu tun ist. Auch die politischen Ziele sind vereinbart. Nun muss ein nachhaltiger Umgang mit der Biodiversität konkret umgesetzt werden. Jede:r kann dazu beitragen.
- Biodiversität und Gesundheit, sowohl die der Erde als auch die menschliche, sind eng miteinander verbunden. Das Ziel eines gesunden Lebens heutiger und zukünftiger Generationen ist ohne integrierten Biodiversitäts- und Klimaschutz nicht erreichbar.
- Psychische Gesundheit basiert auf einer intakten Umwelt. Wesentlicher Bestandteil unserer Umwelt ist die Natur, und ausgiebiger Naturkontakt trägt sowohl zur Prävention als auch zur Therapie psychischer Krankheitsbilder bei.

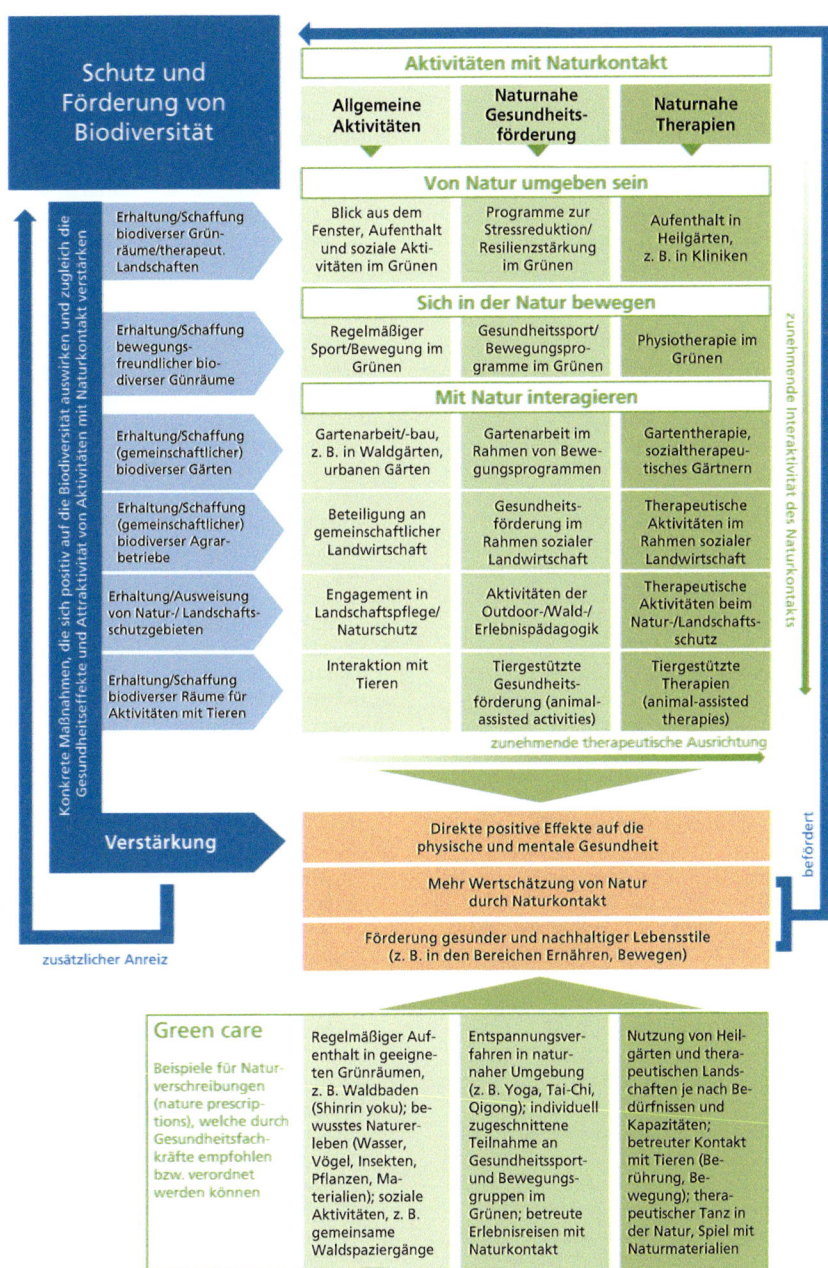

Abb. 2.3: Positive Auswirkungen von Maßnahmen zum Erhalt biologischer Vielfalt (blau) auf die psychische Gesundheit der Menschen, hier mit Fokus auf verschiedene Intensitäten des Naturkontakts: von Natur umgeben sein, sich in der Natur bewegen, und mit Natur interagieren (grün). Eine Naturverschreibung durch Gesundheitsfachkräfte sollte entsprechend den individuellen Bedürfnissen und dem Gesundheitszustand von PatientInnen abgewogen werden.
(WBGU, 2023, Abb. 6.4-1, S. 224, mit freundlicher Genehmigung)

Literatur

Barnosky, A. D., Hadly, E. A., Bascompte, J., et al. (2012). Approaching a state shift in Earth's biosphere. *Nature, 486*(7401), 52–58. https://doi.org/10.1038/nature11018

Barnosky, A. D., Matzke, N., Tomiya, S., et al. (2011). Has the Earth's sixth mass extinction already arrived? *Nature, 471*(7336), 51–57. https://doi.org/10.1038/nature09678

Blicharska, M., Smithers, R. J., Mikusiński, G., et al. (2019). Biodiversity's contributions to sustainable development. *Nature Sustainability.* https://doi.org/10.1038/s41893-019-0417-9

Bratman, G. N., Anderson, C. B., Berman, M. G., et al. (2019). Nature and mental health: An ecosystem service perspective. *Science Advances, 5*(7), eaax0903. https://doi.org/10.1126/sciadv.aax0903

CBD – Convention on Biological Diversity (2022). *Kunming-Montreal Global Biodiversity Framework.* https://www.cbd.int/doc/decisions/cop-15/cop-15-dec-04-en.pdf

Ceballos, G., Ehrlich, P. R., Barnosky, A. D., et al. (2015). Accelerated modern human–induced species losses: Entering the sixth mass extinction. *Science Advances, 1*(5), e1400253. https://doi.org/10.1126/sciadv.1400253

Costanza, R., d'Arge, R., de Groot, R., et al. (1997). The value of the world's ecosystem services and natural capital. *Nature, 387*(6630), 253–260. https://doi.org/10.1038/387253a0

Costanza, R., Pérez-Maqueo, O., Martinez, M. L., et al. (2008). The Value of Coastal Wetlands for Hurricane Protection. *AMBIO: A Journal of the Human Environment, 37*(4), 241–248, 248. https://doi.org/10.1579/0044-7447(2008)37[241:TVOCWF]2.0.CO;2

Costello, M. J., May, R. M., & Stork, N. E. (2013). Can We Name Earth's Species Before They Go Extinct? *Science, 339*(6118), 413–416. https://doi.org/doi/10.1126/science.1230318

Cowie, R. H., Bouchet, P., & Fontaine, B. (2022). The Sixth Mass Extinction: fact, fiction or speculation? *Biol Rev Camb Philos Soc, 97*(2), 640–663. https://doi.org/10.1111/brv.12816

Cox, D. T. C., Shanahan, D. F., Hudson, H. L., et al. (2017). Doses of Neighborhood Nature: The Benefits for Mental Health of Living with Nature. *BioScience.* https://doi.org/10.1093/biosci/biw173

De Vos, J. M., Joppa, L. N., Gittleman, J. L., et al. (2015). Estimating the normal background rate of species extinction. *Conserv Biol, 29*(2), 452–462. https://doi.org/10.1111/cobi.12380

Díaz, S., Pascual, U., Stenseke, M., Martín-López, B., et al. (2018). Assessing nature's contributions to people. *Science, 359*(6373), 270–272. https://doi.org/10.1126/science.aap8826

Ferrario, F., Beck, M. W., Storlazzi, C. D., et al. (2014). The effectiveness of coral reefs for coastal hazard risk reduction and adaptation. *Nat Commun, 5*, 3794. https://doi.org/10.1038/ncomms4794

FÖS – Forum Ökologisch-Soziale Marktwirtschaft (2021). *Umweltschädliche Subventionen in Deutschland: Fokus Biodiversität – Wie schädliche Anreize die biologische Vielfalt gefährden.* https://foes.de/publikationen/2021/2021-05-11_FOES-Subventionen_Biodiversitaet.pdf

Hallmann, C. A., Sorg, M., Jongejans, E., et al. (2017). More than 75 percent decline over 27 years in total flying insect biomass in protected areas. *PLoS One, 12*(10), e0185809. https://doi.org/10.1371/journal.pone.0185809

Hochkirch, A., Bilz, M., Ferreira, C. C., et al. (2023). A multi-taxon analysis of European Red Lists reveals major threats to biodiversity. *PLoS One, 18*(11), e0293083. https://doi.org/10.1371/journal.pone.0293083

Hoekstra, J. M., Boucher, T. M., Ricketts, T. H., & Roberts, C. (2004). Confronting a biome crisis: global disparities of habitat loss and protection. *Ecology Letters, 8*(1), 23–29. https://doi.org/10.1111/j.1461-0248.2004.00686.x

IPBES – Intergovernmental Science-Policy Platform on Biodiversity and Ecosystem Services (2019). *Global assessment report on biodiversity and ecosystem services: Summary for policymakers.* https://doi.org/10.5281/zenodo.3553579

IPBES – Intergovernmental Science-Policy Platform on Biodiversity and Ecosystem Services (2020). *Workshop report on biodiversity and pandemics.* https://doi.org/10.5281/zenodo.4147317

IPBES – Intergovernmental Science-Policy Platform on Biodiversity and Ecosystem Services (2023). *Thematic assessment report on invasive alien species and their control: Summary for policymakers.* https://doi.org/10.5281/zenodo.7430682

IPCC – Intergovernmental Panel on Climate Change (2022). *Climate Change 2022 – Impacts, Adaptation and Vulnerability: Contribution of Working Group II to the Sixth IPCC Assessment Report: Summary for policymakers.* https://doi.org/10.1017/9781009325844.001

IUCN – International Union for Conservation of Nature (2023). *IUCN Red List version 2023-1: Table 1a: Number of species evaluated in relation to the overall number of described species, and numbers* of threatened species by major groups of organisms. https://nc.iucnredlist.org/redlist/content/attachment_files/2023-1_RL_Table_1a.pdf

Iuliano, B., & Gratton, C. (2020). Temporal Resource (Dis)continuity for Conservation Biological Control: From Field to Landscape Scales. *Frontiers in Sustainable Food Systems, 4*. https://doi.org/10.3389/fsufs.2020.00127

Karjalainen, E., Sarjala, T., & Raitio, H. (2010). Promoting human health through forests: overview and major challenges. *Environ Health Prev Med, 15*(1), 1–8. https://doi.org/10.1007/s12199-008-0069-2

Leopoldina – Nationale Akademie der Wissenschaften Leopoldina, acatech – Deutsche Akademie der Technikwissenschaften & Akademienunion – Union der deutschen Akademien der Wissenschaften (2018). *Artenrückgang in der Agrarlandschaft: Was wissen wir und was können wir tun?* https://www.leopoldina.org/uploads/tx_leopublication/2018_3Akad_Stellungnahme_Artenrueckgang_web.pdf

Marselle, M. R., Hartig, T., Cox, D. T. C., et al. (2021). Pathways linking biodiversity to human health: A conceptual framework. *Environ Int, 150*, 106420. https://doi.org/10.1016/j.envint.2021.106420

May, R. M. (2010). Tropical Arthropod Species, More or Less? *Science, 329*(5987), 41–42. https://doi.org/doi:10.1126/science.1191058

MEA – Millenium Ecosystem Assessment (2005). *Ecosystems and Human Well-being: Synthesis.* https://www.millenniumassessment.org/documents/document.356.aspx.pdf

Meinig, H., Boye, P., Dähne, M., et al. (2020). *Rote Liste und Gesamtartenliste der Säugetiere (Mammalia) Deutschlands.* BfN-Schriftenvertrieb im Landwirtschaftsverlag. https://doi.org/10.19213/972172

Methorst, J., Bonn, A., Marselle, M., et al. (2021). Species richness is positively related to mental health – A study for Germany. *Landscape and Urban Planning, 211*. https://doi.org/10.1016/j.landurbplan.2021.104084

Metzing, D., Hofbauer, N., Ludwig, G., & Matzke-Hajek, G. (2018). *Rote Liste gefährdeter Tiere, Pflanzen und Pilze Deutschlands. Band 7: Pflanzen.* https://www.bfn.de/publikationen/schriftenreihe-naturschutz-biologische-vielfalt/nabiv-heft-707-rote-liste

Mora, C., Tittensor, D. P., Adl, S., et al. (2011). How many species are there on Earth and in the ocean? *PLoS Biol, 9*(8), e1001127. https://doi.org/10.1371/journal.pbio.1001127

Pimm, S. L., Jenkins, C. N., Abell, R., et al. (2014). The biodiversity of species and their rates of extinction, distribution, and protection. *Science, 344*(6187), 1246752. https://doi.org/10.1126/science.1246752

Pritchard, D. J., Fa, J. E., Oldfield, S., & Harrop, S. R. (2011). Bring the captive closer to the wild: redefining the role of ex situ conservation. *Oryx, 46*(1), 18-23. https://doi.org/10.1017/s0030605310001766

Richardson, K., Steffen, W., Lucht, W., et al. (2023). Earth beyond six of nine planetary boundaries. *Science Advances, 9*(37), eadh2458. https://doi.org/10.1126/sciadv.adh2458

Rockström, J., Steffen, W., Noone, K., et al. (2009). A safe operating space for humanity. *Nature, 461* (7263), 472–475. https://doi.org/10.1038/461472a

Scheffers, B. R., De Meester, L., Bridge, T. C. L., et al. (2016). The broad footprint of climate change from genes to biomes to people. *Science, 354*(6313), aaf7671. https://doi.org/10.1126/science.aaf7671

UBA – Umweltbundesamt (2021). *Umweltschädliche Subventionen in Deutschland – Aktualisierte Ausgabe 2021.* https://www.umweltbundesamt.de/sites/default/files/medien/479/publikationen/texte_143-2021_umweltschaedliche_subventionen.pdf

UFZ – Helmholtz-Zentrum für Umweltforschung GmbH (2019). *Das »Globale Assessment« des Weltbiodiversitätsrates IPBES: Auszüge aus dem »Summary for policymakers« (SPM).* https://www.helmholtz.de/fileadmin/user_upload/IPBES-Factsheet.pdf

UN – United Nations (1992). *Convention on Biological Diversity.* https://www.cbd.int/doc/legal/cbd-en.pdf

UNEP – United Nations Environment Programme (2023). *State of Finance for Nature: The Big Nature Turnaround – Repurposing $7 trillion to combat nature loss.* https://doi.org/10.59117/20.500.11822/44278

Urban, M. C. (2015). Accelerating extinction risk from climate change. *Science, 348*(6234), 571–573. https://doi.org/10.1126/science.aaa4984

Wahl, D. R., Villinger, K., Konig, L. M., et al. (2017). Healthy food choices are happy food choices: Evidence from a real life sample using smartphone based assessments. *Sci Rep, 7*(1), 17069. https://doi.org/10.1038/s41598-017-17262-9

WBGU – Wissenschaftlicher Beirat der Bundesregierung Globale Umweltveränderungen (2020). *Landwende im Anthropozän: Von der Konkurrenz zur Integration. Hauptgutachten.* https://www.wbgu.de/de/publikationen/publikation/landwende

WBGU – Wissenschaftlicher Beirat der Bundesregierung Globale Umweltveränderungen (2023). *Gesund leben auf einer gesunden Erde.* https://

www.wbgu.de/de/publikationen/publikation/gesundleben

WBGU – Wissenschaftlicher Beirat der Bundesregierung Globale Umweltveränderungen (2024). *Biodiversität: Jetzt dringend handeln für Natur und Mensch. Politikpapier 13.*

WEF – World Economic Forum (2020). *Nature Risk Rising: Why the Crisis Engulfing Nature Matters for Business and the Economy.* https://www3.weforum.org/docs/WEF_New_Nature_Economy_Report_2020.pdf

Whitmee, S., Haines, A., Beyrer, C., et al. (2015). Safeguarding human health in the Anthropocene epoch: report of The Rockefeller Foundation-Lancet Commission on planetary health. *Lancet, 386*(10007), 1973–2028. https://doi.org/10.1016/S0140-6736(15)60901-1

WHO – World Health Organization, FAO – Food and Agriculture Organization of the United Nations, & OIE – World Organisation for Animal Health (2019). *Taking a Multisectoral, One Health Approach: A Tripartite Guide to Addressing Zoonotic Diseases in Countries.* https://iris.who.int/bitstream/handle/10665/325620/9789241514934-eng.pdf

Wolf, K. L., & Robbins, A. S. (2015). Metro nature, environmental health, and economic value. *Environ Health Perspect, 123*(5), 390–398. https://doi.org/10.1289/ehp.1408216

3 Umweltverschmutzung

Elisabeth Schmid und Markus Salomon

3.1 Einleitung

Die Belastung von Lebewesen und Ökosystemen durch Umweltverschmutzung zählt neben Klimawandel und Biodiversitätsverlust zu den großen Umweltkrisen unserer Zeit. Zur Umweltverschmutzung zählen z. B. die Verschmutzung der Luft mit Feinstäuben und Stickstoffoxiden (NO_x), die Verunreinigung von Trink- und Grundwasser mit Nitrat, die Kontaminierung der Ozeane mit Quecksilber und Plastik sowie die Belastung des Bodens mit Pflanzenschutzmitteln und Industriechemikalien (Fuller et al., 2022). Aus diesen Umweltproblemen ergeben sich für den Menschen vielfältige Gesundheitsrisiken, wie z. B. Krebserkrankungen, Herz-Kreislauf- und Lungenerkrankungen sowie Beeinträchtigungen der Nieren und des Hormonsystems (Europäische Kommission, 2021, S. 1). Nach einer Definition der Europäischen Kommission zählen zur Umweltverschmutzung nicht nur stoffliche Einträge, sondern auch Lärm, Hitze oder Erschütterungen (siehe Kasten).

In diesem Kapitel stehen die gesundheitlichen Belastungen durch Stoffeinträge und Lärmimmissionen im Fokus. Dabei sollten die Zusammenhänge von Umweltverschmutzung, Klimawandel (▶ Kap. 1) und Biodiversitätsverlust (▶ Kap. 2) immer im Blick behalten werden.

> **Definition: Umweltverschmutzung**
>
> Umweltverschmutzung ist »[…] die durch menschliche Tätigkeiten direkt oder indirekt bewirkte Freisetzung von Stoffen, Erschütterungen, Wärme oder Lärm in Luft, Wasser oder Boden, die der menschlichen Gesundheit oder der Umweltqualität schaden oder zu einer Schädigung von Sachwerten bzw. zu einer Beeinträchtigung oder Störung von Annehmlichkeiten und anderen legitimen Nutzungen der Umwelt führen können« (Europäische Kommission, 2021, S. 1).

So hilft Klimaschutz der Gesundheit, wenn durch die Reduzierung von Treibhausgasen die Hitzebelastung in den Städten gemindert werden kann. Gleichzeitig verringert der Verzicht auf den Einsatz von fossilen Energieträgern auch die Emissionen von gesundheitsschädlichen Luftschadstoffen. Der Schutz der Biodiversität führt zu einer stabileren Natur, in der sich die Menschen besser erholen können; andererseits tragen viele Stoffeinträge in die Umwelt zur Biodiversitätskrise bei.

3.2 Grundlagen

Wie stark ein Mensch durch Schadstoffe in der Umwelt oder durch Lärm gesundheitlich belastet wird, hängt von verschiedenen Faktoren ab. Entscheidend sind die Wirkungen des Schadstoffs oder der Lärmimmissionen (▶ Kap. 3.2.1). Zudem kommt es auf das Ausmaß an, in welchem der Mensch diesen Noxen (Schadstoffe, die einen Organismus schädigen oder Erkrankungen verursachen; Pschyrembel Online, 2023) ausgesetzt ist (▶ Kap. 3.2.2). Nicht zuletzt spielen auch noch Mehrfachbelastungen und die Vulnerabilität des oder der Einzelnen eine Rolle (▶ Kap. 3.2.3). Somit muss die Wirkung gemeinsam mit der Belastung betrachtet werden, um eine Abschätzung des Gesundheitsrisikos von Umweltverschmutzungen vorzunehmen.

3.2.1 Wirkungen

Die Wirkung von Schadstoffen wird mit Hilfe von Untersuchungen am Tiermodell oder anhand von epidemiologischen Studien untersucht. Die vielen verschiedenen Umweltschadstoffe weisen sehr unterschiedliche gesundheitsschädliche Wirkungen auf. Wirkungen können akut (z. B. Schleimhautreizungen) oder chronisch (z. B. Herz-Kreislauf-Erkrankungen,) sein. Luftschadstoffe wie NO_x, Feinstaub und Ozon können zu Atemwegs- und Herz-Kreislauf-Erkrankungen führen (SRU, 2008, Abschnitt 4.3). Mit bodennahem Ozon sind unter anderem Reizungen der Schleimhäute von Augen und Lunge assoziiert (ebd.).

Kanzerogenität ist einer der kritischsten Endpunkte, wenn es um mögliche schädliche Wirkungen von Schadstoffen geht. Bekannte Stoffbeispiele für Kanzerogenität sind Asbest, Arsen, Benzol, Dioxine und die Stoffgruppe der polyzyklischen aromatischen Kohlenwasserstoffe (PAK) (Prüss-Ustün et al., 2011).

Umweltschadstoffe können auch neurotoxisch sein und schädliche Auswirkungen auf die frühe Entwicklung des Gehirns und die kognitive Entwicklung in der Kindheit haben. Beispiele hierfür sind Blei, Methylquecksilber, polychlorierte Biphenyle (PCB), Arsen oder Toluol (ebd.). Weitere Endpunkte sind gesundheitsschädliche Veränderungen des Hormonsystems durch sogenannte endokrine Disruptoren, wie z. B. bestimmte Nonylphenole (UBA, 2023) oder bromierte Flammschutzmittel (SRU, 2008, Abschnitt 8.3).

Bei den Lärmwirkungen wird zwischen auralen und extra-auralen Wirkungen unterschieden. Aural bezeichnet die direkte Wirkung auf das Ohr, z. B. Schädigungen wie Tinnitus und andere Beeinträchtigungen des Hörvermögens. Extra-aurale Wirkungen bezeichnen gesundheitliche Auswirkungen über das Gehör hinaus (▶ Kap. 3.4.3).

3.2.2 Eintrag in die Umwelt und Exposition

Umweltschadstoffe können unbeabsichtigt entstehen. Zum Beispiel bilden sich Feinstäube, NO_x oder PAK bei Verbrennungsprozessen. Gleiches gilt für Dioxine, wenn Chlorverbindungen anwesend sind. Zudem sind Dioxine ungewollte Nebenprodukte bestimmter chemischer Prozesse (BMUV, 2023). Ozon wird aus Stickstoffoxiden und anderen Luftschadstoffen (flüchtigen organischen Kohlenwasserstoffen, VOC) unter der Einwirkung von Sonnenstrahlung gebildet.

Viele Umweltschadstoffe werden dagegen gezielt hergestellt. Dazu zählen Industriechemikalien wie PFAS (▶ Kap. 3.4.1), bromierte Flammschutzmittel oder Phthalate (SRU, 2004, Abschnitt 12.3). Der Eintrag dieser Chemikalien in Wasser, Boden oder Luft kann dann bei den Herstellungsprozessen über Industrieemissionen (u. a. Industrieabgase und -abwässer), bei der Verwendung der Produkte oder in der Abfallphase, insbesondere wenn es keine gesetzlichen Vorgaben zur Vermeidung der Emissionen gibt, erfolgen. Bei einigen Chemikalien ist der Eintrag in die Umwelt in der Verwendungsphase sogar beabsichtigt, wie z. B. bei Pflanzenschutzmitteln oder Bioziden.

Die Emissionsquelle des Schadstoffs und der Ort seiner Wirkung müssen nicht nahe beieinander liegen, denn viele Schadstoffe sind mobil, d. h., sie können vom Ort ihres Eintrags in die Umwelt viele Kilometer weit über den Luft- oder Gewässerpfad oder über die Nahrungskette transportiert werden (Fuller et al., 2022, S. e539). Das ist besonders relevant, wenn der Schadstoff nicht abgebaut wird, also persistent ist und sich außerdem in der Umwelt, in Nahrungsmitteln und im Körper anreichert (bioakkumuliert). Viele Schadstoffe, die die Böden belasten, sind vor Jahrzehnten eingetragen worden und können immer noch wirken (EEA, 2023). So kann es zu einer langandauernden, chronischen Belastung der Biota einschließlich der Menschen kommen.

Damit es zu einer gesundheitlichen Beeinträchtigung kommen kann, muss der Mensch diesen Noxen ausgesetzt sein. Dabei erfolgt die Exposition über verschiedene Wege: über die Atemwege (inhalativ), das Verdauungssystem (oral), die Haut (dermal) oder weitere Sinnesorgane (s. a. Machtolf & Hartlik, 2014, S. 67). Schadstoffe in der Luft werden insbesondere inhalativ, aber auch über die Haut aufgenommen. Luftschadstoffe können zudem über die Deposition in Böden und Gewässer eingetragen werden. Von dort aus können sie über Lebensmittel oder das Trinkwasser in den Menschen gelangen. Lärm wirkt auf den Menschen über das Gehörorgan (▶ Kap. 3.4.3).

Der Zusammenhang zwischen Expositionsniveau und Gesundheitseffekt kann unterschiedlich sein. In der Regel steigt die Wirkung mit steigendem Expositionsniveau an, das kann linear oder nicht linear sein. Für manche Stoffbelastungen lassen sich Wirkschwellen ableiten, ab denen eine Wirkung mit hoher Wahrscheinlichkeit anzunehmen ist (s. a. SRU, 2023, Tz. 37 ff.).

3.2.3 Mehrfachbelastung und Vulnerabilität

Häufig sind Menschen zur gleichen Zeit mehreren Umweltbelastungen ausgesetzt (s. a. SRU, 2023, Tz. 41 ff.). Ursache für die Mehrfachbelastungen kann die gleiche Umweltbelastung sein, die aber durch verschiedene Quellen erzeugt wurde (z. B. Straßenlärm und Schienenlärm), es können aber auch unterschiedliche Umweltfaktoren, wie beispielsweise Lärm und Luftschadstoffe aus dem Verkehr, gleichzeitig den Menschen belasten. Auch bei Chemikalien sind Mehrfachbelastungen möglich, denn sie kommen in der Umwelt häufig in Mischungen mit anderen Chemikalien vor (SRU, 2023, Tz. 446). Dabei übersteigt das Risiko der Chemikalienmischung in Bezug auf schädliche Umwelt- oder Gesundheitswirkungen sehr oft das Risiko der jeweiligen Einzelstoffe (ebd.).

Zur Mehrfachbelastung kommt hinzu, dass Menschen, die beispielsweise wegen einer Lärmbelastung gesundheitliche Wirkungen erfahren, oftmals empfindlicher für andere Belastungen sind. Darüber hinaus sind die Menschen unterschiedlich empfindlich (vulnerabel) gegenüber den Umweltfaktoren. Als besonders vulnerable Gruppen gelten Kinder, ältere Menschen sowie multimorbide Patient:innen (SRU, 2023, Abschnitt 2.2).

3.3 Gesundheitliche Auswirkungen von Umweltverschmutzungen weltweit

Umweltverschmutzungen sind für etwa 9 Millionen vorzeitige Sterbefälle weltweit verantwortlich (Fuller et al., 2022, S. e536). Als besonders wichtige Risikofaktoren werden Luft- und Wasserverschmutzungen, berufsbedingte Umweltverschmutzungen und Bleibelastungen aufgeführt. Allein durch die Verschmutzung der Außenluft starben demnach 4,5 Millionen Menschen vorzeitig; 2,3 Millionen durch die Verschmutzung der Luft im Haushalt (ebd.). Luftverschmutzungen sind für circa 15 % aller ischämischen Herzerkrankungen (Erkrankungen der Herzkranzgefäße), 25 % der Lungenkrebs- und 8 % der chronisch obstruktiven Lungenerkrankungen verantwortlich (WHO, 2017).

Traditionelle Formen der Umweltverschmutzung, u. a. die Verschmutzung der Luft im Haushalt sowie die Benutzung von verunreinigtem Wasser und schlechte sanitäre Bedingungen, werden zunehmend durch moderne Formen der Umweltverschmutzung abgelöst (Fuller et al., 2022, S. e536). Dazu gehört z. B. die Schadstoffbelastung der Umgebungsluft und Umweltverschmutzungen durch Blei und Chemikalien (ebd.). Blei führt nach wie vor in vielen Ländern der Welt zu schwerwiegenden gesundheitlichen Beeinträchtigungen (ebd.).

Nahezu 92 % der durch Umweltverschmutzung verursachten Todesfälle ereignen sich in Ländern mit niedrigem und mittlerem Einkommen (Landrigan, 2018, S. 462). In Ländern aller Einkommensstufen sind Minderheiten, diskriminierte Gruppen sowie vulnerable Bevölkerungsgruppen, wie z. B. Kinder, Ältere und Menschen mit körperlicher oder psychischer Beeinträchtigung, überproportional von Umweltverschmutzung betroffen (ebd.) und haben zudem weniger Zugang zu Gesundheitsleistungen (WBGU, 2023, S. 63).

3.4 Umweltverschmutzungen in Deutschland

In Europa und in Deutschland konnte in der Vergangenheit durch vielfältige umweltpolitische Maßnahmen der Eintrag von Schadstoffen in die Umwelt vermindert werden. Prominente Beispiele hierfür sind Schwermetalle wie Quecksilber sowie Dioxine und PCB. Trotzdem gibt es immer noch Herausforderungen bei der Schadstoff- und Lärmbelastung. Dies wird im Folgenden anhand der Beispiele Per- und polyfluorierte Alkylsubstanzen (PFAS), Feinstaub in der Außenluft und Umgebungslärm ausgeführt.

3.4.1 Per- und polyfluorierte Alkylsubstanzen (PFAS)

PFAS gehören zu den Chemikalien, die sehr langlebig, d. h. persistent und überall in der Umwelt nachweisbar sind. Etwa 4.700 verschiedene PFAS befinden sich derzeit in der Verwendung. Da sie ausgesprochen stabile chemische Verbindungen und besonders schmutz- und wasserabweisend sind, kommen sie in unterschiedlichen Produkten zum Einsatz. Dazu gehören z. B. Textilien, Haushaltswaren, Elektronikgeräte, Kosmetika und Löschschäume (OECD, 2021). In die Umwelt gelangen PFAS bei ihrer Produktion, bei der Herstellung von PFAS-haltigen Produkten sowie bei deren Verwendung und Entsorgung. Somit werden PFAS sowohl über Punktquellen (Chemiefabriken) als auch diffus über die Nutzung PFAS-haltiger Produkte in die Umwelt eingetragen. In Deutschland gibt es inzwischen etwa 200 Orte, an denen Böden oder das Grundwasser auffällig hoch mit PFAS kontaminiert sind (Stadtwerke Rastatt, 2022). Gründe hierfür sind – neben der Produktion der PFAS – der offene Einsatz von PFAS-haltigen Löschschäumen sowie die Ausbringung von mit PFAS kontaminierten Düngemitteln (UBA, 2020; Stadtwerke Rastatt, 2022). Es ist sehr schwierig und aufwendig, kontaminierte Böden und Grundwasserkörper zu sanieren (Held & Reinhard, 2020).

Der Mensch nimmt PFAS insbesondere über Nahrungsmittel und das Trinkwasser auf, wobei letzteres in Deutschland in der Regel nur sehr geringe PFAS-Konzentrationen aufweist. Bei den Nahrungsmitteln sind Fische und Meeresfrüchte am höchsten belastet (EFSA, 2020). PFAS können zudem über das Nabelschnurblut aufgenommen werden (Kärrman et al., 2007). Die Konzentrationen von PFAS-Verbindungen, die schon lange verwendet wurden und inzwischen reguliert sind, wie z. B. Perfluoroctansulfonsäure (PFOS), nehmen im Menschen seit einigen Jahren kontinuierlich ab (UBA, 2020). Dennoch wird die von der Europäischen Lebensmittelagentur (EFSA) festgelegte tolerierbare wöchentliche Aufnahmedosis (TWI) von 4,4 ng/kg Körpergewicht für die Summe von vier

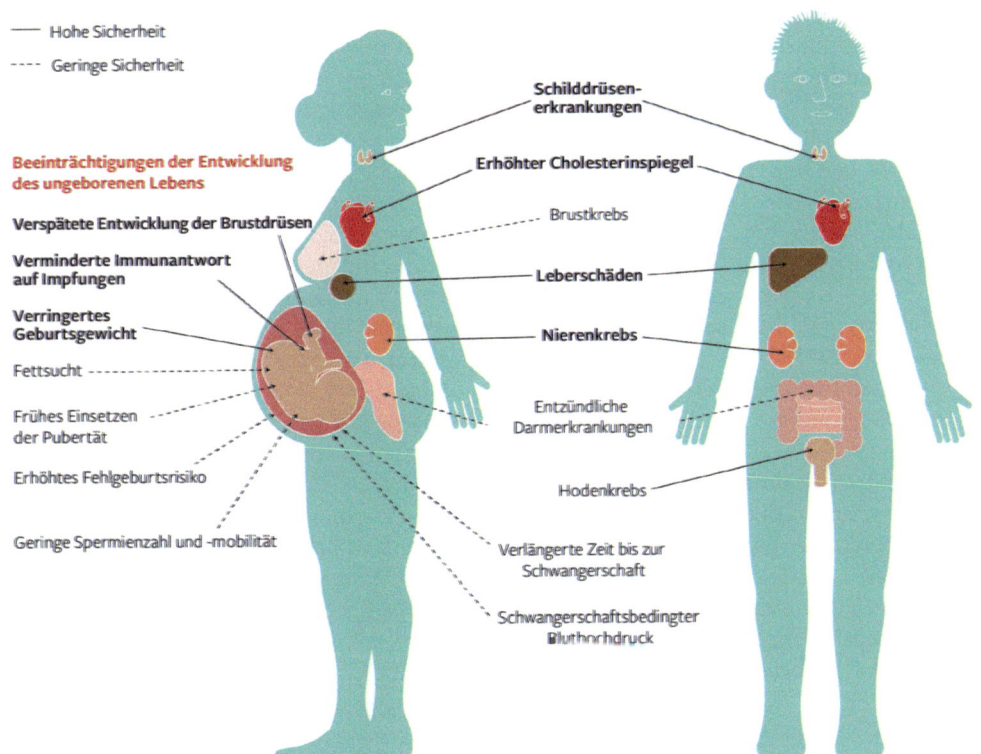

Abb. 3.1: Wirkungen von PFAS auf den Menschen (EEA, 2020; eigene Übersetzung, mit freundlicher Genehmigung)

besonders relevanten Verbindungen in einem Teil der Bevölkerung immer noch überschritten (EFSA, 2020). Zudem wurden neue PFAS im Menschen nachgewiesen (Göckener et al., 2020). PFAS werden vom Magen-Darm-Trakt in der Regel gut resorbiert, die Elimination aus dem menschlichen Körper kann allerdings einige Jahre benötigen (EFSA, 2020).

Für PFAS wurden eine Reihe negativer Wirkungen auf den Menschen nachgewiesen (▶ Abb. 3.1). Zwar zeigte sich in Studien eine meist sehr geringe akute Toxizität, nach chronischer Exposition können aber Effekte auftreten. Besonders auffällig war der Zusammenhang zwischen der Exposition gegenüber PFAS und der Beeinträchtigung der Entwicklung des ungeborenen Lebens. Folgende Endpunkte sind dabei von Bedeutung: eine verspätete Entwicklung der Brustdrüsen, ein verringertes Geburtsgewicht und eine verminderte Immunantwort nach Impfungen. Letzteres spielte bei der aktuellen Bewertung des Risikos von PFAS für den Menschen eine übergeordnete Rolle (EFSA, 2020). Des Weiteren gibt es Hinweise für Schilddrüsenerkrankungen, einen erhöhten Cholesterinspiegel, Leberschäden sowie Hoden- und Nierenkrebs (vgl. EEA, 2021; IARC, 2017). Ungeborene und Kinder reagieren besonders empfindlich auf die Exposition gegenüber PFAS (SRU, 2023).

Bei den PFAS zeigen sich zwei klassische Herausforderungen des Risikomanagements: Zum einen ist es sehr aufwendig, das Risiko der großen Vielzahl an Stoffen, die in die Umwelt gelangen und gegenüber denen der Mensch exponiert ist, ausreichend zu untersuchen, zu bewerten und wenn notwendig entsprechend zu regulieren. Zum anderen werden bedenkliche Chemikalien oft schnell durch sehr ähnliche Vertreter substituiert, über die in der Regel zunächst deutlicher weniger Wissen vorhanden ist.

3.4.2 Feinstaub in der Außenluft

Die Belastung der Außenluft mit Schadstoffen wie Feinstaub, NO_x und Ozon ist der wichtigste umweltbezogene Risikofaktor für Menschen in Deutschland (IHME, 2023). Dabei haben Feinstäube die größte gesundheitliche Wirkung. Unter Feinstaub versteht man alle luftgetragenen Partikel, die einen aerodynamischen Durchmesser von gleich oder weniger als 10 µm aufweisen (PM_{10}). Aufgrund des hohen Gesundheitsrisikos wurden schon vor mehr als 20 Jahren Feinstaubgrenzwerte für die Außenluft auf europäischer Ebene erlassen. Diese Grenzwerte werden zwar deutschlandweit so gut wie vollständig eingehalten (UBA, 2022a). Da diese Grenzwerte aber aus gesundheitlicher Sicht zu hoch sind, verursacht Feinstaub immer noch hohe Krankheitslasten (WHO, 2021). So werden sie für etwa 29.000 vorzeitige Todesfälle pro Jahr verantwortlich gemacht (EEA, 2022).

Die wichtigsten Emittenten von Feinstaub sind die Industrie einschließlich fossiler Stromerzeugung, Kleinverbrennungsanlagen in den Haushalten, der Verkehr und die Landwirtschaft. Die höchsten Belastungen in der Luft finden sich in der Regel an verkehrsreichen Straßen in Städten und Ballungsräumen. An diesen Orten ist der motorisierte Verkehr dann in der Regel auch der Hauptverursacher (UBA, 2022a). Partikel, die von Fahrzeugen verursacht werden, stammen insbesondere aus dem Motor (Verbrennung), aus dem Reifen- und Bremsenabrieb sowie von der Straßenaufwirbelung.

Die Wirkung von Feinstaub hängt insbesondere von der Partikelgröße und der Partikeloberfläche ab (Schulz et al., 2019a; 2019b; 2019c). Je kleiner die Partikel sind, desto tiefer können sie in die Atemwege eindringen und dort Effekte verursachen. So gelangen Partikel, die kleiner als 1 µm sind, bis in die Lungenbläschen. Kleinste Partikel mit einer Größe unter 0,1 µm (Ultrafeinstäube) können ins Blutgefäßsystem gelangen und von dort aus systemisch wirken. Wirkungen, die beschrieben wurden, betreffen z. B. eine veränderte Gerinnungsneigung des Blutes und die Aktivierung von Thrombozyten. Bei Reaktionen von Partikeln mit dem menschlichen Gewebe spielen reaktive Bestandteile, wie z. B. PAK aus Verbrennungsprozessen, an deren Oberfläche eine wichtige Rolle.

Die Wirkung von Feinstaub auf den Menschen ist gut untersucht. Von großer Relevanz sind Atemwegs- und Herz-Kreislauf-Erkrankungen, beispielsweise Bronchitis oder ein erhöhtes Herzinfarktrisiko (Schulz et al., 2019a; 2019b; 2019c). Verantwortlich für diese Erkrankungen kann das Auslösen von Entzündungsreaktionen sein. Partikel können im Atemwegsepithel oder in den Blutgefäßen oxidativen Stress (Überangebot an reaktiven Sauerstoffverbindungen) auslösen oder mechanisch auf die Zellen einwirken. Entzündungsreaktionen beeinträchtigen die Lungenfunktion und tragen dazu bei, dass sich bestehende Vorerkrankungen verschlimmern. Gleichzeitig ermöglichen sie es, dass Allergene und Krankheitserreger leichter ins Lungenepithel eindringen können. So haben Feinstäube nachweislich eine verstärkende Wirkung bei allergischen Erkrankungen wie Asthma bronchiale (Somporn-Rattanaphan et al., 2020). Es gibt zudem Hinweise, dass die Feinstaubbelastung die fötale Entwicklung negativ beeinflussen kann (Myhre et al., 2018). Außerdem werden bestimmte Stäube wie Dieselruß von der WHO als krebserregend eingestuft (IARC, 2014).

Ultrafeinstäube können über das Blutgefäßsystem und das Passieren der Blut-Hirn-Schranke sowie über den Riechnerv (Nervus olfactorius) das Gehirn erreichen. Es gibt Studien, die einen Zusammenhang zwischen einer Feinstaubexposition und einer verzögerten neurokognitiven Entwicklung von Kindern sowie einem erhöhten Risiko, an Alzheimer-Demenz zu erkranken, nachgewiesen haben (Sunyer et al., 2015; Tsai et al., 2019).

3.4.3 Umgebungslärm

Als Lärm bezeichnet man Schall, der unerwünscht ist und den Menschen stört, belästigt, beeinträchtigt oder sogar gesundheitlich schadet. Beim Umgebungslärm geht es weniger um Schallereignisse, die aufgrund ihrer Intensität unmittelbar zu Schäden im aurealen Bereich und somit im Innenohr führen, sondern insbesondere um chronische Wirkungen von weniger lauten Schallereignissen, die sich extra-aural zeigen.

Die wichtigsten Verursacher von Umgebungslärm sind der Straßen-, Schienen- und Flugverkehr (UBA, 2024). Weitere Lärmquellen stellen z. B. die Industrie, die Nachbarschaft oder Sportstätten dar.

> **Erfassung von Umgebungslärm**
>
> Die mit einem Geräusch transportierte Energie wird als Schalldruckpegel (L_p) in Dezibel (dB) angegeben. An das menschliche Gehörempfinden angepasst, ergibt sich der Schalldruckpegel in dB(A). Bei der Erfassung von Umgebungslärm wird die Lärmbelastung über einen bestimmten Zeitraum gemittelt. Daraus ergibt sich ein sogenannter Tag-Abend-Nacht-Lärmindex (L_{DEN}), der die durchschnittliche Lärmbelastung über 24 Stunden angibt, und ein Nacht-Lärmindex (L_{Night}), der nur den Nachtzeitraum abdeckt.

Die europäische Umgebungslärmrichtlinie verpflichtet die Mitgliedstaaten, in regelmäßigen Abständen die Lärmbelastungen mit Hilfe von Lärmkarten zu erfassen und Lärmschutzmaßnahmen zu ergreifen. Die jüngsten Ergebnisse der Lärmkartierung in Deutschland zeigten, dass etwa ein Fünftel der Bevölkerung Lärmpegeln ausgesetzt ist, die als gesundheitsschädlich gelten (> 55 dB(A) L_{DEN}). Dominante Lärmquelle ist der Straßenverkehr. Bei der nächtlichen Lärmbelastung waren noch mehr als ein Achtel der Bevölkerung von zu hohen Lärmpegeln betroffen (> 50 dB(A) L_{Night}). Einer Umfrage des Umweltbundesamtes zur Lärmbelästigung zufolge fühlen sich etwa drei Viertel der Befragten durch Straßenverkehr in ihrem Wohnumfeld belästigt oder gestört (UBA, 2022b). Noch 46 % gaben zudem an, von drei Lärmquellen (Straßen-, Schienen- und Flugverkehr) beeinträchtigt zu sein.

Lärmwirkungsforschungen zeigen, dass durch Straßenverkehrslärm erzeugte Dauerschallpegel von $L_{DEN} \geq 53$ dB(A) und $L_{Night} \geq 45$ dB(A) gesundheitsschädigend wirken können (WHO, 2018). Inwieweit Geräusche als belästigend wahrgenommen werden, hängt neben den Geräuscheigenschaften wie Lautstärke auch von dem Kontext ab, in dem die Wahrnehmung erfolgt, beispielsweise ob sich der oder die Betroffene zu Hause oder bei der Arbeit aufhält. Zudem reagieren Individuen sehr unterschiedlich auf Schallereignisse.

Lärm kann physiologische Stressreaktionen auslösen, die sich anhand von Veränderungen im vegetativen Nervensystem und im Hormonsystem zeigen. Dokumentiert wurde z. B. eine erhöhte Ausschüttung von Stresshormonen wie Adrenalin, Noradrenalin oder Cortisol. Diese Stressreaktionen, die insbesondere bei Störungen des Schlafs von Relevanz sind, werden mit verschiedenen Erkrankungen, insbesondere des Herz-Kreislauf-Systems und des Stoffwechsels wie z. B. Bluthochdruck, in Zusammenhang gebracht (Babisch, 2011). Schlaf hat eine hohe Bedeutung für die physische und psychische Regeneration, deshalb gilt nächtlicher Lärm als besonders gesundheitsschädlich. Beispiele für psychische Folgen von Lärm reichen von einer verminderten Konzentrationsfähigkeit bis zu einem erhöhten Depressionsrisiko (Seidler et al., 2023). Großen Einfluss auf die psychologischen Wirkungen hat das Gefühl der Betroffenen, dem Lärm ausgeliefert zu sein und nichts dagegen unternehmen zu können (SRU, 2020). Kinder fühlen sich zwar häufig weniger stark von Umgebungslärm belästigt, zeigen aber nicht minder Reaktionen auf Lärmexpositionen, die auch ihre Entwicklung betreffen können (ebd.). Klatte et al. (2016) wiesen z. B. nach, dass Fluglärm die kognitive Leistungsfähigkeit von Grundschülern einschränkt.

3.4.4 Ungleiche Verteilung der Belastung

Auch in Deutschland sind die gesundheitsbezogenen Umweltbelastungen ungleich verteilt. Das zeigt sich besonders eindrucksvoll bei Luftschadstoff- und Lärmimmissionen im urbanen Raum. Dabei sind Menschen mit niedrigem Sozialstatus tendenziell stärker durch negative Umwelteinflüsse belastet und haben oftmals einen geringeren Zugang zu gesundheitsfördernden Strukturen, wie z. B. Grünräumen (SRU, 2023, Abschnitt 2.2.3). Andererseits gibt es Hinweise darauf, dass besser gestellte Bevölkerungsgruppen, selbst wenn sie in höher belasteten Gebieten wohnen (z. B. in Innenstädten), weniger anfällig gegenüber Umweltbelastungen sind. Dies liegt möglicherweise daran, dass diese Bevölkerungsgruppen über bessere Ressourcen verfügen, um sich zu schützen, wie z. B. eine bessere Gesundheitsversorgung.

Kernaussagen

- Umweltverschmutzungen haben sowohl weltweit als auch in Deutschland große Auswirkungen auf die menschliche Gesundheit.
- Die höchsten Krankheitslasten entstehen durch die Verschmutzung der Luft; weltweit spielt auch die Verunreinigung von Wasser eine bedeutende Rolle. Außerdem sind in Europa sehr viele Menschen von Lärmimmissionen betroffen. Eine weitere große Herausforderung stellt die Belastung der Umwelt durch Chemikalien dar.
- Die große Vielfalt und Vielzahl der synthetisch hergestellten Stoffe erschweren es, ihre Wirkungen und Risiken für die menschliche Gesundheit zu bewerten und adäquat zu regulieren. Dadurch kommt es zu einer Unterschätzung dieser Risikofaktoren.
- Grundsätzlich ist es problematisch, wenn die gesundheitliche Wirkung von Schadstoffen erst zeitverzögert auftritt oder wenn sie erst weit entfernt vom Ort ihrer Entstehung zu Belastungen führt. Dann ist es in der Regel schwierig, einen Zusammenhang zwischen Ursache und Wirkung nachzuweisen.

Literatur

Babisch, W. (2011). Cardiovascular effects of noise. *Noise & Health 13*(52), 201–204.

BMUV – Bundesministerium für Umwelt und Verbraucherschutz (2023). *Dioxine und PCB.* https://www.bmuv.de/WS1396 (30.01.2024).

EEA – European Environment Agency (2020). *Effects of PFAS on human health.* https://www.eea.europa.eu/signals-archived/signals-2020/infographics/effects-of-pfas-on-human-health/view (01.03.2024).

EEA – European Environment Agency (2022). *Health impacts of air pollution in Europe, 2022.* Copenhagen.

EEA – European Environment Agency (2023). *Pollution.* https://www.eea.europa.eu/en/topics/in-depth/pollution (30.01.2024).

EFSA – European Food Safety Authority (2020). Risk to human health related to the presence of perfluoroalkyl substances in food. *EFSA Journal, 18*(9), S. Art. 6223.

Europäische Kommission (2021). *Mitteilung der Kommission an das Europäische Parlament, den Rat, den Europäischen Wirtschafts- und Sozialausschuss und den Ausschuss der Regionen. Auf dem Weg zu einem gesunden Planeten für alle. EU-Aktionsplan: »Schadstofffreiheit von Luft, Wasser und Boden«.* COM(2021) 400 final. Brüssel: Europäische Kommission.

Fuller, R., Landrigan, P. J., Balakrishnan, K. et al. (2022). Pollution and health: a progress update. *The Lancet Planetary Health 6*(6), e535–e547. https://www.doi.org/10.1016/s2542-5196(22)00090-0.

Göckener, B., Weber, T., Rüdel, H. et al. (2020). Human biomonitoring of per- and polyfluoroalkyl substances in German blood plasma samples from 1982 to 2019. *Environment International 145*, Art. 106123.

Held, T. & Reinhard, M. (2020). *Sanierungsmanagement für lokale und flächenhafte PFAS-Kontaminationen.* Abschlussbericht. Dessau-Roßlau. UBA-Texte 137/2020.

IARC – International Agency for Research on Cancer (2017). *Some Chemicals Used as Solvents and in Polymer Manufacture.* Lyon: IARC. IARC Monographs on the Evaluation of Carcinogenic Risks to Humans (110).

IHME – Institute for Health Metrics and Evaluation (2023). *GBD Compare / Viz Hub.* Seattle: University of Washington.

Kärrman, A., Langlois, I., Bavel, B. v. et al. (2007). Identification and pattern of perfluorooctane sulfonate (PFOS) isomers in human serum and plasma. *Environment International*, 33(6), 782–788.

Klatte, M., Bergström, K., Spilski, J., et al. (2014). *Wirkungen chronischer Fluglärmbelastung auf kognitive Leistungen und Lebensqualität bei Grundschulkindern. Endbericht. Bd. 1.* Kelsterbach: Gemeinnützige Umwelthaus GmbH. Noise-related annoyance, cognition, and health (NORAH).

Landrigan, P. J., Fuller, R., Acosta, N. J. R. et al. (2018). The Lancet Commission on Pollution and Health. *The Lancet* 391(10119), 462–512. https://www.doi.org/10.1016/s0140-6736(17)32345-0.

Machtolf, M. & Heller, D. (2014). Gesundheitsbestimmende Faktoren. In UVP-Gesellschaft e. V. – AG Menschliche Gesundheit (Hrsg.), *Leitlinien Schutzgut Menschliche Gesundheit. Für eine wirksame Gesundheitsfolgenabschätzung in Planungsprozessen und Zulassungsverfahren* (S. 65–191). 2. Aufl. Paderborn: UVP-Gesellschaft e. V., AG Menschliche Gesundheit.

Myhre, O., Låg, M., Villanger, G. D., et al. (2018). Early life exposure to air pollution particulate matter (PM) as risk factor for attention deficit/hyperactivity disorder (ADHD): Need for novel strategies for mechanisms and causalities. *Toxicology and Applied Pharmacology* 354, 196–214.

OECD – Organisation für wirtschaftliche Zusammenarbeit und Entwicklung (2021). *Reconciling Terminology of the Universe of Per- and Polyfluoroalkyl Substances: Recommendations and Practical Guidance.* Paris: OECD. Series on Risk Management. No. 61.

Prüss-Üstün, A., Vickers, C., Haefliger, P. et al. (2011). Knowns and Unknowns on burden of disease due to chemicals: a systematic review. *Environmental Health* 10, 9.

Pschyrembel Online (2023). *Noxe.* https://www.pschyrembel.de/Noxe/K0FF5.

Schulz, H., Karrasch, S., Bölke, G. et al. (2019a). Atmen: Luftschadstoffe und Gesundheit – Teil I. *Pneumologie* 73(5), 288–305.

Schulz, H., Karrasch, S., Bölke, G. et al. (2019b). Atmen: Luftschadstoffe und Gesundheit – Teil II. *Pneumologie* 73(6), 347–373.

Schulz, H., Karrasch, S., Bölke, G. et al. (2019c). Atmen: Luftschadstoffe und Gesundheit – Teil III. *Pneumologie* 73(7), 407–429.

Seidler A., Schubert M., Romero K. et al. (2023). *Einfluss des Lärms auf psychische Erkrankungen des Menschen.* Dessau-Roßlau: Umweltbundesamt.

Sompornrattanaphan, M., Thongngarm, T., Ratanawatkul, P. et al. (2020). The contribution of particulate matter to respiratory allergy. *Asian Pacific journal of allergy and immunology* 38(1), 19–28.

SRU – Sachverständigenrat für Umweltfragen (2004). *Umweltgutachten 2004. Umweltpolitische Handlungsfähigkeit sichern.* Baden-Baden: Nomos.

SRU – Sachverständigenrat für Umweltfragen (2008). *Umweltgutachten 2008. Umweltschutz im Zeichen des Klimawandels.* Berlin: Erich Schmidt.

SRU – Sachverständigenrat für Umweltfragen (2020). Weniger Verkehrslärm für mehr Gesundheit und Lebensqualität. In: *Umweltgutachten 2020: Für eine entschlossene Umweltpolitik in Deutschland und Europa.* Berlin.

SRU – Sachverständigenrat für Umweltfragen (2023). *Sondergutachten: Umwelt und Gesundheit konsequent zusammendenken.* Berlin.

Stadtwerke Rastatt (2022). *PFC-Schadensfallübersicht.* https://www.stadtwerke-rastatt.de/pfc-schadensfalluebersicht (19.01.2024).

Sunyer, J., Esnaola, M., Alvarez-Pedrerol, M. et al. (2015). Association between Traffic-Related Air Pollution in Schools and Cognitive Development in Primary School Children: a Prospective Cohort Study. *PloS Medicine* 12(3), e1001792.

Tsai, T. L., Lin, Y.-T., Hwang, B.-F. et al. (2019). Fine particulate matter is a potential determinant of Alzheimer's disease: A systemic review and meta-analysis. *Environmental Reseach* 177, 108638.

UBA – Umweltbundesamt (2020). *PFAS. Gekommen, um zu bleiben.* Dessau-Roßlau: UBA. Schwerpunkt 1-2020.

UBA – Umweltbundesamt (2022a). *Feinstaub.* https://www.umweltbundesamt.de/themen/luft/luftschadstoffe-im-ueberblick/feinstaub#undefined (22.01.2024).

UBA – Umweltbundesamt (2022b). *Lärmbelästigung.* https://www.umweltbundesamt.de/themen/laerm/laermwirkungen/laermbelaestigung (23.01.2024).

UBA – Umweltbundesamt (2023). *Chemikalien in der Umwelt.* https://www.umweltbundesamt.de/daten/chemikalien/chemikalien-in-der-umwelt#undefined (08.01.2024)

UBA – Umweltbundesamt (2024). *Gesundheitsrisiken durch Umgebungslärm.* https://www.umweltbundesamt.de/daten/umwelt-gesundheit/gesundheitsrisiken-durch-umgebungslaerm (23.01.2024).

WBGU – Wissenschaftlicher Beirat der Bundesregierung Globale Umweltveränderungen (2023). *Gesund leben auf einer gesunden Erde.* Hauptgutachten. Berlin.

WHO – World Health Organisation (2017). *Preventing noncommunicable diseases (NCDs) by reducing environmental risk factors.* Geneva: World Health Organisation. https://apps.who.int/iris/bitstream/handle/10665/258796/WHO-FWC-EPE-17.01-eng.pdf (18.02.2022).

WHO – World Health Organisation (2021). *WHO global air quality guidelines. Particulate matter (PM$_{2.5}$ and PM$_{10}$), ozone, nitrogen dioxide, sulfur dioxide and carbon monoxide.* Executive summary. Geneva.

WHO – World Health Organisation, Regional Office for Europe (2018). *Environmental Noise Guidelines for the European Region.* Copenhagen.

Teil II Auswirkungen der Umweltkrisen auf die psychische Gesundheit

Die Weltgesundheitsorganisation (WHO) schätzt den Klimawandel als größte Bedrohung für die menschliche Gesundheit in diesem Jahrhundert ein. Zunehmend geraten dabei die Auswirkungen auf die psychische Gesundheit in den Fokus. Weil der Klimawandel aber eng mit den anderen beiden großen Umweltkrisen – Biodiversitätsverlust und Verschmutzung – verknüpft ist, ist es sinnvoll, die Auswirkungen aller drei großen Umweltkrisen gemeinsam zu betrachten. Diese Auswirkungen können direkt oder indirekt erfolgen, wobei dies nur als orientierende Systematik dienen soll und eine trennscharfe Zuordnung nicht immer eindeutig möglich oder nötig ist.

Direkte Auswirkungen auf die psychische Gesundheit ergeben sich aus Hitzewellen, Extremwetterereignissen und Naturkatastrophen, die im Zuge des Klimawandels häufiger und intensiver werden. Außerdem wirkt sich die Luftverschmutzung direkt negativ auf die psychische Gesundheit aus. Die genauen Mechanismen, durch die Umweltkrisen auf die psychische Gesundheit wirken, sind noch nicht geklärt. Hier besteht erheblicher Forschungsbedarf. Denkbar sind direkte biologische Zusammenhänge, insbesondere auch, da Verhaltenseffekte auch bei anderen Spezies nachweisbar sind. Hitze kann niedriggradige Entzündungen im Gehirn auslösen oder die Konzentration bestimmter Neurotransmitter beeinflussen. Im Extremfall kann sie auch direkt neurotoxisch wirken. Auch Feinstaub kann die Blut-Hirn-Schranke überwinden, nachdem er über die Lunge oder den Darm in die Blutbahn gelangt ist. Ein weiterer Eintragungsweg in das Gehirn führt über den Nervus olfactorius. Auch Feinstaub kann Entzündungsreaktionen hervorrufen und direkt neurotoxisch wirken. Daneben können Umweltkrisen als Stressor wirken oder wichtige andere Faktoren für die psychische Gesundheit stören, beispielsweise den Schlaf. Die Auswirkungen können sich in Form einzelner psychischer Symptome äußern, die auch bei psychisch gesunden Menschen auftreten können. Beispiele dafür sind Konzentrationsstörungen, eine erhöhte Reizbarkeit oder Schlafstörungen. Sie können aber auch dazu führen, dass sich bestehende psychische Erkrankungen verschlimmern oder dass psychische Erkrankungen neu auftreten.

Indirekte Auswirkungen ergeben sich, wenn Umweltkrisen sich auf andere Determinanten psychischer Gesundheit auswirken. So wirken sich Umweltkrisen beispielsweise negativ auf die Ernährungssicherheit oder auf die Wirtschaft aus. Sowohl Ernährungsunsicherheit als auch Wirtschaftskrisen sind validierte Risikofaktoren – auch unabhängig von Umweltkrisen – für psychische Erkrankungen. Außerdem werden Umweltkrisen dafür sorgen, dass manche Gegenden der Erde, die aktuell noch dicht besiedelt sind (beispielsweise in Küstennähe), in den nächsten Jahren unbewohnbar werden können. Flucht und Migration mit all ihren negativen Auswirkungen auf die psychische Gesundheit sind die Folge. Nicht zuletzt können auch bestimmte körperliche Erkrankungen, die durch Umweltkrisen häufiger werden, das Risiko für psychische Erkrankungen erhöhen. Und auch Menschen, die selbst gar nicht unmittelbar von Umweltkrisen betroffen sind, können negative Auswirkungen auf ihre psychische Gesundheit erfahren. Sei es durch intensive Gefühle, die durch die existenzielle Bedrohung durch Umweltkrisen ausgelöst werden, oder sogar durch Effekte, die auf die Nachkommen übertragen werden.

Die folgenden Kapitel geben einen detaillierten Überblick über die Auswirkungen von Umweltkrisen auf die psychische Gesundheit.

4 Direkte Auswirkungen

Andreas Heinz und Lasse Brandt

4.1 Einleitung

Die Anzahl der wissenschaftlichen Artikel über die Auswirkungen von Klimawandel-assoziierten Umweltveränderungen auf die psychische Gesundheit hat in den letzten zwei Jahrzehnten deutlich zugenommen (Lawrence et al., 2021; Romanello et al., 2022). Dadurch gibt es zunehmend auch metaanalytische Belege für die negativen Auswirkungen von Klimawandel-assoziierten Umweltveränderungen auf die psychische Gesundheit (Cianconi et al., 2020; Romanello et al., 2022).

Der Klimawandel kann sich direkt auf die psychische Gesundheit auswirken, zum Beispiel durch Hitze und andere Extremwetterereignisse, Naturkatastrophen und Luftverschmutzung (Royal College of Psychiatrists, 2021; Walinski et al., 2023). Indirekte negative Auswirkungen können unter anderem durch Nahrungsmittelunsicherheit, Klimawandel-assoziierte Migration und Klimaungerechtigkeit entstehen (Brandt et al., 2019; Cianconi et al., 2020; Henssler et al., 2020; Walinski et al., 2023). Direkte und indirekte Auswirkungen des Klimawandels sind nicht isoliert voneinander und können insbesondere für vulnerable Gruppen ein erhöhtes Risiko für die psychische Gesundheit bedeuten (Brandt, Liu, et al., 2022; Cianconi et al., 2020). Das zunehmende Wissen über die Auswirkungen des Klimawandels auf die psychische Gesundheit hat dazu geführt, dass mehrere psychiatrische Fachgesellschaften Handlungsempfehlungen für verstärkte ökologische Nachhaltigkeit für die Klinik, Forschung und Lehre entwickelt haben (Heinz et al., 2023; Royal College of Psychiatrists, 2021; Brandt et al., 2024).

Im Folgenden werden die direkten Auswirkungen des Klimawandels auf die psychische Gesundheit dargestellt.

4.2 Hitze

Die Menschheit erlebt derzeit den schnellsten Anstieg der Erdoberflächentemperatur seit mehr als 2.000 Jahren (Intergovernmental Panel on Climate Change, 2021; Lõhmus, 2018). Die Dekade von 2011–2020 war demnach die wärmste seit mindestens 125.000 Jahren (Intergovernmental Panel on Climate Change, 2021).

Neben einem Anstieg der Durchschnittstemperatur kommt es auch zu einer Zunahme von Hitzeextremen. Hitzeextreme wurden in den meisten bewohnten Regionen der Welt beobachtet und der Beitrag des Menschen zu Hitzeextremen wurde bewiesen (Intergovernmental Panel on Climate Change, 2021). Diese Hitzeextreme sind mit Risiken für die physische und psychische Gesundheit verbunden (Cianconi et al., 2020). Vulnerable Gruppen wie Kleinkinder und ältere Menschen über 65 Jahre sind von der Zunahme von Hitzewellen besonders betroffen (Romanello et al., 2022).

Die beschriebene Hitzeentwicklung unterstreicht die Wichtigkeit von Studien zu den Auswirkungen von Hitze auf die psychische Gesundheit (Romanello et al., 2022). Hitze ist einer der am besten untersuchten Aspekte des Klimawandels in Bezug auf psychische Auswirkungen (Romanello et al., 2022).

In der Allgemeinbevölkerung werden Hitzeperioden mit psychischen Beschwerden wie erhöhtem Stresserleben, negativen Emotionen, reduzierten kognitiven Leistungen und gestörtem Schlaf in Verbindung gebracht (Noelke et al., 2016; Obradovich et al., 2018). Hitze führt zu einer erhöhten Sterblichkeit (Liu et al., 2021) und psychiatrische Erkrankungen sind ein führender Risikofaktor für hitzebedingte Todesfälle (Bouchama et al., 2007).

In einer aktuellen Metaanalyse wurde berichtet, dass bei höheren Umgebungstemperaturen ein Anstieg der Temperatur um 1 °C mit einem Anstieg der psychischen Morbidität um 0,9 % verbunden ist (Liu et al., 2021). In dieser Metaanalyse umfasste die Morbidität psychiatrische Aufnahmen sowie Behandlungen in Notaufnahmen (Liu et al., 2021).

Für die klinische Versorgung könnte relevant sein, dass bei Hitze ein Anstieg der Akutaufnahmen in psychiatrischen Kliniken beobachtet wurde (Basu et al., 2017; Thompson et al., 2018). Hitze steht auch im Zusammenhang mit mehr Aggressivität bei stationären Patient:innen (Clayton, 2021; Eisele et al., 2021). Dabei wurde eine Dosis-Wirkungs-Beziehung zwischen Hitze und aggressiven Vorfällen im stationären Bereich festgestellt (Eisele et al., 2021). Mögliche Gründe für diesen Zusammenhang sind unzureichende Abkühlungsmöglichkeiten, verminderte Schlafqualität und eingeschränkte Bewegungsmöglichkeiten, z. B. zum Spannungsabbau (Clayton, 2021; Eisele et al., 2021). Allerdings besteht bei den Mechanismen, die dem beobachteten Zusammenhang zugrunde liegen, erheblicher Forschungsbedarf. Es besteht auch Forschungsbedarf, um den Effekt von Medikation auf die Regulation der Körpertemperatur besser zu verstehen, und es wird eine evidenzbasierte Dosierung von Medikamenten empfohlen, damit das Risiko für Nebenwirkungen reduziert werden kann (Brandt et al., 2023; Brandt, Schneider-Thoma, et al., 2022; Leucht et al., 2021).

Die Auswirkungen von Hitze auf die Suizidraten wurden ebenfalls untersucht (Burke et al., 2018; Gao et al., 2019; Kim et al., 2019). Anhand von Daten aus mehreren Jahrzehnten für die USA und Mexiko wurde gezeigt, dass die Suizidraten in den USA um 0,7 % und in Mexiko um 2,1 % stiegen, wenn die monatliche Durchschnittstemperatur um 1 °C anstieg (Burke et al., 2018). Die Autor:innen dieser Publikation prognostizierten auf der Grundlage eines fortschreitenden Klimawandels, dass in den USA und Mexiko 9.000 bis 40.000 (95-%-Konfidenzintervall) zusätzliche Suizide aufgrund des Temperaturanstiegs auftreten könnten (Burke et al., 2018).

Zusammenfassend deuten diese Ergebnisse darauf hin, dass Hitze ein relevanter Faktor für die psychische Gesundheit von Menschen mit und ohne psychiatrische Vorerkrankungen ist.

4.3 Extremwetter und Naturkatastrophen

Der Klimawandel führt zu einer Zunahme von Extremwetter und Naturkatastrophen (Romanello et al., 2022). Zu den Extremwetterereignissen gehören – neben den bereits erwähnten Hitzewellen – Überschwemmungen, Stürme, Brände und Dürren (Romanello et al., 2022). Extremwetterereignisse können das Ausmaß von Naturkatastrophen erreichen, die zu einer Bedrohung der körperlichen Unversehrtheit sowie zur Zerstörung von Lebensgrundlagen und kritischer Infrastruktur führen (Intergovernmental Panel on Climate Change, 2021; Romanello et al., 2022).

Extremwetterereignisse und Naturkatastrophen können auf verschiedenen Wegen zu psychischen Belastungen führen (Cianconi et al., 2020; Lane et al., 2013; Vins et al., 2015). Dazu gehören unter anderem das Erleben von Lebensgefahr, die Bedrohung der Existenz, die eingeschränkte Gesundheitsversorgung, der unfreiwillige Wohnortwechsel und nicht zuletzt der Verlust von Eigentum, Arbeit und sozialer Unterstützung (Cianconi et al., 2020; Vins et al., 2015). Die Schwere der psychischen Symptome hängt mit dem Ausmaß der Betroffenheit zusammen (Lane et al., 2013; Vins et al., 2015) und die psychischen Beschwerden können über Jahre anhalten (Mulchandani et al., 2020).

Nach Naturkatastrophen steigt die Prävalenz von posttraumatischen Belastungsstörungen (Fernandez et al., 2015; Galea et al., 2007; To et al., 2021; Waite et al., 2017). Nach Hurrikan Katrina zeigte jede:r dritte Bewohner:in von New Orleans Symptome einer PTBS, verglichen mit Prävalenzen um 6–8 % in der Bevölkerung insgesamt (Galea et al., 2007).

Nach Extremwetter und Naturkatastrophen wird von einer Zunahme von Angst, Depression und Suizidgedanken berichtet (Lane et al., 2013; Neria & Shultz, 2012; Rodney et al., 2021; Silveira et al., 2021). Überschwemmungen gehören weltweit zu den am häufigsten registrierten Extremwetterereignissen (Met Office, 2021; Royal College of Psychiatrists, 2021). Die Häufigkeit und Schwere von Überschwemmungen nimmt infolge des Klimawandels zu (ebd.). Ein Jahr nach einer Überschwemmung in England litten 36 % der regionalen Bevölkerung an einer PTBS, ein Viertel an Angststörungen und ein Fünftel an Depressionen (Waite et al., 2017). In Nachuntersuchungen konnte eine Persistenz der Symptome auch nach mehreren Jahren nachgewiesen werden (Mulchandani et al., 2020). Die Prävalenz von Depressions- und Angstsymptomen war bei Personen, die zu Hause von Überschwemmungen betroffen waren, zwei- bis fünfmal höher als bei Personen, die nicht zu Hause von Überschwemmungen betroffen waren (Paranjothy et al., 2011). In einem weiteren Beispiel wurde hervorgehoben, dass die Hälfte der Bewohner:innen von New Orleans in den 30 Tagen nach dem Hurrikan Katrina unter einer affektiven Störung litt (Galea et al., 2007).

Es gibt auch eine erhöhte Prävalenz von affektiven Störungen nach Dürren sowie nach Busch- und Waldbränden (Cianconi et al., 2020; Rodney et al., 2021; Silveira et al., 2021; To et al., 2021). Dürren nehmen aufgrund des Klimawandels an Schwere und Häufigkeit zu (Royal College of Psychiatrists, 2021). Infolge von Dürren haben gefährdete Gruppen wie Frauen, Menschen mit niedrigem sozioökonomischem Status, Jugendliche und ältere Menschen ein erhöhtes Risiko für das Auftreten von psychischen Störungen, wie zum Beispiel affektive Störungen (Cianconi et al., 2020). Es gibt auch Hinweise auf eine Zunahme von Alkohol- und Substanzkonsum sowie häuslicher Gewalt nach Naturkatastrophen (Cianconi et al., 2020).

4.4 Luftverschmutzung

Luftverschmutzung wird mit dem Klimawandel aufgrund der Nutzung fossiler Brennstoffe sowie der Industrialisierung und Urbanisierung in Verbindung gebracht (Heinz et al., 2023; Royal College of Psychiatrists, 2021).

Es scheint ein erhöhtes Risiko für psychische Erkrankungen bei Luftverschmutzung zu geben (Braithwaite et al., 2019; Buoli et al., 2018; Khan et al., 2019; Roberts et al., 2019). In großen, unabhängigen Populationen mit insgesamt mehr als 150 Millionen Menschen in Dänemark und den USA wurde ein erhöhtes Risiko für psychische Erkrankungen bei Luftverschmutzung festgestellt (Khan et al., 2019). Im Speziellen gibt es Hinweise auf ein erhöhtes Risiko für unter anderem affektive Erkrankungen wie Depressionen und bipolare Störungen sowie Suizide (Braithwaite et al., 2019; Buoli et al., 2018; Carey et al., 2018; Khan et al., 2019; Roberts et al., 2019).

Luftverschmutzung wirkt sich negativ auf kognitive Funktionen aus. Basierend auf den Daten einer Übersichtsarbeit aus dem Jahr 2020 umfassen die beeinträchtigten kognitiven Leistungen Aufmerksamkeit, visuelle Konstruktion, Gedächtnis, Rechenleistung, Leseverständnis, verbale Intelligenz und nonverbale Intelligenz (Lu, 2020). In einer weiteren Studie gab es Hinweise auf eine Assoziation von höherer Luftverschmutzung und langsamerer kognitiver Entwicklung bei Kindern (Sunyer et al., 2015).

Aktuelle Publikationen diskutieren als möglichen Mechanismus für den Zusammenhang zwischen Luftverschmutzung und psychischen Erkrankungen eine neuroinflammatorische Aktivierung durch Schadstoffe (Khan et al., 2019). Dieser mögliche neuroinflammatorische Mechanismus beim Menschen wird durch Befunde aus Tiermodellen unterstützt, in denen depressionsähnliche Phänotypen durch Schadstoffe immunologisch induziert wurden (Fonken et al., 2011; Khan et al., 2019). Es besteht jedoch Forschungsbedarf, um die kausalen Zusammenhänge zwischen Luftverschmutzung und psychischen Erkrankungen besser zu verstehen (Cuijpers et al., 2023).

4.5 Angst vor der Zukunft

Der Klimawandel kann Zukunftsängste auslösen, die mit erheblichen Belastungen für die Betroffenen einhergehen können (Clayton et al., 2017; Ojala, 2013). »Eco Distress« bezeichnet negative Emotionen wie Traurigkeit, Wut, Angst und Hoffnungslosigkeit in Bezug auf den Klimawandel und den Verlust von Biodiversität (Clayton et al., 2017; Walinski et al., 2023). »Climate Anxiety« ist ein Begriff, der sich in seiner Bedeutung teilweise mit »Eco Distress« überschneidet. »Climate Anxiety« bezeichnet eine belastende Zukunftserwartung, selbst direkt vom Klimawandel betroffen zu sein, und ist durch ausgeprägte Ängste gekennzeichnet (Clayton & Karazsia, 2020; Heinz et al., 2023; Kelly, 2017; Strife, 2012). In diesem Zusammenhang wurde 2021 eine Umfrage unter 10.000 Jugendlichen und jungen Erwachsenen im Alter von 16–25 Jahren aus zehn Ländern durchgeführt (Hickman et al., 2021). In dieser Umfrage gaben 59 % der Befragten an, »extrem besorgt« oder »sehr besorgt« über den Klimawandel zu sein. In 45 % der Fälle hatte diese Besorgnis nach eigenen Angaben Auswirkungen auf die Alltagsfunktionen der betroffenen Person. Diese

Ergebnisse unterstreichen die Belastung der psychischen Gesundheit junger Menschen durch den Klimawandel.

Ein weiterer Begriff im Zusammenhang mit dem Klimawandel ist »Solastalgie«, womit die Trauer über den Verlust von Lebensräumen, Aktivitäten oder Traditionen aufgrund des Klimawandels bezeichnet wird (Lawrance et al., 2021). Hinweise auf »Solastalgie« wurden bei Jugendlichen in Indonesien (Alam, 2018), bei Inuit-Gemeinschaften im Norden Kanadas (Cunsolo & Ellis, 2018; Willox et al., 2015), bei Landwirten in Australien (Berry et al., 2011; Ellis & Albrecht, 2017), in Gemeinden rund um das Great Barrier Reef (Marshall et al., 2019), bei älteren Menschen in der Torres-Straße zwischen Australien und Neuguinea (McNamara & Westoby, 2011) und bei Menschen aus Ghana festgestellt (Lawrance et al., 2021; Tschakert et al., 2013; Tschakert & Tutu, 2010). Diese Befunde verdeutlichen die weitreichenden Folgen und existenziellen Bedrohungen des Klimawandels.

4.6 Wechselwirkungen zwischen Umweltveränderungen, Gesundheit und sozialer Benachteiligung

Zwischen Klimawandel, psychischer und physischer Gesundheit sowie sozialer Benachteiligung bestehen vielfältige Wechselwirkungen (Heinz et al., 2024). So konnte gezeigt werden, dass der Einfluss lokaler Armut, unabhängig vom individuellen Einkommen und Bildungsniveau, mit dem Ausmaß psychischer Beeinträchtigungen korreliert (Gruebner et al., 2017; Rapp et al., 2015) und dass Armut in der Nachbarschaft ebenfalls mit dem Ausmaß von Umweltbelastungen und reduzierten Grünflächen zusammenhängt (Darabi et al., 2023).

Zukünftige Studien sollten untersuchen, wie sich Umweltbelastungen in relativ ärmeren Nachbarschaften und Communities auf die körperliche Gesundheit und die Schlafqualität auswirken, die wiederum die psychische Gesundheit beeinflussen können (Darabi et al., 2023; Meyer-Lindenberg et al., 2023).

Kernaussagen

- Der Klimawandel wirkt sich durch Hitze, Wetterextreme, Naturkatastrophen und Luftverschmutzung direkt auf die psychische Gesundheit aus.
- Psychische Erkrankungen können durch den Klimawandel ausgelöst werden, wie beispielsweise das Auftreten von affektiven Störungen und posttraumatischen Belastungsstörungen nach Naturkatastrophen zeigt.
- Menschen mit bestehenden psychischen Erkrankungen sind besonders vulnerabel für die Auswirkungen des Klimawandels.

- Die dargestellte Literatur zeigt einen Zusammenhang zwischen höheren Temperaturen und Suizidraten.
- Im Zusammenhang mit dem Klimawandel können Zukunftsängste entstehen, die besonders junge Menschen belasten.

Literatur

Alam, M. (2018). Double Exposure and Fractal City: Cultural Disengagement and Disembodied Belonging due to Outdoor Thermal Changes. *Journal of Regional and City Planning*, 29(1), 67–82. https://doi.org/10.5614/jrcp.2018.29.1.6

Basu, R., Gavin, L., Pearson, D., et al. (2017). Examining the Association Between Apparent Temperature and Mental Health-Related Emergency Room Visits in California. *American Journal of Epidemiology*, 187(4), 726–735. https://doi.org/10.1093/aje/kwx295

Berry, H. L., Hogan, A., Owen, J., et al. (2011). Climate Change and Farmers' Mental Health: Risks and Responses. *Asia-Pacific Journal of Public Health*, 23(2_suppl), 119S-132S. https://doi.org/10.1177/1010539510392556

Bouchama, A., Dehbi, M., Mohamed, G., et al. (2007). Prognostic Factors in Heat Wave–Related Deaths: A Meta-analysis. *Archives of Internal Medicine*, 167(20), 2170–2176. https://doi.org/10.1001/archinte.167.20.ira70009

Braithwaite, I., Zhang, S., Kirkbride, J. B., et al. (2019). Air Pollution (Particulate Matter) Exposure and Associations with Depression, Anxiety, Bipolar, Psychosis and Suicide Risk: A Systematic Review and Meta-Analysis. *Environmental Health Perspectives*, 127(12), 126002. https://doi.org/10.1289/ehp4595

Brandt, L., Adorjan, K., Catthoor, K., et al. (2024). Climate Change and Mental Health: Position Paper of the European Psychiatric Association. *Eur Psychiatry* 1–34. https://doi.org/10.1192/j.eurpsy.2024.1754

Brandt, L., Henssler, J., Müller, M., et al. (2019). Risk of Psychosis Among Refugees: A Systematic Review and Meta-analysis. *JAMA Psychiatry*, 76(11), 1133–1140. https://doi.org/10.1001/jamapsychiatry.2019.1937

Brandt, L., Liu, S., Heim, C. & Heinz, A. (2022). The effects of social isolation stress and discrimination on mental health. *Translational Psychiatry*, 12(1), 398. https://doi.org/10.1038/s41398-022-02178-4

Brandt, L., Ritter, K., Schneider-Thoma, J., et al. (2023). Predicting psychotic relapse following randomised discontinuation of paliperidone in individuals with schizophrenia or schizoaffective disorder: an individual participant data analysis. *The Lancet Psychiatry*, 10(3), 184–196. https://doi.org/10.1016/s2215-0366(23)00008-1

Brandt, L., Schneider-Thoma, J., Siafis, S., et al. (2022). Adverse events after antipsychotic discontinuation: an individual participant data meta-analysis. *The Lancet Psychiatry*, 9(3), 232–242. https://doi.org/10.1016/s2215-0366(22)00014-1

Buoli, M., Grassi, S., Caldiroli, A., et al. (2018). Is there a link between air pollution and mental disorders? *Environment International*, 118, 154–168. https://doi.org/10.1016/j.envint.2018.05.044

Burke, M., González, F., Baylis, P., et al. (2018). Higher temperatures increase suicide rates in the United States and Mexico. *Nature Climate Change*, 8(8), 723–729. https://doi.org/10.1038/s41558-018-0222-x

Carey, I. M., Anderson, H. R., Atkinson, R. W., et al. (2018). Are noise and air pollution related to the incidence of dementia? A cohort study in London, England. *BMJ Open*, 8(9), e022404. https://doi.org/10.1136/bmjopen-2018-022404

Cianconi, P., Betrò, S. & Janiri, L. (2020). The Impact of Climate Change on Mental Health: A Systematic Descriptive Review. *Frontiers in Psychiatry*, 11, 74. https://doi.org/10.3389/fpsyt.2020.00074

Clayton, S. (2021). Climate Change and Mental Health. *Current Environmental Health Reports*, 8(1), 1–6. https://doi.org/10.1007/s40572-020-00303-3

Clayton, S. & Karazsia, B. T. (2020). Development and validation of a measure of climate change anxiety. *Journal of Environmental Psychology*, 69,

101434. https://doi.org/10.1016/j.jenvp.2020.101434

Clayton, S., Manning, C., Krygsman, K. & Speiser, M. (2017). *Mental Health and Our Changing Climate: Impacts, Implications, and Guidance*. American Psychological Association, and ecoAmerica. https://www.apa.org/news/press/releases/2017/03/mental-health-climate.pdf

Cuijpers, P., Miguel, C., Ciharova, M., Kumar, M., et al. (2023). Impact of climate events, pollution, and green spaces on mental health: an umbrella review of meta-analyses. *Psychological Medicine*, 53(3), 638–653. https://doi.org/10.1017/s0033291722003890

Cunsolo, A. & Ellis, N. R. (2018). Ecological grief as a mental health response to climate change-related loss. *Nature Climate Change*, 8(4), 275–281. https://doi.org/10.1038/s41558-018-0092-2

Darabi, D., Kluge, U., Penka, S., et al. (2023). Environmental stress, minority status, and local poverty: risk factors for mental health in Berlin's inner city. *European Archives of Psychiatry and Clinical Neuroscience*, 273(5), 1201–1206. https://doi.org/10.1007/s00406-022-01508-3

Eisele, F., Flammer, E., Steinert, T. & Knoblauch, H. (2021). Aggressive incidents in psychiatric hospitals on heat days. *BJPsych Open*, 7(4), e99. https://doi.org/10.1192/bjo.2021.33

Ellis, N. R. & Albrecht, G. A. (2017). Climate change threats to family farmers' sense of place and mental wellbeing: A case study from the Western Australian Wheatbelt. *Social Science & Medicine*, 175, 161–168. https://doi.org/10.1016/j.socscimed.2017.01.009

Fernandez, A., Black, J., Jones, M., et al. (2015). Flooding and Mental Health: A Systematic Mapping Review. *PLoS ONE*, 10(4), e0119929. https://doi.org/10.1371/journal.pone.0119929

Fonken, L. K., Xu, X., Weil, Z. M., et al. (2011). Air pollution impairs cognition, provokes depressive-like behaviors and alters hippocampal cytokine expression and morphology. *Molecular Psychiatry*, 16(10), 987–995. https://doi.org/10.1038/mp.2011.76

Galea, S., Brewin, C. R., Gruber, M., et al. (2007). Exposure to Hurricane-Related Stressors and Mental Illness After Hurricane Katrina. *Archives of General Psychiatry*, 64(12), 1427–1434. https://doi.org/10.1001/archpsyc.64.12.1427

Gao, J., Cheng, Q., Duan, J., et al. (2019). Ambient temperature, sunlight duration, and suicide: A systematic review and meta-analysis. *Science of The Total Environment*, 646, 1021–1029. https://doi.org/10.1016/j.scitotenv.2018.07.098

Gruebner, O., Rapp, M. A., Adli, M., et al. (2017). Cities and Mental Health. *Deutsches Ärzteblatt International*, 114(8), 121–127. https://doi.org/10.3238/arztebl.2017.0121

Heinz, A., Brandt, L. (2024). Climate change and mental health: direct, indirect, and intersectional effects. *Lancet Reg Heal - Eur* 100969. https://doi.org/10.1016/j.lanepe.2024.100969

Heinz, A., Meyer-Lindenberg, A., Adli, M., et al. (2023). Klimawandel und psychische Gesundheit. Positionspapier einer Task-Force der DGPPN. *Der Nervenarzt*, 94(3), 225–233. https://doi.org/10.1007/s00115-023-01457-9

Henssler, J., Brandt, L., Müller, M., et al. (2020). Migration and schizophrenia: meta-analysis and explanatory framework. *European Archives of Psychiatry and Clinical Neuroscience*, 270(3), 325–335. https://doi.org/10.1007/s00406-019-01028-7

Hickman, C., Marks, E., Pihkala, P., et al. (2021). Climate anxiety in children and young people and their beliefs about government responses to climate change: a global survey. *The Lancet Planetary Health*, 5(12), e863–e873. https://doi.org/10.1016/s2542-5196(21)00278-3

Intergovernmental Panel on Climate Change (2021). *Climate Change 2021. The Physical Science Basis*. https://www.ipcc.ch/report/ar6/wg1/

Kelly, A. (2017). *Eco-Anxiety at University: Student Experiences and Academic Perspectives on Cultivating Healthy Emotional Responses to the Climate Crisis*. https://digitalcollections.sit.edu/isp_collection/2642

Khan, A., Plana-Ripoll, O., Antonsen, S., et al. (2019). Environmental pollution is associated with increased risk of psychiatric disorders in the US and Denmark. *PLoS Biology*, 17(8), e3000353. https://doi.org/10.1371/journal.pbio.3000353

Kim, Y., Kim, H., Gasparrini, A., et al. (2019). Suicide and Ambient Temperature: A Multi-Country Multi-City Study. *Environmental Health Perspectives*, 127(11), 117007. https://doi.org/10.1289/ehp4898

Lane, K., Charles-Guzman, K., Wheeler, K., et al. (2013). Health Effects of Coastal Storms and Flooding in Urban Areas: A Review and Vulnerability Assessment. *Journal of Environmental and Public Health*, 2013, 913064. https://doi.org/10.1155/2013/913064

Lawrance, E., Thompson, R., Fontana, G. & Jennings, N. (2021). *The impact of climate change on mental health and emotional wellbeing: current evidence and implications for policy and practice*. www.imperial.ac.uk/grantham/publications

Leucht, S., Bauer, S., Siafis, S., et al. (2021). Examination of Dosing of Antipsychotic Drugs for Relapse Prevention in Patients With Stable Schizophrenia. *JAMA Psychiatry*, 78(11), 1238–

1248. https://doi.org/10.1001/jamapsychiatry.2021.2130

Liu, J., Varghese, B. M., Hansen, A., et al. (2021). Is there an association between hot weather and poor mental health outcomes? A systematic review and meta-analysis. *Environment International*, 153, 106533. https://doi.org/10.1016/j.envint.2021.106533

Lõhmus, M. (2018). Possible Biological Mechanisms Linking Mental Health and Heat—A Contemplative Review. *International Journal of Environmental Research and Public Health*, 15(7), 1515. https://doi.org/10.3390/ijerph15071515

Lu, J. G. (2020). Air pollution: A systematic review of its psychological, economic, and social effects. *Current Opinion in Psychology*, 32, 52–65. https://doi.org/10.1016/j.copsyc.2019.06.024

Marshall, N., Adger, W. N., Benham, C., et al. (2019). Reef Grief: investigating the relationship between place meanings and place change on the Great Barrier Reef, Australia. *Sustainability Science*, 14(3), 579–587. https://doi.org/10.1007/s11625-019-00666-z

McNamara, K. E. & Westoby, R. (2011). Solastalgia and the Gendered Nature of Climate Change: An Example from Erub Island, Torres Strait. *EcoHealth*, 8(2), 233–236. https://doi.org/10.1007/s10393-011-0698-6

Met Office (2021). *UK and Global extreme events – Heavy rainfall and floods*. https://www.metoffice.gov.uk/research/climate/understanding-climate/uk-and-global-extreme-events-heavy-rainfall-and-floods

Meyer-Lindenberg, A., Falkai, P., Fallgatter, A. J., et al. (2023). The future German Center for Mental Health (Deutsches Zentrum für Psychische Gesundheit): a model for the co-creation of a national translational research structure. *Nature Mental Health*, 1(3), 153–156. https://doi.org/10.1038/s44220-023-00026-y

Mulchandani, R., Armstrong, B., Beck, C. R., et al. (2020). The English National Cohort Study of Flooding & Health: psychological morbidity at three years of follow up. *BMC Public Health*, 20(1), 321. https://doi.org/10.1186/s12889-020-8424-3

Neria, Y. & Shultz, J. M. (2012). Mental Health Effects of Hurricane Sandy: Characteristics, Potential Aftermath, and Response. *JAMA*, 308(24), 2571–2572. https://doi.org/10.1001/jama.2012.110700

Noelke, C., McGovern, M., Corsi, D. J., et al. (2016). Increasing ambient temperature reduces emotional well-being. *Environmental Research*, 151, 124–129. https://doi.org/10.1016/j.envres.2016.06.045

Obradovich, N., Migliorini, R., Paulus, M. P. & Rahwan, I. (2018). Empirical evidence of mental health risks posed by climate change. *Proceedings of the National Academy of Sciences*, 115(43), 10953–10958. https://doi.org/10.1073/pnas.1801528115

Ojala, M. (2013). Coping with Climate Change among Adolescents: Implications for Subjective Well-Being and Environmental Engagement. *Sustainability*, 5(5), 2191–2209. https://doi.org/10.3390/su5052191

Paranjothy, S., Gallacher, J., Amlôt, R., et al. (2011). Psychosocial impact of the summer 2007 floods in England. *BMC Public Health*, 11(1), 145. https://doi.org/10.1186/1471-2458-11-145

Rapp, M. A., Kluge, U., Penka, S., et al. (2015). When local poverty is more important than your income: Mental health in minorities in inner cities. *World Psychiatry*, 14(2), 249–250. https://doi.org/10.1002/wps.20221

Roberts, S., Arseneault, L., Barratt, B., et al. (2019). Exploration of NO2 and PM2.5 air pollution and mental health problems using high-resolution data in London-based children from a UK longitudinal cohort study. *Psychiatry Research*, 272, 8–17. https://doi.org/10.1016/j.psychres.2018.12.050

Rodney, R. M., Swaminathan, A., Calear, A. L., et al. (2021). Physical and Mental Health Effects of Bushfire and Smoke in the Australian Capital Territory 2019–20. *Frontiers in Public Health*, 9, 682402. https://doi.org/10.3389/fpubh.2021.682402

Romanello, M., Napoli, C. D., Drummond, P., et al. (2022). The 2022 report of the Lancet Countdown on health and climate change: health at the mercy of fossil fuels. *The Lancet*, 400(10363), 1619–1654. https://doi.org/10.1016/s0140-6736(22)01540-9

Royal College of Psychiatrists (2021). *Our planet's climate and ecological emergency*. https://www.rcpsych.ac.uk/docs/default-source/improving-care/better-mh-policy/position-statements/position-statement-ps03-21-climate-and-ecological-emergencies-2021.pdf?sfvrsn=281fb719_10

Silveira, S., Kornbluh, M., Withers, M. C., et al. (2021). Chronic Mental Health Sequelae of Climate Change Extremes: A Case Study of the Deadliest Californian Wildfire. *International Journal of Environmental Research and Public Health*, 18(4), 1487. https://doi.org/10.3390/ijerph18041487

Strife, S. J. (2012). Children's Environmental Concerns: Expressing Ecophobia. *The Journal of Environmental Education*, 43(1), 37–54. https://doi.org/10.1080/00958964.2011.602131

Sunyer, J., Esnaola, M., Alvarez-Pedrerol, M., et al. (2015). Association between Traffic-Related Air Pollution in Schools and Cognitive Development in Primary School Children: A Prospective Cohort Study. *PLoS Medicine*, *12*(3), e1001792. https://doi.org/10.1371/journal.pmed.1001792

Thompson, R., Hornigold, R., Page, L. & Waite, T. (2018). Associations between high ambient temperatures and heat waves with mental health outcomes: a systematic review. *Public Health*, *161*, 171–191. https://doi.org/10.1016/j.puhe.2018.06.008

To, P., Eboreime, E. & Agyapong, V. I. O. (2021). The Impact of Wildfires on Mental Health: A Scoping Review. *Behavioral Sciences*, *11*(9), 126. https://doi.org/10.3390/bs11090126

Tschakert, P. & Tutu, R. (2010). *Environment, Forced Migration and Social Vulnerability*. 57–69. https://doi.org/10.1007/978-3-642-12416-7_5

Tschakert, P., Tutu, R. & Alcaro, A. (2013). Embodied experiences of environmental and climatic changes in landscapes of everyday life in Ghana. *Emotion, Space and Society*, *7*, 13–25. https://doi.org/10.1016/j.emospa.2011.11.001

Vins, H., Bell, J., Saha, S. & Hess, J. J. (2015). The Mental Health Outcomes of Drought: A Systematic Review and Causal Process Diagram. *International Journal of Environmental Research and Public Health*, *12*(10), 13251–13275. https://doi.org/10.3390/ijerph121013251

Waite, T. D., Chaintarli, K., Beck, C. R., et al. (2017). The English national cohort study of flooding and health: cross-sectional analysis of mental health outcomes at year one. *BMC Public Health*, *17*(1), 129. https://doi.org/10.1186/s12889-016-4000-2

Walinski, A., Sander, J., Gerlinger, G., et al. (2023). The effects of climate change on mental health. *Deutsches Ärzteblatt International*, *120*(8), 117–124. https://doi.org/10.3238/arztebl.m2022.0403

Willox, A. C., Stephenson, E., Allen, J., et al. (2015). Examining relationships between climate change and mental health in the Circumpolar North. *Regional Environmental Change*, *15*(1), 169–182. https://doi.org/10.1007/s10113-014-0630-z

5 Indirekte Auswirkungen

Sebastian Karl und Andreas Meyer-Lindenberg

5.1 Einleitung

Klimawandel, Biodiversitätsverlust und Verschmutzung haben direkte Auswirkungen auf die psychische Gesundheit. Daneben haben sie aber auch eine ganze Reihe indirekter Auswirkungen. Die Wirkung auf die psychische Gesundheit resultiert in diesen Fällen also nicht direkt aus den Umweltkrisen, sondern aus Umständen, die wiederum durch die Umweltkrisen bedingt oder mitbedingt sind. Beispiele dafür sind psychische Folgen von Nahrungsmittelunsicherheit, die aufgrund von Dürren oder anderen Extremwetterereignissen entsteht, oder psychische Folgen von Migration, die aufgrund von klimawandelbedingter Unbewohnbarkeit erfolgt. Theoretisch sind hier zahlreiche mögliche Kausalketten denkbar, sodass dieses Kapitel nicht den Anspruch erhebt, alle möglichen indirekten Auswirkungen aufzuzählen. Stattdessen wird eine Auswahl der wichtigsten indirekten Auswirkungen dargestellt.

5.2 Nahrungsmittelunsicherheit

Der Klimawandel sorgt in manchen Regionen dafür, dass Dürren häufiger und intensiver werden (IPCC, 2022). Bei einer Erhöhung der globalen Durchschnittstemperatur um 1,5 °C gegenüber der vorindustriellen Zeit wird damit gerechnet, dass schwere Dürren, die in vorindustrieller Zeit einmal in zehn Jahren auftraten, doppelt so häufig auftreten werden. Bei einer Erhöhung der globalen Durchschnittstemperatur um 4 °C werden sie sogar viermal so häufig auftreten. Daneben werden die Dürren im Vergleich zur vorindustriellen Zeit auch trockener. Außerdem wird damit gerechnet, dass in den meisten Regionen schon bei einer Erhöhung der globalen Durchschnittstemperatur um 1,5 °C schwere Regenfälle und damit verbundene Überschwemmungen häufiger auftreten und schwerer ausfallen werden. Zudem gilt es als nahezu sicher, dass der Meeresspiegel im gesamten 21. Jahrhundert weiter ansteigen wird, was zusätzlich zu Überschwemmungen durch schwere Regenfälle zu häufigeren und schwereren Überschwemmungen von Küstengebieten beitragen wird.

Sowohl Dürren als auch Überschwemmungen können zu Missernten führen. Bereits jetzt können in den meisten Regionen negative Auswirkungen des Klimawandels auf die Landwirtschaft bzw. den Getreideanbau, die Tierhaltung, die Fischerei und die Verfügbarkeit von Wasser beobachtet werden, was wiederum zu Nahrungsmittelunsicherheit führen kann. Tatsächlich gilt es als sehr wahrscheinlich, dass bereits jetzt aufgrund des Klimawandels die Nahrungsmittelunsicherheit und Malnutrition vor allem in Afrika, Asien, Zentral- und Südamerika, kleinen Inselstaaten und der Arktis zugenommen haben (IPCC, 2022). Dies wird bei weiter voranschreitendem Klimawandel mit hoher Wahrscheinlichkeit weiter zunehmen. Dazu kommt, dass der voranschreitende Klimawandel wahrscheinlich die Bodengesundheit und Ökosystemleistungen wie die Bestäubung zunehmend schwächen wird, den Einfluss von Schädlingen und Krankheiten verstärken und die Biomasse an Meerestieren verringern wird, was einen negativen Einfluss auf die Nahrungsmittelproduktion in vielen Regionen an Land und im Meer haben wird. Nicht zuletzt gibt es Hinweise darauf, dass der erhöhte CO_2-Gehalt der Luft den Nährstoffgehalt wichtiger Nahrungspflanzen verringern kann.

Nahrungsmittelunsicherheit ist mit einem erhöhten Risiko für Depressionen und Stress assoziiert (Pourmotabbed et al., 2020). Eine Übersichtsarbeit, die Effekte von Nahrungsmittelunsicherheit auf die psychische Gesundheit von Eltern und ihren Kindern untersuchte, fand einen signifikanten Zusammenhang mit Depressionen, Angststörungen und Stress der Eltern sowie Depression, externalisierendem und internalisierendem Verhalten sowie Hyperaktivität bei den Kindern (Cain et al., 2022). In Ländern mit höherem Einkommen scheint die Assoziation zwischen Nahrungsmittelunsicherheit und psychischen Erkrankungen sogar höher zu sein (Elgar et al., 2021).

Malnutrition ist mit negativen Effekten auf die kognitive Entwicklung und die akademischen Leistungen von Kindern assoziiert (Kirolos et al., 2022). Außerdem sind bestimmte Nährstoffdefizite mit kognitiven Einschränkungen assoziiert.

5.3 Flucht und Migration

Es ist sehr wahrscheinlich, dass mit der Intensivierung schwerer Regenfälle und damit einhergehender Überschwemmungen, tropischer Wirbelstürme, schwereren Dürren und zunehmend auch dem weiter ansteigenden Meeresspiegel immer mehr Menschen gezwungenermaßen ihre Heimat verlassen müssen (IPCC, 2022). So werden in Zukunft manche Regionen, die heute dicht besiedelt sind, unbewohnbar werden. Während Migration zu einem großen Teil in die unmittelbare geografische Nähe erfolgt – in andere Regionen des gleichen Landes oder in Nachbarländer –, wird sich auch Deutschland auf eine Zunahme klimabedingter Immigration einstellen müssen. Es wurden auch bereits Stimmen laut, wonach Menschen, deren Heimat aufgrund des Klimawandels unbewohnbar wird, ein Anrecht auf Asyl oder sogar einen Klimapass erhalten sollten, der einen sicheren Aufenthalt in weniger stark vom Klimawandel betroffenen Ländern sicherstellen soll, die häufig auch eine größere historische Verantwortung für die Verursachung des Klimawandels tragen (WBGU, 2018).

Migration und Flucht sind mit höheren Prävalenzraten zahlreicher psychischer Erkrankungen assoziiert. Diese resultieren überwiegend aus sogenannten Postmigrationsfaktoren, wie Erfahrungen von Marginalisierung und Ablehnung im Zielland. Allerdings spielen auch Stressfaktoren, denen Menschen vor und während ihrer Flucht ausgesetzt sein können, eine gewisse Rolle: angefangen mit der existenziellen Bedrohung, die die Fluchtursache darstellt, und der Trauer um den Verlust der Heimat bis hin zu Erfahrungen von Gewalt und Ausgrenzung während der

Flucht. Während geplante Migration, überwiegend aus ökonomischer Motivation, im Mittel zu einer Verbesserung der sozioökonomischen Situation der Migranten beiträgt, geht die ungeplante und ungewollte Migration oft mit einem Verlust ökonomischer und sozialer Ressourcen einher. Dazu zählen insbesondere auch zwischenmenschliche Beziehungen, soziale Rollen und der soziale Status. Menschen mit vorbestehenden psychischen Erkrankungen können zudem von einer Unterbrechung der psychiatrischen Versorgung betroffen und mit Schwierigkeiten bei der Inanspruchnahme psychiatrischer Versorgung in den Zufluchtsländern konfrontiert sein.

5.4 Konflikte und Gewalt

Der Weltklimarat (IPCC) schätzt unter aktuellen Bedingungen den Einfluss des Klimas auf Konflikte im Vergleich zu anderen sozioökonomischen Faktoren als relativ gering ein (IPCC, 2022). Allerdings wird davon ausgegangen, dass bei einem höheren globalen Erwärmungsniveau der Einfluss von Extremwetterereignissen zunehmend gewaltsame innerstaatliche Konflikte beeinflussen wird (IPCC, 2022). Eine Metaanalyse kommt zu dem Schluss, dass pro Standardabweichung in Richtung eines wärmeren Klimas oder extremeren Niederschlags die Häufigkeit interpersoneller Gewalt um 4 % und die Häufigkeit von Konflikten zwischen Gruppen um 14 % erhöht ist (Hsiang et al., 2013). Andere Autoren finden eine Erhöhung der Häufigkeit von Tötungsdelikten um 6 % je Grad Temperaturanstieg (Mares & Moffett, 2016). Dazu passt, dass höhere Temperaturen und Hitzewellen mit einem Anstieg von Aggression assoziiert sind, was sich beispielsweise an einer Zunahme aggressiver Zwischenfälle in psychiatrischen Kliniken zeigt (Eisele et al., 2021). Auf der Ebene kollektiver Gewalt kommt als Ursache die Knappheit landwirtschaftlicher Flächen und anderer wirtschaftlicher Güter hinzu, die durch extreme Niederschlagsereignisse und deren Konsequenzen verursacht wird (Levy et al., 2017).

Konflikte können sowohl bei aktiv Beteiligten als auch bei der unbeteiligten Zivilbevölkerung zahlreiche Auswirkungen auf die psychische Gesundheit haben. Häufig auftretende psychische Erkrankungen sind in diesem Zusammenhang posttraumatische Belastungsstörungen, Depressionen, Angststörungen, Suchterkrankungen, Somatisierung mit chronischen Schmerzen, dissoziative Störungen und Suizidalität (Rozanov et al., 2019). Die Prävalenz von Depressionen, Angststörungen und PTBS sind bei Menschen, die von Konflikten betroffen sind, zwei- bis dreimal höher als in der Allgemeinbevölkerung (Carpiniello, 2023).

5.5 Wirtschaftskrisen

Der Weltklimarat geht davon aus, dass der Klimawandel trotz vereinzelter positiver Effekte im Durchschnitt einen negativen Effekt auf die Wirtschaft haben wird (IPCC, 2022). Negative wirtschaftliche Auswirkungen können bereits jetzt beobachtet werden. Dies wird insbesondere negativen Effekten auf die Land- und Forstwirtschaft, Fischerei, Energiewirtschaft und den Tourismus zugeschrieben. Negative Effekte auf die Wirtschaft entstehen außerdem durch eine Reduktion der Produktivität bei Arbeiten im Freien und durch eine geringere Wasserverfügbarkeit. Dazu kommen negative Effekte des Biodiversitätsverlusts für die Wirtschaft. So gehen Schätzungen davon aus, dass mehr als 50 % der weltweiten Wirtschaftsleistung durch den Biodiversitätsverlust gefährdet sind. Daneben hat auch Luftverschmutzung einen messbar negativen Effekt auf die Wirtschaftsleistung (Dechezleprêtre et al., 2019).

Die Verschlechterung der wirtschaftlichen Bedingungen ist eine der Hauptursachen für klimawandelinduzierte Migration mit all ihren Folgen für die psychische Gesundheit. Unabhängig davon sind wirtschaftliche Rezessionen mit einer höheren Inzidenz von Depressionen, Angststörungen, Schlafstörungen, Substanzgebrauchsstörungen und Suiziden assoziiert (Frasquilho et al., 2016; Martin-Carrasco et al., 2016). Vermittelt wird dieser Effekt unter anderem durch Arbeitslosigkeit, Einkommensverluste und Schulden. Hiervon sind jedoch nicht alle Menschen gleichermaßen betroffen. So gehören Menschen mit insbesondere schweren psychischen Störungen zu den Hauptgefährdeten. Es gibt weiterhin Hinweise, dass unter anderem junge Frauen besonders von den psychischen Folgen von wirtschaftlichen Rezessionen betroffen sind, insbesondere diejenigen in unsicheren Arbeitsverhältnissen oder mit einem niedrigen sozioökonomischen Status (Black et al., 2022). Andere Untersuchungen sehen insbesondere Männer im arbeitsfähigen Alter gefährdet (Martin-Carrasco et al., 2016). Negative Auswirkungen auf die Wirtschaft können außerdem das Sozialkapital gefährden (Berry et al., 2010). Dabei handelt es sich um eine Kombination aus gesellschaftlichem Engagement und sozialem Zusammenhalt. Sozialkapital ist positiv mit psychischer Gesundheit und Wohlbefinden assoziiert. In Zeiten von Wirtschaftskrisen können eine vermehrte Arbeitsbelastung oder weniger Zeit und finanzielle Ressourcen die Beteiligung von Menschen an sozialen Aktivitäten behindern und damit diesen positiven Zusammenhang unterminieren.

5.6 Extremwetterereignisse und Naturkatastrophen

Extremwetterereignisse und Naturkatastrophen können direkte Auswirkungen auf die psychische Gesundheit von Betroffenen haben und zu posttraumatischen Belastungsstörungen, Angststörungen und Depressionen führen. Daneben können sie aber zusätzlich auch indirekte Auswirkungen auf die psychische Gesundheit haben. Zerstörte Häuser und Wohnungen können betroffene Menschen dazu zwingen, in Notunterkünften oder temporären Wohnmöglichkeiten unterzukommen. Unter Umständen kann sogar Obdachlosigkeit die Folge sein, was vor allem in Ländern mit niedrigem und mittlerem Einkommen eine Rolle spielt und im deutschen Kontext wohl eher die Ausnahme darstellt. Wohnungs- und Obdachlosigkeit sind mit einer erhöhten Prävalenz psychischer Erkrankungen assoziiert, wobei hier von einem bidirektionalen Zusammenhang auszugehen ist (Schreiter et al., 2020). Auch Einrichtungen des psychiatrischen Versorgungssystems können im Rahmen von Naturkatastrophen beschädigt oder zerstört werden, was dazu führen kann, dass auch die psychiatrische Versorgung von Menschen eingeschränkt wird, die nicht direkt von der Naturkatastrophe betroffen waren. Daneben können Verletzungen der eigenen Person oder Verletzungen bis hin zum Tod nahestehender Personen negative Auswirkungen auf die psychische Gesundheit haben.

5.7 Körperliche Erkrankungen

Die Folgen des Klimawandels wie vermehrte und intensivere Hitzewellen, Naturkatastrophen sowie die zunehmende Verschmutzung sind mit einer Zunahme der Häufigkeit und Schwere körperlicher Erkrankungen assoziiert. Der Klimawandel hat mit hoher Wahrscheinlichkeit zu einer Zunahme von über Wasser, Nahrungsmittel und Vektoren übertragenen Erkrankungen geführt (IPCC, 2022). Der Rauch von Wald- und Buschbränden, atmosphärischer Staub und Allergene in der Luft nehmen durch den Klimawandel zu und führen zu kardiovaskulären und respiratorischen Erkrankungen. Projektionen unter Annahme eines Szenarios mit hohen Emissionen gehen sogar von jährlich neun Millionen klimaassoziierten Todesfällen bis zum Ende dieses Jahrhunderts aus. Daneben ist insbesondere Feinstaub mit dem Auftreten von Diabetes, Krebs sowie kardiovaskulären und respiratorischen Erkrankungen assoziiert.

Zwischen dem Auftreten von kardiovaskulären Erkrankungen und Diabetes auf der einen Seite und psychischen Erkrankungen auf der anderen Seite besteht eine bidirektionale Beziehung. Kardiovaskuläre Erkrankungen und akute kardiovaskuläre Ereignisse begünstigen insbesondere das Auftreten von Depressionen, Angststörungen und posttraumatischen Belastungsstörungen (CDC, 2022). Diabetes begünstigt insbesondere das Auftreten von Depressionen und Angststörungen (CDC, 2023). Auch respiratorische und Krebserkrankungen können das Auftreten von Depressionen, Angststörungen und posttraumatischen Belastungsstörungen begünstigen. Daneben scheinen auch Allergien das Auftreten von Depressionen und Angststörungen zu begünstigen (Rodrigues et al., 2021). Es ist daher bei einem Anstieg dieser somatischen Erkrankungen im Rahmen von Klimawandel und Verschmutzung auch mit einem Anstieg der genannten psychischen Erkrankungen zu rechnen.

5.8 Klimaemotionen

Menschengemachte Umweltveränderungen können eine Reihe von Emotionen auslösen. So prägte der Philosoph Glenn Albrecht bereits vor fast 20 Jahren in Bezug auf die Effekte einer schweren Dürre und eines Kohletagebaus den Begriff der »Solastalgie« (Albrecht et al., 2007). In Anlehnung an den Begriff der Nostalgie, was die Autoren als die Melancholie beschreiben, die Menschen erleben, wenn sie von einem geliebten Ort getrennt sind, verstehen sie unter Solastalgie den Schmerz, den Menschen erleben, wenn sie sich zwar weiterhin an dem von ihnen geliebten Ort befinden, dieser aber durch Umweltveränderungen verändert oder zerstört wurde. In der aktuellen Literatur finden sich darüber hinaus Begriffe wie Klimaangst, ökologische Angst, Klimatrauer oder ökologische

Trauer. Diese Emotionen können einerseits als direkte Folgen von Umweltveränderungen angesehen werden, insbesondere, wenn sie als Reaktion auf direkt erlebte Umweltveränderungen entstehen (▶ Kap. 4). Da solche Emotionen aber auch bei Personen beschrieben werden, die bisher nur in geringem Maße selbst von Umweltveränderungen betroffen sind, können sie auch als indirekte Folge von Umweltveränderungen eingeordnet werden.

Einige Studienergebnisse legen nahe, dass eine größere Betroffenheit von Umweltveränderungen auch mit vermehrten negativen Emotionen in Bezug auf diese Umweltveränderungen einhergeht. So zeigte eine große Befragung unter 10.000 Jugendlichen und jungen Erwachsenen in zehn Ländern eine größere Betroffenheit in Ländern, die bereits aktuell stärker von Umweltveränderungen betroffen sind (Hickman et al., 2021). Während im Durchschnitt aller Länder 59 % der Befragten angaben, aufgrund des Klimawandels »sehr besorgt« oder »extrem besorgt« zu sein, waren dies in Indien 68 % und auf den Philippinen 84 %. Und während im Durchschnitt aller Länder 45 % der Befragten angaben, dass sich diese Gefühle negativ auf ihr Funktionsniveau auswirkten, waren dies in Indien und auf den Philippinen jeweils 74 %. Zum Vergleich gaben in den USA und in Großbritannien nur 46 % bzw. 49 % der Befragten an, aufgrund des Klimawandels »sehr besorgt« oder »extrem besorgt« zu sein, und nur 26 % bzw. 28 % fühlten sich durch diese Gefühle in ihrem Funktionsniveau beeinträchtigt. In einer weiteren Studie unter 4.000 Menschen aus vier Ländern wurden Klimaangst und Funktionsbeeinträchtigungen mit einem validierten Fragebogen erfasst (Tam et al., 2023). Auch hier zeigte sich in tendenziell stärker von Umweltveränderungen betroffenen Ländern (Indien, China) eine stärkere Belastung als in weniger stark betroffenen Ländern (Japan, USA).

Auch wenn Gefühle wie Angst oder Trauer durchaus adäquate Reaktionen auf eine reale schwerwiegende Bedrohung und auf bereits stattgehabte oder mit hoher Wahrscheinlichkeit drohende Verluste darstellen, können sie dennoch einen relevanten Einfluss auf die psychische Gesundheit haben. So zeigte eine große Untersuchung mit mehr als 12.000 Menschen in 32 Ländern, dass Klimaangst signifikant mit einem reduzierten psychischen Wohlbefinden assoziiert ist (Ogunbode et al., 2022). Wenn klimabezogene Gefühle deutliche Funktionseinschränkungen oder deutlichen Leidensdruck verursachen, kann deshalb durchaus auch eine Behandlung indiziert sein. In einer Befragung unter Psychotherapeut:innen in Deutschland gaben 72 % der Befragten an, dass sie bereits Patient:innen therapiert haben, die im Rahmen der Therapie Besorgnis über den Klimawandel geäußert haben. Von diesen 72 % gaben 41 % an, dass sich mindestens eine:r ihrer Patient:innen gerade aufgrund solcher Besorgnis in die Therapie begeben habe.

5.9 Veränderung kultureller Praktiken

Menschengemachte Umweltveränderungen können zu einer erzwungenen Veränderung kultureller Praktiken führen, was in der Folge negative Effekte auf die psychische Gesundheit haben kann. Am deutlichsten zeigt sich das bereits jetzt bei indigenen Teilen der Bevölkerung. Beispielsweise zeigen Untersuchungen bei Inuit im Norden Kanadas, dass durch Umweltveränderungen verursachte Einschränkungen kultureller Traditionen starke emotionale Reaktionen hervorrufen, vermehrte Gelegenheiten für schädlichen

Substanzkonsum bieten und sogar mit Suizidideationen assoziiert sind (Bourque & Cunsolo Willox, 2014). Auf ähnliche Art und Weise sind Menschen, die von Landwirtschaft oder Fischerei leben, in besonderem Maße von den Auswirkungen von Umweltveränderungen auf die psychische Gesundheit betroffen. So zeigen beispielsweise Studien aus Australien negative Effekte von Dürren auf die psychische Gesundheit von Landwirten, bis hin zu erhöhten Suizidraten (Vafeiadou et al., 2023).

Bei weiter voranschreitenden Umweltveränderungen sind grundsätzlich auch in gemäßigteren Breiten Einschränkungen anderer kultureller Praktiken und dadurch verursachte negative Auswirkungen auf die psychische Gesundheit denkbar.

5.10 Zerstörung von Natur und naturnahen Räumen

Neben dem Klimawandel und der weltweiten Verschmutzung stellt der aktuell stattfinde dramatische Biodiversitätsverlust die dritte große menschengemachte Umweltkrise dar. Eine der Hauptursachen für diesen Biodiversitätsverlust sind menschliche Eingriffe in die Natur und naturnahe Räume (IPBES, 2019). Nahezu ein Drittel der Landoberfläche wird mittlerweile für Landwirtschaft verwandt. Dazu kommen versiegelte Flächen für Gebäude, Straßen und weitere Infrastruktur. Allein in Deutschland wurden nach Angaben der Bundesregierung von 2019–2022 im Vierjahresmittel täglich rund 52 Hektar als Siedlungs- und Verkehrsflächen neu ausgewiesen, was in etwa der Fläche von 72 Fußballfeldern entspricht.

Dieser dramatische Verlust von Natur und naturnahen Räumen birgt eine indirekte Gefahr für die psychische Gesundheit. Kontakt mit der Natur ist ein Resilienzfaktor für die psychische Gesundheit (Tost et al., 2019; van den Bosch & Meyer-Lindenberg, 2019). Gleiches gilt für urbane Grün- und Blauflächen und für intakte Ökosysteme und Biodiversität. Zudem kann Naturerleben auch therapeutisch genutzt werden. Die aus Japan stammende Praktik des shinrin-yoku (Waldbaden) kann kurzfristig psychische Symptome lindern, insbesondere Angstsymptome (Kotera et al., 2020). Ein zunehmender Verlust von Natur und naturnahen Räumen gefährdet aber diese positiven Auswirkungen für die psychische Gesundheit. Insbesondere ein Wegfall von Natur als Resilienzfaktor, gerade auch in urbanen Räumen, könnte deutliche negative Auswirkungen auf die psychische Gesundheit haben.

5.11 Generationenübergreifende Effekte

Einzelne Studien legen nahe, dass hohe Temperaturen, wie sie im Rahmen des Klimawandels zunehmend zu erwarten sind, negative Auswirkungen auf die psychische Gesundheit der nächsten Generation haben könnten. So kam eine Übersichtsarbeit zu dem Schluss, dass hohe Temperaturen in einer frühen Phase der Schwangerschaft das Risiko für bestimmte psychische Erkrankungen bei den Nachkommen erhöhen könnten (Puthota et al., 2022). Eine Studie an Ratten konnte zeigen, dass hohe Temperaturen während der Schwangerschaft das Erreichen von Meilensteinen der neuronalen Entwicklung der Jungtiere verzögerte (Adebiyi et al., 2022). Zudem gibt es Hinweise, dass Belastungen durch das Erleben einer Naturkatastrophe bei Müttern einen negativen Einfluss auf die psychische Gesundheit ihrer Kinder haben kann, auch wenn diese selbst die Naturkatastrophe gar nicht erlebt haben (Zacher et al., 2022). Insgesamt reicht die Studienlage aktuell aber noch nicht aus, um eine klare Aussage darüber zu treffen, dass hohe Temperaturen oder Naturkatastrophen während der Schwangerschaft einen negativen Effekt auf die psychische Gesundheit der Nachkommen haben. Allerdings sind die negativen Effekte von mütterlichem Stress während der Schwangerschaft auf die neuronale Entwicklung und psychische Gesundheit der Nachkommen gut dokumentiert (Graham et al., 2022), sodass ein Effekt von Umweltveränderungen, die ja ebenfalls als Stressfaktor wirken, durchaus plausibel ist.

Kernaussagen

- Der Klimawandel, der Biodiversitätsverlust und die weltweite Verschmutzung können neben direkten negativen Auswirkungen auch indirekte negative Auswirkungen auf die Gesundheit haben.
- Indirekte Auswirkungen können unter anderem dadurch vermittelt werden, dass die menschengemachten Umweltkrisen Nahrungsmittelunsicherheit, Flucht und Migration, Urbanisierung, Konflikte und Gewalt, Wirtschaftskrisen, Extremwetterereignisse, Naturkatastrophen und körperliche Erkrankungen wahrscheinlicher machen, die ihrerseits negative Auswirkungen auf die psychische Gesundheit haben.
- Umweltveränderungen können außerdem die positiven Effekte von Naturerleben und kulturellen Praktiken gefährden und dadurch negative Auswirkungen auf die psychische Gesundheit haben.
- Die drei großen Umweltkrisen und ihre Auswirkungen verstärken sich teilweise gegenseitig, was auch die negativen Auswirkungen auf die psychische Gesundheit verstärken kann. So wird beispielsweise Migration nicht nur durch direkte Auswirkungen von Umweltkrisen bedingt, sondern beispielsweise auch durch Nahrungsmittelunsicherheit oder Konflikte, die ihrerseits durch Umweltkrisen bedingt sind.

Literatur

Adebiyi, O. E., Adigun, K. O., Adebiyi, A. I., & Odenibi, B. S. (2022). High Environmental Temperature: Insights into Behavioural, Neurodevelopmental and Gut Microbiome Changes Following Gestational Exposure in Rats. *Neuroscience*, *488*, 60–76. https://doi.org/10.1016/j.neuroscience.2022.02.026

Albrecht, G., Sartore, G.-M., Connor, L., et al. (2007). Solastalgia: The Distress Caused by Environmental Change. *Australasian Psychiatry*,

15(1), S95–S98. https://doi.org/10.1080/10398560701701288

Berry, H. L., Bowen, K., & Kjellstrom, T. (2010). Climate change and mental health: A causal pathways framework. *International Journal of Public Health*, 55(2), 123–132. https://doi.org/10.1007/s00038-009-0112-0

Black, N., Jackson, A., & Johnston, D. W. (2022). Whose mental health declines during economic downturns? *Health Economics*, 31(1), 250–257. https://doi.org/10.1002/hec.4449

Bourque, F., & Cunsolo Willox, A. (2014). Climate change: The next challenge for public mental health? *International Review of Psychiatry*, 26(4), 415–422. https://doi.org/10.3109/09540261.2014.925851

Cain, K. S., Meyer, S. C., Cummer, E., et al. (2022). Association of Food Insecurity with Mental Health Outcomes in Parents and Children. *Academic Pediatrics*, 22(7), 1105–1114. https://doi.org/10.1016/j.acap.2022.04.010

Carpiniello, B. (2023). The Mental Health Costs of Armed Conflicts-A Review of Systematic Reviews Conducted on Refugees, Asylum-Seekers and People Living in War Zones. *International Journal of Environmental Research and Public Health*, 20(4), 2840. https://doi.org/10.3390/ijerph20042840

CDC – Centers for Disease Control and Prevention (2022). *Heart Disease and Mental Health Disorders | cdc.gov*. Centers for Disease Control and Prevention. https://www.cdc.gov/heartdisease/mentalhealth.htm

CDC – Centers for Disease Control and Prevention (2023). *Diabetes and Mental Health*. Centers for Disease Control and Prevention. https://www.cdc.gov/diabetes/managing/mental-health.html

Dechezleprêtre, A., Rivers, N., & Stadler, B. (2019). *The Economic Cost of Air Pollution: Evidence from Europe Economics Department Working Papers No. 1584*. OECD.

Eisele, F., Flammer, E., Steinert, T., & Knoblauch, H. (2021). Aggressive incidents in psychiatric hospitals on heat days. *BJPsych Open*, 7(4), e99. https://doi.org/10.1192/bjo.2021.33

Elgar, F. J., Pickett, W., Pförtner, T.-K., et al. (2021). Relative food insecurity, mental health and wellbeing in 160 countries. *Social Science & Medicine (1982)*, 268, 113556. https://doi.org/10.1016/j.socscimed.2020.113556

Frasquilho, D., Matos, M. G., Salonna, F., et al. (2016). Mental health outcomes in times of economic recession: A systematic literature review. *BMC Public Health*, 16, 115. https://doi.org/10.1186/s12889-016-2720-y

Graham, A. M., Doyle, O., Tilden, E. L., et al. (2022). Effects of Maternal Psychological Stress During Pregnancy on Offspring Brain Development: Considering the Role of Inflammation and Potential for Preventive Intervention. *Biological Psychiatry: Cognitive Neuroscience and Neuroimaging*, 7(5), 461–470. https://doi.org/10.1016/j.bpsc.2021.10.012

Hickman, C., Marks, E., Pihkala, P., et al. (2021). Climate anxiety in children and young people and their beliefs about government responses to climate change: A global survey. *The Lancet Planetary Health*, 5(12), e863–e873. https://doi.org/10.1016/S2542-5196(21)00278-3

Hsiang, S. M., Burke, M., & Miguel, E. (2013). Quantifying the Influence of Climate on Human Conflict. *Science*, 341(6151), 1235367. https://doi.org/10.1126/science.1235367

IPBES – Intergovernmental Platform on Biodiversity and Ecosystem Services (2019). *Das globale Assessment der biologischen Vielfalt und Ökosystemleistungen. Zusammenfassung für politische Entscheidungsträger*. IPBES.

IPCC – Intergovernmental Panel on Climate Change (2022). *Climate Change 2022: Impacts, Adaptation and Vulnerability. Contribution of Working Group II to the Sixth Assessment Report of the Intergovernmental Panel on Climate Change*. Cambridge University Press.

Kirolos, A., Goyheneix, M., Kalmus Eliasz, M., et al. (2022). Neurodevelopmental, cognitive, behavioural and mental health impairments following childhood malnutrition: A systematic review. *BMJ Global Health*, 7(7), e009330. https://doi.org/10.1136/bmjgh-2022-009330

Kotera, Y., Richardson, M., & Sheffield, D. (2020). Effects of Shinrin-Yoku (Forest Bathing) and Nature Therapy on Mental Health: A Systematic Review and Meta-analysis. *International Journal of Mental Health and Addiction*. https://doi.org/10.1007/s11469-020-00363-4

Levy, B. S., Sidel, V. W., & Patz, J. A. (2017). Climate Change and Collective Violence. *Annual Review of Public Health*, 38, 241–257. https://doi.org/10.1146/annurev-publhealth-031816-044232

Mares, D., & Moffett, K. (2016). Climate change and interpersonal violence: A »global« estimate and regional inequities. *Climatic Change*, 135(2), 297–310.

Martin-Carrasco, M., Evans-Lacko, S., Dom, G., et al. (2016). EPA guidance on mental health and economic crises in Europe. *European Archives of Psychiatry and Clinical Neuroscience*, 266(2), 89–124. https://doi.org/10.1007/s00406-016-0681-x

Ogunbode, C. A., Doran, R., Hanss, D., et al. (2022). Climate anxiety, wellbeing and pro-environmental action: Correlates of negative emotional responses to climate change in 32 countries. *Journal of Environmental Psychology, 84*, 101887. https://doi.org/10.1016/j.jenvp.2022.101887

Pourmotabbed, A., Moradi, S., Babaei, A., et al. (2020). Food insecurity and mental health: A systematic review and meta-analysis. *Public Health Nutrition, 23*(10), 1778–1790. https://doi.org/10.1017/S136898001900435X

Puthota, J., Alatorre, A., Walsh, S., et al. (2022). Prenatal ambient temperature and risk for schizophrenia. *Schizophrenia Research, 247*, 67–83. https://doi.org/10.1016/j.schres.2021.09.020

Rodrigues, J., Franco-Pego, F., Sousa-Pinto, B., et al. (2021). Anxiety and depression risk in patients with allergic rhinitis: A systematic review and meta-analysis. *Rhinology, 59*(4), 360–373. https://doi.org/10.4193/Rhin21.087

Rozanov, V., Frančišković, T., Marinić, I., et al. (2019). Mental Health Consequences of War Conflicts. In A. Javed & K. N. Fountoulakis (Eds.), *Advances in Psychiatry* (pp. 281–304). Springer International Publishing. https://doi.org/10.1007/978-3-319-70554-5_17

Schreiter, S., Gutwinski, S., & Rössler, W. (2020). Wohnungslosigkeit und seelische Erkrankungen. *Der Nervenarzt, 91*(11), 1025–1031. https://doi.org/10.1007/s00115-020-00986-x

Tam, K.-P., Chan, H.-W., & Clayton, S. (2023). Climate change anxiety in China, India, Japan, and the United States. *Journal of Environmental Psychology, 87*, 101991. https://doi.org/10.1016/j.jenvp.2023.101991

Tost, H., Reichert, M., Braun, U., et al. (2019). Neural correlates of individual differences in affective benefit of real-life urban green space exposure. *Nature Neuroscience, 22*(9), Article 9. https://doi.org/10.1038/s41593-019-0451-y

Vafeiadou, A., Banissy, M. J., Banissy, J. F. M., et al. (2023). The influence of climate change on mental health in populations of the western Pacific region: An umbrella scoping review. *Heliyon, 9*(11), e21457. https://doi.org/10.1016/j.heliyon.2023.e21457

van den Bosch, M., & Meyer-Lindenberg, A. (2019). Environmental Exposures and Depression: Biological Mechanisms and Epidemiological Evidence. *Annual Review of Public Health, 40*, 239–259. https://doi.org/10.1146/annurev-publhealth-040218-044106

WBGU – Wissenschaftlicher Beirat der Bundesregierung Globale Umweltveränderungen (2018). *Zeit-gerechte Klimapolitik: Vier Initiativen für Fairness*. WBGU. https://www.wbgu.de/fileadmin/user_upload/wbgu/publikationen/politikpapiere/pp9_2018/pdf/wbgu_politikpapier_9.pdf

Zacher, M., Arkin, M., Rhodes, J., & Lowe, S. (2022). The Effects of Maternal Disaster Exposure on Adolescent Mental Health 12 Years Later. *Research on Child and Adolescent Psychopathology, 50*. https://doi.org/10.1007/s10802-022-00917-1

Teil III Zentrale Handlungsfelder für die Bewältigung der Umweltkrisen und die Förderung der psychischen Gesundheit

Nachdem die vorangegangenen Kapitel eine ausführliche Problembeschreibung dargelegt haben, soll es in den folgenden Kapiteln um mögliche Lösungsansätze gehen. Um die natürlichen Lebensgrundlagen auch für kommende Generationen zu erhalten und ein gutes Leben zu ermöglichen, sind umfassende Transformationen in allen gesellschaftlichen Bereichen notwendig. Alle Maßnahmen, die einen Schritt in die richtige Richtung bedeuten, sind dabei wichtig. Transformationen in bestimmten Bereichen versprechen aber einen größeren Effekt auf die Umweltkrisen als in anderen Bereichen. Und manche Maßnahmen können nicht nur der Bewältigung der Umweltkrisen dienen, sondern gleichzeitig dabei helfen, die psychische Gesundheit zu erhalten und zu fördern. Im Folgenden sollen vier Bereiche beleuchtet werden, die besonders erfolgversprechend scheinen, um solche »Mehrgewinne« zu erreichen.

Die Vereinten Nationen (UN) gehen davon aus, dass bis Mitte dieses Jahrhunderts 2,5 Milliarden zusätzliche Menschen in Städten wohnen werden. Im globalen Durchschnitt werden dann zwei Drittel der Menschen in Städten wohnen, in Deutschland sogar fast 85 %. Das Leben in Städten hat Auswirkungen auf die psychische Gesundheit. Während Übersichtsarbeiten zeigen, dass das Leben in Städten mit einem höheren Risiko für viele psychische Erkrankungen einhergeht, legen andere Studien nahe, dass spezifische Elemente in städtischen Umgebungen förderlich oder schädlich für die psychische Gesundheit sein können, sodass Stadtplanung einen Einfluss auf die Wirkung des Stadtlebens auf die psychische Gesundheit ausüben könnte. Gleichzeitig haben Städte häufig auch einen negativen Einfluss auf die Umweltkrisen. So können beispielsweise 31 % der weltweiten CO_2-Emissionen auf Städte zurückgeführt werden. Nachhaltige Stadtgestaltung bietet jedoch die Möglichkeit, diesen negativen Einfluss auf die Umweltkrisen zu minimieren. Damit eröffnet sich prinzipiell die Möglichkeit, Städte so zu gestalten, dass sie die Umweltkrisen nicht weiter befeuern und gleichzeitig die psychische Gesundheit fördern.

Ein weiterer Bereich, der Potenzial sowohl für die Bewältigung der Umweltkrisen als auch für die psychische Gesundheit bietet, ist der Aufenthalt in der Natur. So wirkt sich regelmäßiger Kontakt mit der Natur positiv auf die psychische Gesundheit aus. Auch bei der Behandlung kann Naturerleben, zum Beispiel in Form von Gartenarbeit oder Spaziergängen, klassische Interventionsverfahren unterstützen. Der zunehmende Verlust von Biodiversität und Naturräumen gefährdet diesen Resilienzfaktor für die psychische Gesundheit jedoch. Daher kommen Maßnahmen, die dem Schutz von Biodiversität dienen, nicht nur der Umwelt zugute, sondern sie haben darüber hinaus das Potenzial, die psychische Gesundheit zu erhalten und zu fördern.

Auch die Ernährung hat einen wichtigen Einfluss sowohl auf die psychische Gesundheit als auch auf die Umwelt. Mehr als ein Viertel der weltweiten CO_2-Emissionen kann auf die Produktion von Nahrungsmitteln zurückgeführt werden. Mehr als die Hälfte davon entfällt wiederum auf die Produktion von tierischen Nahrungsmitteln. Gleichzeitig gibt es Hinweise, dass die mediterrane Kost, die einen hohen Anteil von Gemüse, Hülsenfrüchten, Nüssen und Obst sowie einen geringen Anteil insbesondere von rotem Fleisch enthält, positive Effekte auf die psychische Gesundheit haben kann. Es könnte also auch im Bereich der Ernährung das Potenzial geben, gleichzeitig positive Effekte für die Umwelt und die psychische Gesundheit zu erzielen. Allerdings gibt es Hinweise, dass der komplette Verzicht auf tierische Produkte negative Effekte auf die psychische Gesundheit haben könnte, sodass eine differenzierte Betrachtung hier wichtig ist.

Nicht zuletzt hat die Art und Weise, wie wir uns fortbewegen, große Effekte sowohl auf die Umwelt als auch auf die psychische Gesundheit. Im Durchschnitt bewegen sich viele Menschen in ihrem Alltag zu wenig und sitzen zu viel. Dabei erhöhen sowohl Bewegungsmangel als auch zu viel Sitzen beispielsweise das Risiko für Depressionen. Die Gründe für den Bewegungsmangel sind vielfältig, finden sich aber auch in der Art und Weise wieder, wie Menschen sich im Alltag fortbewegen. In Deutschland werden beispielsweise 57 % der Wege »passiv« mit dem Auto zurückgelegt, was neben dem Bewegungsmangel auch die Umweltkrisen weiter befeuert. Die Stärkung aktiver Fortbewegungsarten im Alltag könnte deshalb sowohl die psychische Gesundheit stärken als auch dabei helfen, die Umweltkrisen zu bewältigen.

6 Städte

Leonie Ascone und Simone Kühn

6.1 Einleitung

Die Menschheitsgeschichte spielte sich zu ihrem Großteil in dünn besiedelten ländlichen Umgebungen ab. Die Vereinten Nationen (UN) beziffern das Jahr 2007 als historischen Wendepunkt, zu dem erstmalig mehr Menschen auf der Welt in Städten als auf dem Land lebten. Die Anzahl der städtisch lebenden Menschen nimmt sowohl durch das Bevölkerungswachstum als auch durch Land-zu-Stadt-Migration kontinuierlich zu. Prognosen deuten darauf hin, dass bis 2050 etwa 68 % der Weltbevölkerung in Städten leben werden. Diese Urbanisierung betrifft dabei nicht nur die ›High Income Countries‹ (HIC), sondern auch, mit teilweise rasanter Geschwindigkeit, die Entwicklungs- und Schwellenländer (vgl. Ritchie & Roser, 2018). Bei einem Vergleich zwischen den HIC und den ›Low and Middle Income Countries‹ (LAMIC) werden klar erkennbare Unterschiede in den physischen Strukturen der Städte im Zuge der Urbanisierung deutlich. In HIC spiegelt sich das Wachstum der städtischen Bevölkerung sowohl in der Höhe der Bebauung als auch in einer verstärkten räumlichen Ausdehnung wider, beispielsweise durch die zunehmende Entwicklung von Vororten und Stadtrandgebieten. Im Gegensatz dazu ist in LAMIC oftmals eine mangelnde bauliche Anpassung an die wachsende Bevölkerungszahl beobachtbar, was zu Elendsvierteln, Slums und Überfüllung (›Crowding‹) führen kann (Jedwab et al., 2021). Infrastruktur, Wohnraum, Arbeitsplätze und die damit einhergehende sozio-ökonomische Integration kommen dabei dem raschen Bevölkerungszuwachs oftmals nicht nach, was zu einer Vielzahl psychosozialer Probleme führt.

Ein weiterer Trend ist die Zunahme psychischer Gesundheitsprobleme. Ungefähr eine Milliarde Menschen weltweit litten 2019 unter einer psychischen Störung (Lancet Global Health, 2020). Dabei wurde in Übersichtsarbeiten festgestellt, dass das Risiko psychischer Erkrankungen wie Angststörungen, Psychosen, Depressionen oder Sucht in Städten gegenüber eher ländlich geprägten Regionen signifikant erhöht ist (Gruebner et al., 2017; Krabbendam et al., 2021). Für die dänische Population (1,89 Millionen Menschen) konnte aufgezeigt werden, dass das Aufwachsen in stark urbanisierten Gegenden während der ersten 15 Lebensjahre mit einem fast dreifachen Risiko (OR = 2,75) einer späteren Schizophrenie-Diagnose assoziiert war. Auch war der Urbanitätsgrad an der Wohnadresse zum Zeitpunkt der Geburt im Sinne einer Dosis-Wirkungs-Assoziation signifikant mit dem Schizophrenie-Risiko assoziiert (Pedersen & Mortensen, 2001). Allerdings berichten Krabbendam und Kolleg:innen (2021), dass sich für Europa ein Nord-Süd-Unterschied aufzeigen lässt. Während nicht-affektive Psychosen in nordeuropäischen Städten häufiger auftreten als auf dem Land, zeigt sich tendenziell ein genau gegenteiliges Bild oder nicht-signifikante Unterschiede für südeuropäische Länder. Diese Ergebnisse legen trotz methodischer Unterschiede bei den durchgeführten Studien nahe, dass eine detailliertere Identifizierung spezifischer Elemente, die in städtischen Umgebungen patho- vs. salutogen auf die psychische Gesundheit einwirken, notwendig ist.

Städte sind nicht nur der Hauptlebensraum des Menschen, sondern auch Treiber des Klimawandels. Dieser geht größtenteils auf die Förderung und den Verbrauch fossiler Brennstoffe (Kohle, Öl, Gas) zurück, die laut Schätzungen für 75 % der globalen Treibhausgas-Emissionen und 90 % des CO_2-Ausstoßes verantwortlich sind. Städte sind Orte, in denen in besonderem Ausmaß produziert und konsumiert wird (UN, 2024). Gebäude sind schätzungsweise für 31 % der weltweiten CO_2-Emissionen verantwortlich (WGBU, 2023). Unter anderem durch dichte Bebauung und Bodenversiegelung sind Städte in mittleren Breitengraden nach verschiedenen Schätzungen im Vergleich zur ländlichen Umgebung bis zum Jahr 2050 zudem potenziell doppelt so starkem Hitzestress ausgesetzt (WGBU, 2023). Mit einem geschätzten zusätzlichen Siedlungsbedarf für ca. 2,5 Milliarden Menschen bis Mitte des Jahrhunderts sollte klimaverträglichem, nachhaltigem, sozial gerechtem und resilientem (z. B. gegenüber Flutungen) Bauen weltweit daher höchste Priorität eingeräumt werden (vgl. WGBU, 2023). Dies gilt auch insbesondere vor dem Hintergrund klimabedingter Migration und Flucht (s. Bellizzi et al., 2023). Die UN heben explizit in Ziel 11 der 16 *Sustainable Development Goals* eine nachhaltige Entwicklung urbaner Räume hervor (https://sdgs.un.org/goals), wobei Inklusion, Sicherheit, (Klima-)Resilienz und Gerechtigkeit betont werden.

6.2   Was ist Stadtlandschaft?

Die Stadtlandschaft ist ein durch anthropogene Umgestaltung entstandener Lebensraum, wobei menschengemachte, bebaute Oberflächenformen dominieren (vgl. Spektrum der Wissenschaft, 2001). Städte erfüllen eine Vielzahl von Funktionen wie Wohnen, Wirtschaften, Versorgung und Freizeit. So kommt es oft zu Konkurrenz um Flächen und zur Naturverdrängung. Daher ist die Frage nach der optimalen ›Komposition‹ einer Stadtlandschaft eine komplexe Herausforderung, bei der vielzählige Faktoren, Interessen und Anforderungen berücksichtigt werden müssen.

▶ Abb. 6.1 zeigt ein holistisches Stadtlandschaftsmodell. Bestandteile von Stadtlandschaften können so systematisch in verschiedene *Kategorien* eingeteilt werden, die bei der Evaluation von Wirkung auf den Menschen betrachtet werden können. Hierzu zählen (von links nach rechts stärker anthropogen zu stärker natürlich geprägt, unter gegenseitiger Wechselwirkung): 1. Gebäude, 2. das Verkehrsnetz (jeweils unter einer physikalisch/baulichen vs. funktionalen Nutzungs-/sozialer Bedeutungs-Perspektive), 3. Fahrzeuge, 4. Menschen (Population, Gruppen, Individuen), 5. Tiere (Fauna), 6. Grün (Flora), 7. Blau (Gewässer) und 8. Topografie. Unter der Kategorie ›Menschen‹ soll einerseits die Zusammensetzung der Population durch z. B. bestimmte Ethnien, Alters- oder sozioökonomische Statusgruppen berücksichtigt werden. Ebenso können genetische und psychosoziale (Prä-)Dispositionen von Individuen im Hinblick auf die ›Selektion‹ des Wohnumfeldes sowie Einwirkung von Umwelteinflüssen von Bedeutung sein. In den unteren, aus den Kategorien abgeleiteten Kästen befinden sich beispielhaft einzelne zugeordnete *Elemente*. ›Fluktuierende/nicht-sichtbare Elemente‹ (oberer Modellbereich) meint Phänomene wie Licht-, Luft- und Lärmverschmutzung, Wasserqualität, virale Belastungen, mikrobielle und ähnliche Faktoren, die durch anthropogene und natürliche Einflüsse und deren Wechselwirkungen (z. B. Zoonosen) entstehen. Das Ausmaß, in dem einzelne dieser Stadtlandschaftselemente und deren Zusammenspiel die psychische Gesundheit beeinflussen, ist bei Weitem nicht abschließend geklärt.

Methodisch werden verschiedene Arten von Bebauung (z. B. industrielle Bebauung, Wohngebiete, Straßen), *urban green space* (*Stadtgrün*, z. B. offene Grünflächen wie Parks, Bäume, Wiesen, Stadtwald) oder *urban blue space* (*Stadtblau*, z. B. Gewässer [allg.], Meer, Flüsse, Seen) oftmals über die Klassifikation von Satellitenbildern als Prozentwert für verschiedene Klassen von ›Landbedeckung‹ oder ›Landnutzung‹ bestimmt. So beruht der European Urban Atlas (EUA) auf Bilddaten des Copernicus-Satelliten und bietet ein standardisiertes und gut differenziertes Klassifikationssystem für europäische Städte. Die Bestimmung von Landbedeckung oder -nutzung kann beispielsweise für verschiedene Radii (auch genannt ›Buffer‹, z. B. 300 m, 1 km) um die Wohnadresse, um Aufenthaltsorte oder Routen (z. B. per GPS-Tracking bestimmt) berechnet werden. Geo-referenzierte Register- und weitere öffentliche sowie kommerzielle Datenquellen können hinzugezogen und mittels Geoinformationssystem (GIS) mit o. g. Daten verschnitten werden. Beispiele sind sog. ›Points of Interest‹ (POI, z. B. medizinische Versorgungseinrichtungen, öffentliche Haltestellen) in der Umgebung, Luft- oder Lichtverschmutzungsdaten, Lärmkarten oder (Gebäude-)Höhenmodelle. Weiterhin können soziodemografische Merkmale der Umgebung (z. B. Migrationsanteil, Kriminalitätsstatistiken, Alterszusammensetzung) hinzugefügt werden. Weitere Quellen, wie ›Google-Street-View-Daten‹ können automatisiert ausgewertet und genutzt werden, um einer realitätsnäheren ›Ego-Perspektive‹ Rechnung zu tragen. Zur Erfassung von In-situ-Reaktionen auf Stadtlandschaft können georeferenzierte (Tracking des Aufenthaltsortes der Person) Ecological Momentary Assessment (EMA; Erfassung von Verhaltens-/ Erlebnisdaten in Echtzeit am aktuellen Aufenthaltsort, z. B. über Smartphone) und Sensordaten (z. B. portables EEG und andere ›Wearables‹) verwendet werden. Nicht zuletzt können gezielte Befragungen von Anwohner:innen, beispielsweise zur Zufriedenheit mit dem Grün, der Erreichbarkeit wichtiger POI oder dem sozialen Zusammenhalt im Viertel zusätzlich Aufschluss über die subjektive Wahrnehmung und Bewertung der Stadtlandschaft geben.

Die Verwendung unterschiedlicher Datentypen und Methoden erschwert die Vergleichbarkeit von Studien in der Erforschung der Auswirkungen des urbanen Lebensraumes auf die (psychische) Gesundheit. Der Vergleich von Ergebnissen auf Basis verschiedener Untersuchungsdesigns, Mess- und Auswertungsmethoden sowie die Untersuchung holistischer Stadtlandschaftsmodelle ist daher wünschenswert.

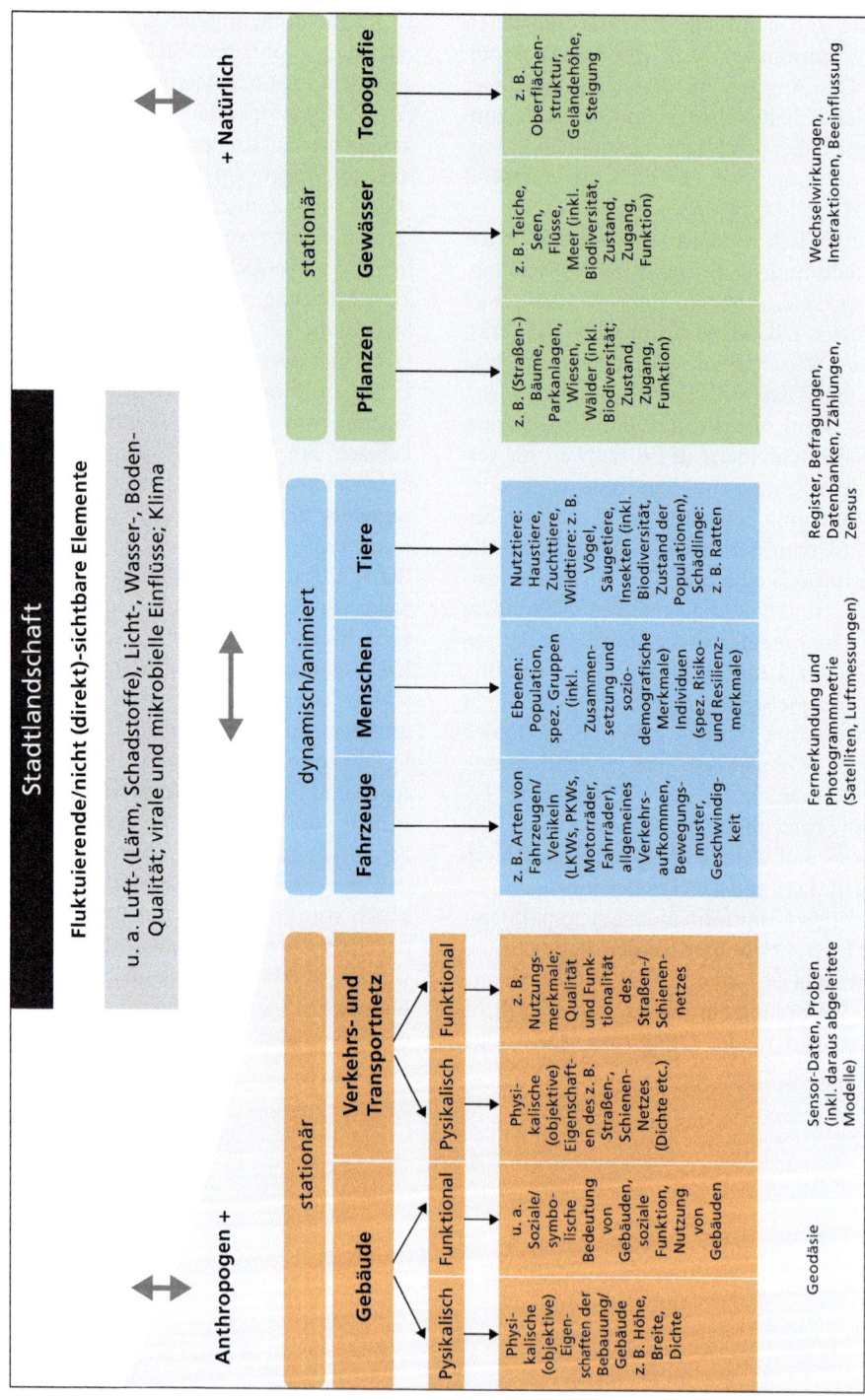

Abb. 6.1: Holistisches Stadtlandschaftsmodell

6.3 Therapeutische Landschaften und Implikationen für eine psychologisch-salutogene Stadtlandschaftsgestaltung

Der Begriff der *therapeutischen Landschaften* geht auf den Geografen Wilbert Gesler (1992) zurück. Bei seiner breitgefassten Definition liegt das Hauptaugenmerk auf der positiven Wirkungszuschreibung an bestimmte Orte. Es wird ein holistischer Gesundheitsbegriff zugrunde gelegt, der über die reine Abwesenheit von Krankheit hinausgeht: Salutogene Effekte können sich dabei auf körperlicher, psychischer oder spiritueller Ebene manifestieren. Im Rahmen dieser Definition können Orte, aber auch soziale Kontexte, Milieus oder Settings (z. B. eine psychiatrische Akutstation) als therapeutische Landschaften gelten. Sie haben dabei einen entsprechenden ›Ruf‹ als heilend, wie beispielsweise die Kultstätte des Asklepios in Epidauros, Griechenland (vgl. Gesler, 1993). Die therapeutische Wirkung entfaltet sich dabei durch die Wechselwirkung geografisch-landschaftlicher (physikalischer) Merkmale mit kulturellen, sozialen und individuellen Faktoren, wie der Zuschreibung von Bedeutung (inkl. Symbolik) an bestimmte Orte. Städte können eine Vielzahl von Orten beherbergen, die gemäß dieser Definition ›therapeutisch‹ sind. Die empirische Wissenschaft hat sich insbesondere auf die Bedeutung von Stadtnatur mit ihrem besonderen Potenzial für präventive, abmildernde oder sogar salutogene Effekte in Bezug auf psychische Probleme und Erkrankungen fokussiert. Ein Überblick hierzu folgt daher im nächsten Abschnitt.

6.4 Die Bedeutung von Stadtnatur für die psychische Gesundheit

6.4.1 Allgemeine Effekte von Stadtnatur auf die psychische Gesundheit

Der »Umbrella-Review« von Yang und Kolleg:innen (2021) untermauert, dass die Exposition gegenüber Grünflächen positiv mit der kognitiven Entwicklung, Aufmerksamkeit sowie einer besseren psychosozialen Gesundheit im Verlauf des gesamten Lebens verbunden ist. Umgekehrt wird betont, dass schlechte Wohnverhältnisse und von Grünflächen entfremdete sowie luft- und lärmverschmutzte Umgebungen in allen betrachteten Altersgruppen (Adoleszenz bis hohes Erwachsenenalter) mit einem erhöhten Auftreten depressiver Symptome assoziiert sind. Maßnahmen zur Steigerung der Grünflächenexposition, wie beispielsweise durch Besuche von Parks oder Wäldern, gehen demgegenüber mit einem gesteigerten Wohlbefinden einher. Aktivitäten in Gärten (z. B. Gartenarbeit) etwa können die soziale und emotionale Gesundheit von neurologischen Patient:innen fördern. Spezifisch für Kinder und Jugendliche zeigen mehrere Untersuchungen, dass eine größere Nähe der Wohnadresse zu Grünflächen das prosoziale Verhalten fördert und sich positiv auf Stress, Stimmung, depressive Symptome und das Wohlbefinden junger Menschen auswirkt. Ähnlich findet ein Review spezifisch zu urbanen Kontexten, dass urbanes Grün positiv mit der allgemeinen Gesundheit sowie dem Wohlbefinden assoziiert ist (Krefis et al., 2018). Allerdings ist für den Forschungsbereich insgesamt kritisch anzumerken, dass ein Großteil der Evidenz aus querschnittlichen Untersuchungen und HIC stammt, nicht-lineare Zusammenhänge kaum Berücksichtigung finden, Prädiktoren und Outcomes teilweise nicht dem jeweiligen ›Gold-Standard‹ entsprechen, Arten von ›Grün‹ nicht differenziert genug untersucht werden und Kausalität sowie Mechanismen noch zu wenig untersucht sind (s. auch ▶ Kap. 6.4.2). Hierzu passt auch das uneinheitliche, aber in der Summe positive Bild, das die Ergebnisse von sog. ›nature prescription‹-Interventionsstudien zeigen (Nguyen et al., 2023). Ähnlich positive Effekte lassen sich Blauflächen zuschreiben. Hier legen Metaanalysen zwar ebenfalls (kleine) signifikanten Effekte auf die mentale Gesundheit nahe (z. B. Smith et al., 2021), jedoch gilt auch hier die angemerkte methodische Kritik.

6.4.2 Exposition gegenüber Stadtgrün und mögliche Wirkpfade

Die Exposition kann neben der *Dauer* der Exposition und dem *Typ* der Stadtnatur (*Intensität* und *Qualität*, z. B. Stadtwiese vs. Wildnis, geringe vs. hohe Biodiversität) sowohl *direkt*, beispielsweise durch einen Aufenthalt in einem Park, als auch *indirekt*, wie z. B. durch den Blick auf den Park aus dem Fenster erfolgen. Exposition kann ferner *repräsentativ* in Form von Bildern oder Medien erfolgen (*Direktheit/Unmittelbarkeit*). Zudem können Personen bewusst oder unbewusst exponiert sein (*Bewusstheit/Aufmerksamkeit*). Es ist ebenso wichtig, die Ebene der *Aktivität* bei der Naturexposition zu berücksichtigen (z. B. Sitzen, Gehen, Sport oder soziale Aktivitäten). Ebenso zu betrachten ist die Frage, ob eine *Interaktion* mit der Natur erfolgt (z. B. beim Gärtnern oder Sammeln von Blättern oder Beeren). Auch spielen das Vorhandensein und die Valenz von *Vorerfahrung* in Bezug auf Naturerlebnisse und die damit assoziierte *Einstellung und Erwartung* gegenüber der Natur eine wichtige Rolle für die Exposition selbst und die daraus resultierende Wirkung. Ein hierbei besonders hervorzuhebender Faktor ist die Naturverbundenheit, die mit der Wirkung der Naturexposition auf den Menschen, aber auch umgekehrt mit umweltfreundlichem Verhalten (Wirkung des Menschen auf die Natur) assoziiert ist (vgl. Lengieza & Swim, 2021).

Um ein tieferes Verständnis zu erlangen, wann und welche Formen von Grünexposition besonders wirksam sind, sollten diese Faktoren in experimentellen Studien weiter untersucht werden. Hypothetisch ist die Ermöglichung möglichst vielfältiger Erfahrungen, auch unter dem Aspekt der Gerechtigkeit für verschiedene Bevölkerungsgruppen, von Relevanz. Ebenso ist bekannt, dass nicht das reine Vorhandensein von Natur an sich, sondern die (Bewertung der) *Qualität* sowie der soziale Kontext (inkl. Sicherheit) eine wichtige Rolle spielen (s. z. B. Nguyen et al., 2021). So können bestimmte Designs oder mangelnde Pflege von Grünflächen zu einer schlechten Einsehbarkeit oder Verwahrlosung führen, die Ängste oder Kriminalität fördern, generell sind urbane Grünanlagen allerdings mit reduzierter Kriminalität assoziiert (vgl. Venter et al., 2022; Shepley et al., 2019). Ebenso ist Biodiversität nicht nur im Sinne des Arterhalts und Klimas, sondern auch in Bezug auf die psychische Gesundheit wichtig (vgl. Marselle et al., 2021). So konnte die Studie von Methorst et al. (2021) beispielsweise zeigen, dass der Speziesreichtum von Vögeln in europäischen Städten in ähnlicher Höhe mit der Lebenszufriedenheit assoziiert war wie das Einkommen.

Im Folgenden werden drei wichtige Wirkpfade zwischen Stadtgrün/-natur und der psychischen Gesundheit vorgestellt. Vorangestellt sei an dieser Stelle, dass die Evidenz für mediierende Faktoren bis dato unzureichend ist. Dies liegt unter anderem auch in der Tatsache begründet, dass viele wissenschaftliche Arbeiten lediglich eine limitierte Auswahl translationaler Faktoren berücksichtigen.

Physiologische Wirkmechanismen

Zu den physiologischen Wirkpfaden gehört die *Verbesserung der Luftqualität* über Absorption, Dispersion oder Modifikation (z. B. Dekomposition) von Schadstoffen, wobei die Wahl von Pflanzen in diesem Sinne getroffen werden sollte (vgl. Review von Diener & Mudu, 2021). Zudem produzieren Pflanzen immunologisch förderliche flüchtige organische Verbindungen (VOCs), wie beispielsweise Phytonzide (natürliche Antibiotika, z. B. Cineol), Aldehyde (ätherische Komponenten und Aromen, z. B. Zimtaldehyd) und Terpene (stark enthalten z. B. in Harzen und Pflanzenölen, z. B. Pinene und Limonene). Diese können das Immunsystem durch ihre antimikrobiellen, entzündungshemmenden und immunmodulatorischen Effekte positiv beeinflussen (vgl. Antonelli et al., 2020), was insbesondere in Wald- und Aromatherapie zum Tragen kommt. Solche Effekte sind auch in Innenräumen nutzbar. In einer experimentellen Studie mit während des Schlafs der männlichen Probanden in Hotelräumen verstäubtem Hinoki-Öl (Phytonzid-haltig) konnten Li et al. (2009) beispielsweise einen hemmenden Effekt auf das Stresshormonlevel und damit assoziiert eine Steigerung der Aktivität natürlicher Killerzellen nachweisen.

Der Effekt von städtischem Grün auf das *Stadtklima* kann ebenfalls den physiologischen Wirkmechanismen zugerechnet werden. So wurde geschätzt, dass die grüne Infrastruktur in europäischen Städten die Temperatur um im Mittel 1,07 °C bis zu 2,9 °C senkt. Um eine Temperatursenkung von 1 °C zu erreichen, muss im Allgemeinen eine Baumbedeckung von mindestens 16 % gegeben sein (vgl. Marando et al., 2022). Dies unterstreicht die Stadtbegrünung als potenzielles Mittel zur Reduktion klimabedingter negativer Auswirkungen auf die psychische Gesundheit, wie beispielsweise der hitzebedingten Zunahme psychiatrischer Notfälle (s. z. B. Nori-Sarma et al., 2022).

Ein weiterer bedeutsamer physiologischer Mechanismus ist die Förderung *körperlicher Aktivität* durch die Bereitstellung geeigneter Grünanlagen. Sport ist als Mittel zur Prävention und Amelioration von psychischen Erkrankungen bekannt (s. z. B. Metaanalyse von Rebar et al., 2015). Ein attraktives Design mit verschiedenen Bewegungsanreizen für verschiedene Zielgruppen ist hierbei von Vorteil.

Psychologische Wirkmechanismen

Im Bereich der psychologischen Wirkmechanismen spielen insbesondere die *Attention Restoration Theory* (ART, vgl. Kaplan & Kaplan, 1989; Kaplan, 1995) und die *Stress Reduction Theory* (SRT, vgl. Ulrich, 1983) eine bedeutende Rolle. Die ART betont, dass natürliche Landschaften eine mühelose Aufmerksamkeit ›Soft Fascination‹ und somit eine Erholung der im urban geprägten Umfeld stark geforderten kognitiven Kapazitäten ermöglichen. Ebenfalls gelten die Dimensionen ›Being Away‹ (Fortsein vom Alltag), ›Coherence‹ (Verstehbarkeit der Landschaftskomposition, gleichzeitig Explorationsanreize), ›Extent/Scope‹ (Ausblick und Raumausdehnung) und ›Compatibility‹ (Bedürfnisse/Neigungen korrespondieren mit den Möglichkeiten der Landschaft) als relevante Faktoren für die Erholung (vgl. Hartig et al., 1997). Laut SRT rufen jegliche Umwelten automatisierte emotionale und körperliche Reaktionen hervor. Hierbei treten positive Reaktionen und somit Präferenzen für Landschaften auf, wenn diese für das (Über-)Leben als förderlich wahrgenommen werden. Dies sind hypothetisch insbesondere solche Landschaften, welche über Ausblick/Überblick und Zufluchtsmöglichkeiten (vgl. *prospect-refuge*-Theorie nach Appleton, 1996) sowie über überlebenswichtige Ressourcen (z. B. Wasser) verfügen. Demgegenüber treten unmittelbare Stressreaktionen sowie Vermeidungstendenzen gegenüber (urbanen) Landschaften auf, die unübersichtlich, reizüberladen und potenziell gefährlich sind. Weiterhin suggeriert der auf visuellen Wahrnehmungstheorien basierende *Perceptual Fluency Account* (*PFA*), dass natürliche Strukturprinzipien und Muster, wie beispielsweise die Selbstähnlichkeit (sog. ›Fraktale‹, klassisches Beispiel: Romanesco-Blumenkohl) für eine vereinfachte ›Verarbeitung‹ natürlicher (gegenüber urbanen) Szenerien sorgen. Somit sieht die PFA das Eintreten von (kognitiver) Erholung eher als das ›Nebenprodukt‹ einer ›flüssigen‹ Verarbeitung von Informationen (vgl. Joye & van den Berg, 2011).

Die neurowissenschaftliche Befundlage stützt grundsätzlich die Annahme, dass natürlichere Settings sich förderlich auf die kognitiven Ressourcen auswirken, positiv zur Reduktion negativen Affekts und Stress sowie zur Entspannung und Erholung beitragen (vgl. Bolouki, 2023). Die Tatsache, dass sowohl direkte Naturerfahrungen als auch Repräsentationen (z. B. virtuelle Realität, Bilder, Gerüche, Geräusche oder sogar Vorstellungen oder Texte) positive Effekte haben, wurde durch die *klassische Konditionierung mit Generalisierung* plausibel erklärt (s. Egner et al., 2020). Repräsentationen sind insbesondere für den Innenraum oder bei eingeschränktem direktem Naturzugang relevant.

Soziale Wirkmechanismen

Auch soziale Wirkpfade werden in der Literatur zu Stadtnatur und psychischer Gesundheit immer wieder diskutiert und empirisch nachgewiesen (z. B. Pasanen et al., 2023; Tao et al., 2020). Das Design von Parks oder anderen städtischen Grünanlagen kann soziale Interaktionen auf vielfältige Art fördern, indem diesbezügliche Bedürfnisse diverser Bevölkerungsgruppen berücksichtigt werden. Städtisches Grün kann bei angemessener Gestaltung auch Gefühlen von Einsamkeit vorbeugen (vgl. Review von Astell-Burt et al., 2022), sollte aber auch den Bedürfnissen nach Rückzug entgegenkommen.

6.5 Gebaute Stadtlandschaftselemente und mentale Gesundheit

Im Folgenden werden wir uns aus Gründen der Stringenz auf einige ausgewählte Bereiche beschränken, die im Rahmen der Stadtforschung in Bezug auf die psychische Gesundheit bedeutsam sein können. Dabei widmet sich der erste Abschnitt eher pathogenen Einflüssen, während in den weiteren Abschnitten vermehrt Aspekte einer salutogenen Gestaltung aufgegriffen werden.

6.5.1 Stadtklima, Verschmutzung und mentale Gesundheit

Die zunehmende Bodenversiegelung, Gebäudehöhe und -dichte, einhergehend mit entsprechender Naturverdrängung, stellen ein ökologisches und klimatisches Risiko in Städten dar – unter anderem durch eine mangelnde Regenwasserversickerung (Folge: Überschwemmungen, Erosion), schlechteren Luftaustausch und somit schlechtere Luftqualität sowie Hitzebildung. Dies hat Folgen für die psychische Gesundheit von Anwohner:innen. In einer

Metaanalyse wurde beispielsweise aufgezeigt, dass Hitzewellen mit einer um 5 % und Extremhitze mit einer um 18 % erhöhten gemittelten Inzidenz von mentalen und Verhaltensstörungen wie Schizophrenie, neurotischen oder affektiven Störungen assoziiert waren. Extremes Kaltwetter wies demgegenüber keine signifikanten Zusammenhänge mit den Inzidenzen auf (Li et al., 2023). In Städten massiv auftretende Luftschadstoffe wie Feinstaub ($PM_{2,5}$, PM_{10}), Stickstoffdioxid (NO_2), bodennahes Ozon (O_3) und Dieselruß (DEP) sind im Zusammenhang mit Angst und Depressionen als signifikant belegt worden (vgl. Zundel et al., 2022). Allgemeiner werden Luftschadstoffe mit (neuro-)inflammatorischen und -degenerativen Prozessen über die gesamte Lebensspanne (z. B. Autismus, Parkinson, Alzheimer) in Verbindung gebracht (vgl. Armas & D'Angiulli, 2022). Weitere in Städten vermehrt auftretende pathogen wirkende Einflüsse sind (Straßen-)Lärmverschmutzung (vgl. Dzhambov & Lercher, 2019) und nächtliche Lichtverschmutzung (vgl. Tancredi et al., 2022).

6.5.2 Allgemeine Bebauungsparameter

Unter dieser Kategorie fassen wir an dieser Stelle allgemein Parameter zusammen, die den Grad der Bebauung oder der Bebauungsdichte horizontal und/oder vertikal klassifizieren (z. B. über versiegelte Flächen durch Straßen, Plätze, Gebäude, Gebäudehöhen, Fassadendichte). Der Klimawandel und die notwendige Dekarbonisierung führen absehbar zu einer weiteren Verdichtung der Städte. Die Sichtbarkeit des Himmels sowie ›offene‹ und weite Blicke sind in stark bebauten Umgebungen deutlich reduziert – mit möglichen Auswirkungen nicht nur hinsichtlich der ausbleibenden Entspannung der Augenmuskulatur, sondern auch in Bezug auf ein mangelndes Gefühl von Überblick, Expansion oder Weite, mit möglichen Auswirkungen auf die Befindlichkeit. Hierzu bedarf es weiterer Erforschung.

Zur Bebauungsintensität konnte in einer chinesischen Studie (Hongkong) beispielsweise gezeigt werden, dass eine höhere Fassadendichte im Wohnumfeld mit einer erhöhten, während eine höhere Sichtbarkeit des Himmels (Sky View Factor) sowie Flächenbedeckung durch Straßen mit einer verringerten Sterberate durch bestimmte Suizide assoziiert war (Wang et al., 2020). Eine Studie der Bevölkerung des Metro-Vancouver-Stadtgebiets (Kanada) zeigte, dass eine höhere Bodenversiegelung in einem 250-m-Radius um die Wohnadresse mit einem höheren Risiko einer psychischen Erkrankung einherging – allerdings nur bei Männern (Jarvis et al., 2020).

6.5.3 Straßen, Verkehr und Walkability

Gut vernetzte Straßen erhöhen die Mobilität und Erreichbarkeit. Sie erleichtern den (Güter-)Transport und tragen somit auch zum Wohlstand bei. Sie gehören somit zu einem wichtigen Ziel in Bezug auf die Stadtentwicklung insbesondere in LAMIC. Andererseits führen Auto-dominierte Straßen sowie hochkonnektive Straßennetze auf vielseitige Arten zu Stress – insbesondere aufgrund von Luft- und Lärmverschmutzung, der Limitierung sozialer Begegnungen und Unfallgefahr bei komplexen Verkehrslagen und Kreuzungen. Verkehrsberuhigte und Fußgänger-Zonen können durch eine durchdachte (inkl. grüne) Gestaltung, die ein reichhaltiges soziales ›Straßenleben‹ ermöglicht, positiv auf die psychosoziale Gesundheit von Anwohner:innen wirken (vgl. Hematian & Ranjbar, 2022). Da Straßenszenerien einen großen Anteil des öffentlichen Raumes ausmachen, erscheint hier allgemein ein gezieltes Ansetzen zur Erhöhung von natürlichen Elementen besonders vielversprechend. Bei Proband:innen aus Leipzig korrelierte beispielsweise eine höhere Anzahl von Straßenbäumen um die Wohnadresse (100-m-Radius) marginal signifikant mit einer geringeren Verschreibungsrate antidepressiver Medikation (Marselle et al., 2020). Ein gut ausgebautes, barrierefreies öffentliches Verkehrssystem mit innovativen Lösungen zur Emissions- und Lärmreduktion könnte positiv zur Gesamtreduktion von Umweltbelastungen und somit auch zur (psychischen) Gesundheit beitragen. Als ›Walkability‹ wird gemeinhin die fußläufige (barrierefreie) Erreichbarkeit verschiedener wichtiger (Ziel-)Punkte verstanden. Insgesamt gibt es einige Evidenz, die auf die positive Bedeutung von ›Walkability‹ in Quartieren/Nachbarschaften für die psychische Gesundheit hinweisen. Dies gilt insbesondere für weniger mobile und ältere Anwohner:innen (s. z. B. Leyden et al., 2023).

6.5.4 Vorhandensein und Erreichbarkeit relevanter Einrichtungen

Unter dem Begriff ›points of interest‹ (POI) können potenziell bedeutsame Einrichtungen und Orte für Anwohner:innen zusammengefasst werden. Beispiele sind kritische Versorgungseinrichtungen und Infrastruktur (z. B. medizinische Versorgungseinrichtungen, öffentliche Haltestellen), Orte zur Deckung des täglichen Bedarfs (z. B. Lebensmittelgeschäfte, Kleidungsgeschäfte), Freizeit- und Erholungseinrichtungen (z. B. Sporteinrichtungen, Unterhaltungseinrichtungen), kulturelle Einrichtungen (z. B. Kirchen oder Museen), Bildungseinrichtungen (z. B. Kindertagesstätten, Schulen, Universitäten, Volksschulen), soziale Einrichtungen (z. B. Begegnungsstätten, Clubs oder ›Treffs‹) sowie staatliche/öffentliche (Service-)Einrichtungen (z. B. Polizei, Bürgerservice). Wie aus dieser exemplarischen Auflistung schnell ersichtlich wird, sind POI, ausgenommen von der kritischen Grundversorgung, je nach betrachteter Bevölkerungsgruppe entsprechend derer Bedürfnisse von sehr unterschiedlicher Relevanz für die psychosoziale Gesundheit. Eine Studie in Guangzhou (China) zeigte zudem auf, dass die Zusammenhänge zwischen POI und mentalem Wohlbefinden nicht-linearer Natur sind. Sowohl zu wenige als auch zu viele POI (medizinische- und Unterhaltungseinrichtungen, Haltestellen) waren mit einem schlechteren Wohlbefinden assoziiert (Zhang et al., 2022). Insbesondere in Bezug auf die zunehmende Alterung der Bevölkerung sind der steigende Versorgungsbedarf, die gute Erreichbarkeit relevanter POI sowie altersgerechte Wohnformen und Infrastrukturen zu berücksichtigen (vgl. OECD, 2015).

6.5.5 Gesundheitsarchitektonische Ansätze

Unter den gesundheitsarchitektonischen Ansätzen hat insbesondere das ›biophile Design‹ große Popularität erlangt. Der Begriff ›Biophilie‹ geht auf den Sozialpsychologen Erich Fromm (1964) zurück und meint im Wesentlichen eine menschliche Neigung, auf das Leben und auf Wachstum fokussiert zu sein. Ähnlich weisen Menschen im ›Biophilie‹-Verständnis des Evolutionsbiologen Edward O. Wilson (1986) eine phylogenetisch bedingte enge Verbindung und Neigung zum Natürlichen auf. Diese Theorien werden im sogenannten ›biophilen Design‹ in der Architektur aufgegriffen. Hierbei ist das Ziel, das menschliche Bedürfnis nach Kontakt mit natürlichen Elementen und Prozessen in der Architektur zu berücksichtigen, um körperliche und psychische Gesundheit, Produktivität und Wohlbefinden zu steigern (Kellert et al., 2008). Dabei geht es auch um die Nutzung natürlicher und nachhaltiger Materialien sowie Elemente wie Pflanzen, Farben und Formen, natürliches Licht, Frischluftzufuhr, multisensorische natürliche Eindrücke (z. B. Haptik, Akustik), Blickgestaltung und an der Natur orientierte Gestaltungsprinzipien. Aus der Forschung im Innenraum-Bereich gibt es beispielsweise vermehrte Evidenz, dass visuelle Natureindrücke wie Naturbilder aber auch visueller Kontakt zu natürlichen Elementen (Blumen, Grünpflanzen, Holz) einen positiven Einfluss auf psychophysiologische Zustände haben (Jo et al., 2019). Auch ist ein natürlicher (grüner) und zugleich heller Fensterblick (Tageslicht) mit einer kürzeren stationären Aufenthaltsdauer von Patient:innen mit affektiven Störungen assoziiert (s. Mascherek et al., 2022) oder der Blick auf natürliche Elemente während COVID-19-Isolation zu Hause mit weniger affektiven Symptomen (Bi et al., 2022). Gesundheitsarchitektonische Aspekte haben daher auch in neueren Ansätzen und Studien zu de-eskalierenden Ausrichtungen von Psychiatrien Berücksichtigung gefunden, wobei eine Verringerung von Zwangsmaßnahmen dokumentiert wurde (Rohe et al., 2017; Ulrich et al., 2018). Allerdings ist weitere, insbesondere experimentelle Forschung notwendig, um die Auswirkungen spezifischer architektonischer Elemente besser bewerten zu können.

6.6 Fazit und Ausblick

Vor dem Hintergrund der zunehmenden Urbanisierung und der hier dargelegten Bedeutung von Städten im Zuge der Klimakrise und des Artensterbens sollte die Flächenbedeckung durch Grün und Gewässer in Städten nicht weiter reduziert, sondern erhöht werden (auch: Vernetzung über grüne Korridore). So besagt beispielsweise die 3:30:300-Regel zur urbanen Aufforstung, dass jede:r Stadtbewohner:in (mindestens) 3 Bäume aus seiner:ihrer Wohnung sehen können sollte, der Bedeckungsanteil durch Bäume bei angemessener Biodiversität im Wohnviertel mindestens 30 % betragen sollte und die nächste öffentliche Grünanlage von mindestens 1 ha Gesamtgröße nicht weiter als 300 m entfernt sein sollte (Konijnendijk, 2023). Städte können sowohl kompakt als auch grün gestaltet werden, z. B. durch Dach- und Fassadenbegrünung, mit maximaler Ausnutzung freier Flächen für kleinere Stadtgärten, wobei Empfehlungen besagen, dass eine Grünfläche von minimal 9 m², idealerweise aber 50 m² urbaner Grünfläche pro Kopf erreicht werden sollten (s. Russo & Cirella, 2018). Grüne Dächer können zur Temperatursenkung im urbanen Raum sowie zur Energieeffizienz und Wassererzeugung beitragen (vgl. EPA, 2014). Ausreichend Luftschneisen sollten gegeben sein. Inadäquate Wohnverhältnisse, Überfüllung und einseitig-monoton bebaute Stadtlandschaften sollten vermieden und stattdessen durch ein vielfältiges, barrierefrei erreichbares sowie sozial (Bedarfs-)gerechtes Bebauungskonzept ersetzt werden. Es gibt mittlerweile eine Vielzahl nationaler und internationaler Akteure, Initiativen und Projekte, die ähnliche Ziele verfolgen, namentlich Gesundheit, Klima- und Natur-/Umweltschutz bei der Stadtplanung zusammenzudenken, wobei dem Stadtgrün und -blau eine zentrale Bedeutung zukommt (vgl. Kistemann et al., 2023). Physiologische, psychologische und soziale Wirkpfade gilt es zu bedenken, um pathogene Einflüsse zu minimieren und salutogene Potenziale auszuschöpfen. In der Architektur könnte, neben einem ressourcenschonenden, nachhaltigen Bau, über das Design (z. B. ausreichend Platz/Vermeidung von Überfüllung, Lärmdämpfung, weite und natürliche Fensterblicke, Licht, Farben, Formen, Raumgestaltung) und ›biophile‹ Elemente (Pflanzen, Naturmotive, Naturgeräusche etc.) Stress und kognitiver Erschöpfung vorgebeugt werden. Ausgleichend zur anthropozentrischen Sicht auf die psychische Gesundheit könnte verstärkt eine ökologische Perspektive und Wertschätzung für die Natur vermittelt werden, um diese zu schützen und für nachfolgende Generationen zu bewahren.

Kernaussagen

- Städte sind der – sich zunehmend verdichtende und wachsende – Hauptlebensraum des Menschen und zugleich Treiber des Klimawandels.
- Zugängliche, sozial gerecht verteilte städtische Grün- und Blauflächen sind eine essenzielle Gesundheitsressource für Stadtbewohner:innen und wirken sich zugleich positiv auf die Umwelt und das (Stadt-)Klima aus.
- Ein ›biophiles‹ Design, inklusive gezielter Nutzung von Fensterblicken, natürlicher Gestaltungsprinzipien und Raumelemente, kann die (psychische) Gesundheit auch im Innenraum fördern.
- Neben der anthropozentrischen Sichtweise auf die menschliche Gesundheit sollten Wertschätzung für die Natur und ökologische Sichtweisen vermittelt werden – mit erwartbar positiven Effekten für Mensch und Umwelt.

Literatur

Antonelli, M., Donelli, D., Barbieri, G., et al. (2020). Forest Volatile Organic Compounds and Their Effects on Human Health: A State-of-the-Art Review. *International Journal of Environmental Research and Public Health, 17*(18), 6506. https://doi.org/10.3390/ijerph17186506

Appleton, J. (1996). *The experience of landscape* (Rev. ed). Wiley.

Armas, F. V., & D'Angiulli, A. (2022). Neuroinflammation and Neurodegeneration of the Central Nervous System from Air Pollutants: A Scoping Review. *Toxics, 10*(11), 666. https://doi.org/10.3390/toxics10110666

Astell-Burt, T., Hartig, T., Putra, I. G. N. E., et al. (2022). *Green space and loneliness: A systematic review with theoretical and methodological guidance for future research* [Preprint]. Public and Global Health. https://doi.org/10.1101/2022.05.13.22275038

Bellizzi, S., Popescu, C., Panu Napodano, C. M., et al. (2023). Global health, climate change and migration: The need for recognition of »climate refugees«. *Journal of Global Health, 13*, 03011. https://doi.org/10.7189/jogh.13.03011

Bi, W., Jiang, X., Li, H., et al. (2022). The More Natural the Window, the Healthier the Isolated People—A Pathway Analysis in Xi'an, China, during the COVID-19 Pandemic. *International Journal of Environmental Research and Public Health, 19*(16), 10165. https://doi.org/10.3390/ijerph191610165

Bolouki, A. (2023). Neurobiological effects of urban built and natural environment on mental health: Systematic review. *Reviews on Environmental Health, 38*(1), 169–179. https://doi.org/10.1515/reveh-2021-0137

Dzhambov, A. M., & Lercher, P. (2019). Road Traffic Noise Exposure and Depression/Anxiety: An Updated Systematic Review and Meta-Analysis. *International Journal of Environmental Research and Public Health, 16*(21). https://doi.org/10.3390/ijerph16214134

Egner, L. E., Sütterlin, S., & Calogiuri, G. (2020). Proposing a Framework for the Restorative Effects of Nature through Conditioning: Conditioned Restoration Theory. *International Journal of Environmental Research and Public Health, 17*(18), E6792. https://doi.org/10.3390/ijerph17186792

EPA – United States Environmental Protection Agency (2014). *Using Green Roofs to Reduce Heat Islands* [Overviews and Factsheets]. https://www.epa.gov/heatislands/using-green-roofs-reduce-heat-islands

Fromm, E. (1964). *The Heart of Man: Its Genius for Good and Evil*. Harper & Row Publishers.

Gesler, W. M. (1992). Therapeutic landscapes: Medical issues in light of the new cultural geography. *Social Science & Medicine, 34*(7), 735–746. https://doi.org/10.1016/0277-9536(92)90360-3

Gesler, W. M. (1993). Therapeutic Landscapes: Theory and a Case Study of Epidauros, Greece. *Environment and Planning D: Society and Space, 11*(2), 171–189. https://doi.org/10.1068/d110171

Gruebner, O., A. Rapp, M., Adli, M., et al. (2017). Cities and Mental Health. *Deutsches Ärzteblatt International, 114*(8), 121–127. https://doi.org/10.3238/arztebl.2017.0121

Hartig, T., Korpela, K., Evans, G. W., & Gärling, T. (1997). A measure of restorative quality in environments. *Scandinavian Housing and Planning Research, 14*(4), 175–194. https://doi.org/10.1080/02815739708730435

Hematian, H., & Ranjbar, E. (2022). Evaluating urban public spaces from mental health point of view: Comparing pedestrian and car-dominated streets. *Journal of Transport & Health, 27*, 101532. https://doi.org/10.1016/j.jth.2022.101532

Jarvis, I., Koehoorn, M., Gergel, S. E., & van den Bosch, M. (2020). Different types of urban natural environments influence various dimensions of self-reported health. *Environmental Research, 186*, 109614. https://doi.org/10.1016/j.envres.2020.109614

Jedwab, R., Loungani, P., & Yezer, A. (2021). Comparing cities in developed and developing countries: Population, land area, building height and crowding. *Regional Science and Urban Economics, 86*, 103609. https://doi.org/10.1016/j.regsciurbeco.2020.103609

Jo, H., Song, C., & Miyazaki, Y. (2019). Physiological Benefits of Viewing Nature: A Systematic Review of Indoor Experiments. *International Journal of Environmental Research and Public Health, 16*(23), 4739. https://doi.org/10.3390/ijerph16234739

Joye, Y., & van den Berg, A. (2011). Is love for green in our genes? A critical analysis of evolutionary assumptions in restorative environments research. *Urban Forestry & Urban Greening, 10*(4), 261–268. https://doi.org/10.1016/j.ufug.2011.07.004

Kellert, S. R., Heerwagen, J., & Mador, M. (Eds.). (2008). *Biophilic design: The theory, science, and practice of bringing buildings to life*. Wiley.

Kistemann, T., Zerbe, S., Säumel, I., & Fehr, R. (2023). Stadtgrün und Stadtblau im Klimawandel. *Das Gesundheitswesen, 85*(S 05), S296–S303. https://doi.org/10.1055/a-2144-5404

Konijnendijk, C. C. (2023). Evidence-based guidelines for greener, healthier, more resilient neighbourhoods: Introducing the 3–30–300 rule. *Journal of Forestry Research, 34*(3), 821–830. https://doi.org/10.1007/s11676-022-01523-z

Krabbendam, L., van Vugt, M., Conus, P., et al. (2021). Understanding urbanicity: How interdisciplinary methods help to unravel the effects of the city on mental health. *Psychological Medicine, 51*(7), 1099–1110. https://doi.org/10.1017/S0033291720000355

Krefis, A. C., Augustin, M., Schlünzen, K. H., et al. (2018). How Does the Urban Environment Affect Health and Well-Being? A Systematic Review. *Urban Science, 2*(1), Article 1. https://doi.org/10.3390/urbansci2010021

Lengieza, M. L., & Swim, J. K. (2021). The Paths to Connectedness: A Review of the Antecedents of Connectedness to Nature. *Frontiers in Psychology, 12*. https://www.frontiersin.org/articles/10.3389/fpsyg.2021.763231

Leyden, K. M., Hogan, M. J., D'Arcy, L., et al. (2023). Walkable Neighborhoods. *Journal of the American Planning Association, 0*(0), 1–14. https://doi.org/10.1080/01944363.2022.2123382

Li, D., Zhang, Y., Li, X., et al. (2023). Climatic and meteorological exposure and mental and behavioral health: a systematic review and meta-analysis. *Science of The Total Environment, 892*, 164435. https://doi.org/10.1016/j.scitotenv.2023.164435

Li, Q., Kobayashi, M., Wakayama, Y., et al. (2009). Effect of phytoncide from trees on human natural killer cell function. *International Journal of Immunopathology and Pharmacology, 22*(4), 951–959. https://doi.org/10.1177/039463200902200410

Marando, F., Heris, M. P., Zulian, G., et al. (2022). Urban heat island mitigation by green infrastructure in European Functional Urban Areas. *Sustainable Cities and Society, 77*, 103564. https://doi.org/10.1016/j.scs.2021.103564

Marselle, M. R., Bowler, D. E., Watzema, J., et al. (2020). Urban street tree biodiversity and antidepressant prescriptions. *Scientific Reports, 10*(1), Article 1. https://doi.org/10.1038/s41598-020-79924-5

Marselle, M. R., Lindley, S. J., Cook, P. A., & Bonn, A. (2021). Biodiversity and Health in the Urban Environment. *Current Environmental Health Reports, 8*(2), 146–156. https://doi.org/10.1007/s40572-021-00313-9

Mascherek, A., Weber, S., Riebandt, K., et al. (2022). On the relation between a green and bright window view and length of hospital stay in affective disorders. *European Psychiatry, 65*(1), e21. https://doi.org/10.1192/j.eurpsy.2022.9

Methorst, J., Rehdanz, K., Mueller, T., et al. (2021). The importance of species diversity for human well-being in Europe. *Ecological Economics, 181*, 106917. https://doi.org/10.1016/j.ecolecon.2020.106917

Nguyen, P.-Y., Astell-Burt, T., Rahimi-Ardabili, H., & Feng, X. (2023). Effect of nature prescriptions on cardiometabolic and mental health, and physical activity: A systematic review. *The Lancet Planetary Health, 7*(4), e313–e328. https://doi.org/10.1016/S2542-5196(23)00025-6

Nguyen, P.-Y., Astell-Burt, T., Rahimi-Ardabili, H., & Feng, X. (2021). Green space quality and health: A systematic review. *International Journal of Environmental Research and Public Health*, 18(21), 11028. https://doi.org/10.3390/ijerph182111028

Nori-Sarma, A., Sun, S., Sun, Y., et al. (2022). Association Between Ambient Heat and Risk of Emergency Department Visits for Mental Health Among US Adults, 2010 to 2019. *JAMA Psychiatry*, 79(4), 341–349. https://doi.org/10.1001/jamapsychiatry.2021.4369

OECD – Organisation for Economic Co-operation and Development (2015). *Ageing in Cities*. OECD. https://doi.org/10.1787/9789264231160-en

Pasanen, T. P., White, M. P., Elliott, L. R., et al. (2023). Urban green space and mental health among people living alone: The mediating roles of relational and collective restoration in an 18-country sample. *Environmental Research*, 232, 116324. https://doi.org/10.1016/j.envres.2023.116324

Pedersen, C. B., & Mortensen, P. B. (2001). Evidence of a dose-response relationship between urbanicity during upbringing and schizophrenia risk. *Archives of General Psychiatry*, 58(11), 1039–1046. https://doi.org/10.1001/archpsyc.58.11.1039

Rebar, A. L., Stanton, R., Geard, D., et al. (2015). A meta-meta-analysis of the effect of physical activity on depression and anxiety in non-clinical adult populations. *Health Psychology Review*, 9(3), 366–378. https://doi.org/10.1080/17437199.2015.1022901

Ritchie, H., & Roser, M. (2018). Urbanization. *Our World in Data*. https://ourworldindata.org/urbanization

Rohe, T., Dresler, T., Stuhlinger, M., et al. (2017). Bauliche Modernisierungen in psychiatrischen Kliniken beeinflussen Zwangsmaßnahmen. *Der Nervenarzt*, 88(1), 70–77. https://doi.org/10.1007/s00115-015-0054-0

Russo, A., & Cirella, G. T. (2018). Modern Compact Cities: How Much Greenery Do We Need? *International Journal of Environmental Research and Public Health*, 15(10), 2180. https://doi.org/10.3390/ijerph15102180

Shepley, M., Sachs, N., Sadatsafavi, H., et al. (2019). The Impact of Green Space on Violent Crime in Urban Environments: An Evidence Synthesis. *International Journal of Environmental Research and Public Health*, 16(24), 5119. https://doi.org/10.3390/ijerph16245119

Smith, N., Georgiou, M., King, A. C., et al. (2021). Urban blue spaces and human health: A systematic review and meta-analysis of quantitative studies. *Cities*, 119, 103413. https://doi.org/10.1016/j.cities.2021.103413

Spektrum der Wissenschaft (n. d.). *Stadtlandschaft*. Lexikon der Geografie. Retrieved 23 November 2021, from https://www.spektrum.de/lexikon/geographie/stadtlandschaft/7546

Tancredi, S., Urbano, T., Vinceti, M., & Filippini, T. (2022). Artificial light at night and risk of mental disorders: A systematic review. *The Science of the Total Environment*, 833, 155185. https://doi.org/10.1016/j.scitotenv.2022.155185

Tao, Y., Yang, J., & Chai, Y. (2020). The Anatomy of Health-Supportive Neighborhoods: A Multilevel Analysis of Built Environment, Perceived Disorder, Social Interaction and Mental Health in Beijing. *International Journal of Environmental Research and Public Health*, 17(1), 13. https://doi.org/10.3390/ijerph17010013

The Lancet Global Health (2020). Mental health matters. *The Lancet Global Health*, 8(11), e1352. https://doi.org/10.1016/S2214-109X(20)30432-0

Ulrich, R. S., Bogren, L., Gardiner, S. K., & Lundin, S. (2018). Psychiatric ward design can reduce aggressive behavior. *Journal of Environmental Psychology*, 57, 53–66. https://doi.org/10.1016/j.jenvp.2018.05.002

UN – United Nations (2024). *Causes and Effects of Climate Change*. United Nations. https://www.un.org/en/climatechange/science/causes-effects-climate-change

Venter, Z. S., Shackleton, C., Faull, A., et al. (2022). Is green space associated with reduced crime? A national-scale study from the Global South. *Science of The Total Environment*, 825, 154005. https://doi.org/10.1016/j.scitotenv.2022.154005

Wang, P., Goggins, W. B., Zhang, X., et al. (2020). Association of urban built environment and socioeconomic factors with suicide mortality in high-density cities: A case study of Hong Kong. *Science of The Total Environment*, 739, 139877. https://doi.org/10.1016/j.scitotenv.2020.139877

WGBU – Wissenschaftlicher Beirat der Bundesregierung Globale Umweltveränderungen (2023). *Gesund leben auf einer gesunden Erde*. WBGU.

Wilson, E. O. (1986). *Biophilia*. Harvard University Press.

Yang, B.-Y., Zhao, T., Hu, L.-X., et al. (2021). Greenspace and human health: An umbrella review. *The Innovation*, 2(4), 100164. https://doi.org/10.1016/j.xinn.2021.100164

Zhang, L., Zhou, S., Qi, L., & Deng, Y. (2022). Nonlinear Effects of the Neighborhood Environments on Residents' Mental Health. *International Journal of Environmental Research and Public Health*, 19(24), 16602. https://doi.org/10.3390/ijerph192416602

Zundel, C. G., Ryan, P., Brokamp, C., et al. (2022). Air pollution, depressive and anxiety disorders, and brain effects: A systematic review. *NeuroToxicology*, 93, 272–300. https://doi.org/10.1016/j.neuro.2022.10.011

7 Naturerleben und Biodiversität

Frauke Nees, Sören Hese, Sebastian Siehl, Kerstin Schepanski und Gunter Schumann

7.1 Einleitung

Die Verbundenheit mit der Natur und die Vielfalt der Tier- und Pflanzenwelt spielen eine entscheidende Rolle für die psychische Gesundheit und das allgemeine Wohlbefinden. Die Integration dieser Elemente in therapeutische Ansätze eröffnet vielversprechende Möglichkeiten zur Förderung der psychischen Gesundheit und zur Steigerung des Wohlbefindens. In diesem Kapitel werden Theorien vorgestellt, die die signifikante Bedeutung von Naturerleben und Biodiversität im Zusammenhang mit der psychischen Gesundheit unterstreichen. Darüber hinaus werden aktuelle Informationsquellen zur Erfassung umweltbezogener Faktoren präsentiert und entsprechende Implikationen für die klinische Praxis abgeleitet.

Die Verschlechterung der psychischen Gesundheit, die mittlerweile die Hauptursache für die Krankheitslast in Ländern mit hohem Einkommen ist (WHO, 2017), scheint im Zuge der Urbanisierung, umweltbezogenen Entwicklungen und Krisen auch immer mehr in Zusammenhang mit der zunehmenden Trennung von der natürlichen Umwelt zu stehen (Soga & Gaston, 2016). Untersuchungen legen nahe, dass sich das Leben in der Nähe und/oder der regelmäßige Kontakt mit der Natur positiv auf die psychische Gesundheit und das Wohlbefinden auswirkt (WHO, 2017). In diesem Zusammenhang mehren sich Erkenntnisse, dass hierbei auch der Biodiversität eine wichtige Rolle zukommt.

Neben den sogenannten »green spaces«, d. h. Grünflächen, wie Parks in urbanen Umgebungen, existieren vereinzelt auch Studien zu den sogenannten »blue spaces«, d. h. zu Umgebungen und Räumen wie Gewässern und damit verbundenen Uferlebensräumen, einschließlich Feuchtgebieten, der Küste und ihren Uferzonen. Diese Areale können psychologische Gesundheitsvorteile in Form verminderter mentaler Belastungen bieten (z. B. Nutsford et al., 2016). Eine steigende Zahl an Studien hat sowohl das Naturerleben allgemein untersucht als auch spezifische Tätigkeiten wie Gartenarbeit oder Spaziergänge in Verbindung mit klassischen Interventionsverfahren, wie Imagination und achtsamkeitsbasierten Verfahren bei der Behandlung von Angststörungen (Capaldi et al., 2015) und Depressionen (Korpela et al., 2016). Faktoren der Biodiversität explizit in Therapiekonzepte für psychische Erkrankungen zusätzlich mitzudenken und Therapien mit Naturerleben anzureichern, scheint daher ein vielversprechender Weg zu sein.

Doch welche Theorien stecken dahinter und wie kann man diese Erkenntnisse in die klinische Praxis integrieren? Dies wird in den folgenden Abschnitten näher erläutert. In diesem Zusammenhang interessant sind auch Erkenntnisse über den positiven Effekt von Naturerfahrungen und der Zeit in der Natur auf das Stressempfinden und den assoziierten Veränderungen auf neuronaler Ebene (▶ Kap. 7.2). Denkt man beispielsweise an therapeutische Strategien im Sinne der Psychopharmaka, deren Gabe sich ebenso auf solche Gehirnareale und -netzwerke auswirkt, so könnten sich durch entsprechende naturbezogene Interventionen neue Behandlungswege eröffnen. Der Einsatz naturbezogener Elemente in Kombination mit einer pharmakologischen Intervention könnte helfen, Medikamentendosierungen und unerwünschte Nebenwirkungen zu reduzieren und die Therapieeffizienz aufrechtzuerhalten.

Insgesamt werden solche Überlegungen vor dem Hintergrund der aktuellen Klimakrise, auch im Sinne der Biodiversität mit dem Verlust der Artenvielfalt, immer wichtiger. Ihre Berücksichtigung wird dabei nicht nur für Therapiemaßnahmen und den klinischen Alltag umso entscheidender, sondern auch bereits im Kontext von Präventions- und Gesundheitsmaßnahmen und zur Vorbeugung des Rückfallrisikos psychischer Störungen. Der Klimawandel führt nicht nur zu einer Zunahme pathogener Faktoren für viele psychische Erkrankungen, sondern auch zu einem parallelen Rückgang der Verfügbarkeit eines wichtigen salutogenen Faktors. Dies bringt auch Konsequenzen für naturnahe Interventionen im klinischen Kontext mit sich. Da die Studiendichte in diesen Bereichen aktuell allerdings noch verhältnismäßig gering ist, ist es zunächst vor allem auch wichtig, die theoretischen Hintergründe zu kennen, um Überlegungen für die klinische Praxis voranzutreiben.

7.2 Positive Auswirkungen von Naturerleben auf Stress

Forscher:innen haben sich in den letzten Jahren nicht nur mit den generellen Effekten von Naturerfahrungen auf die psychische Gesundheit beschäftigt, sondern haben hierbei vermehrt untersucht, ob sich diese Effekte auch auf neuronaler Ebene widerspiegeln. Der Aufenthalt in der Natur kann die Aktivität von Regionen wie der Amygdala sowie des präfrontalen Kortex, wichtiger Schlüsselstrukturen in emotions-, verhaltens- und stressbedingten Gehirnnetzwerken, reduzieren (z. B. Sudimac et al., 2022; Tost et al., 2019). Hierbei wurde beispielsweise die Gehirnaktivität während eines sozialen Stresstests nach einem Waldspaziergang mit der Gehirnaktivität nach einem Spaziergang auf einer belebten Straße verglichen (z. B. Sudimac et al., 2022). Ein Spaziergang in der Natur verringerte die Amygdala-Aktivität, während die Aktivität nach einem Spaziergang in einer städtischen Umgebung konstant blieb. Da Stress ein Hauptrisikofaktor für viele psychische Störungen ist, deuten diese Ergebnisse darauf hin, dass Spaziergänge in der Natur schützende oder salutogene Wirkungen auf die Pathogenese psychischer Störungen haben können. Auch in der klinischen Praxis könnten diese Erkenntnisse stärker berücksichtigt werden. Dies könnte zum einen über eine Integration naturnaher Expositionen im Therapieplan erfolgen, zum anderen aber auch schon einen Schritt früher angedacht werden, indem individuelle Umgebungsfaktoren der Patient:innen im Rahmen der Diagnostik (genauer) erfasst und so Therapiemaßnahmen adaptiver und präziser erfolgen können.

7.3 Integration theoretischer Grundlagen zum Zusammenhang zwischen Naturerleben, Biodiversität und psychischem Wohlbefinden in eine ressourcenorientierte klinische Praxis

In diesem Kapitel werden wir verschiedene theoretische Rahmenwerke beschreiben, die eine Perspektive auf die Beziehungen zwischen biologisch vielfältigen natürlichen Umgebungen und psychischem Wohlbefinden bieten. Die Rahmenwerke stammen größtenteils aus dem Bereich der Umweltpsychologie und repräsentieren die Mehrzahl der in der Biodiversitäts- und Gesundheitsforschung verwendeten Theorien (Präferenzmatrix, fraktale Geometrie, Biophilie-Hypothese, Stressreduktionstheorie, Theorie der Aufmerksamkeitswiederherstellung und das Kaskadenmodell der Ökosystemleistung).

7.3.1 Präferenz für Umweltfaktoren

Eine Sache zu mögen oder einer anderen vorzuziehen, beeinflusst unser tägliches Verhalten. Im Kontext Umwelt betreffen solche Präferenzen die Beziehungen zwischen physischen Merkmalen einer Landschaft (z. B. städtisch vs. natürlich, Wasser, Landnutzungstyp, offene räumliche Anordnung, Baumgröße, Baumdichte) und deren Bewertungen auf Basis von ästhetischen Merkmalen (Kaplan & Kaplan, 1989).

Ästhetisches Modell und Präferenzmatrizen

Das ästhetische Modell von Berlyne (1974) postuliert, dass ästhetische Reaktionen von vier Merkmalen eines visuellen Reizes (Komplexität, Kohärenz, Lesbarkeit, Mysterium) und dem dadurch ausgelösten Verhalten abhängen. Es wird beispielsweise angenommen, dass Umgebungen mit moderater Komplexität am meisten bevorzugt werden, während Umgebungen mit hoher oder niedriger Komplexität weniger bevorzugt sind. Menschen neigen außerdem dazu, Umgebungen zu bevorzugen, die eine schnelle Informationsverarbeitung, ein rasches Verständnis und eine zügige Erkundung unterstützen (Kaplan & Kaplan, 1989).

Das ästhetische Modell in Bezug auf die Umwelt bietet eine Perspektive, die auch in der klinischen Praxis relevant sein kann:

1. Ästhetische Wahrnehmung und Wohlbefinden: Das ästhetische Modell legt nahe, dass ästhetisch ansprechende Umgebungen positive emotionale Reaktionen auslösen können. In der klinischen Praxis könnten therapeutische Umgebungen geschaffen werden, die ästhetisch ansprechend sind und somit das emotionale Wohlbefinden der Patient:innen fördern.

2. Integration von Natur und Kunst: Das ästhetische Modell schließt nicht nur die natürliche Umgebung, sondern auch Kunst und Design mit ein. In der klinischen Praxis könnten Therapeut:innen kreative Therapieansätze nutzen, die den Einsatz von Kunst und Natur kombinieren, um eine positive ästhetische Erfahrung zu fördern.

3. Einbeziehung der Sinne: Ästhetik bezieht sich nicht nur auf visuelle Aspekte, sondern auch auf andere Sinne wie Klang, Geruch und Berührung. Die Schaffung von therapeutischen Umgebungen, die multisensorische Erfahrungen bieten, könnte die ästhetische Wahrnehmung intensivieren und damit positive Auswirkungen auf das emotionale Wohlbefinden haben.

4. Berücksichtigung der individuellen Präferenzen: Da ästhetische Präferenzen von Person zu Person variieren, wäre es wichtig, in der klinischen Praxis auf individuelle Vorlieben einzugehen. Die Anpassung von therapeutischen Umgebungen an die persönlichen ästhetischen Vorlieben der Patient:innen könnte die Effektivität von Interventionen verbessern.

5. Förderung von Entspannung und Stressabbau: Ästhetisch ansprechende Umgebungen, insbesondere solche, die Elemente der Natur integrieren, können dazu beitragen, Entspannung zu fördern und Stress abzubauen. In der klinischen Praxis könnten therapeutische Settings geschaffen werden, die diese ästhetischen Elemente nutzen, um die Wirksamkeit von Stressmanagement-Interventionen zu erhöhen.

Insgesamt bietet das ästhetische Modell einen innovativen Ansatz für die Gestaltung von therapeutischen Umgebungen, der die emotionale Wirkung ästhetischer Elemente auf die Umwelt betont.

Fraktale Geometrie und visuelle Gewandtheit

Der Begriff »fraktal« wird genutzt, um Formen, Prozesse oder Systeme zu beschreiben, die repetitive Muster aufweisen und bei näherer Betrachtung verkleinerte Kopien des Gesamten sind (z. B. Ibanez & Bockheim, 2013). Die fraktale Dimension wurde erfolgreich eingesetzt, um Aspekte wie die Lebensraumqualität (Imre & Bogaert, 2004) oder die Komplexität des Lebensraums (Dibble & Thomaz, 2009) zu erfassen.

In Bezug auf die Umwelt kann die Anwendung der fraktalen Geometrie in verschiedenen Kontexten wichtige Implikationen für die klinische Praxis haben:

1. Naturphänomene und Stressreduktion: Fraktale Muster kommen in der Natur häufig vor, von Baumstrukturen über Flussmuster bis hin zu Wolkenformationen. Untersuchungen haben gezeigt, dass der visuelle Kontakt mit fraktalen Formen eine beruhigende Wirkung haben kann. In der klinischen Praxis könnten therapeutische Umgebungen oder Materialien mit fraktalen Elementen gestaltet werden, um Stress zu reduzieren und das Wohlbefinden zu fördern.

2. Heilungsfördernde Umgebungen: Fraktale Muster können in die Gestaltung von Gesundheitseinrichtungen integriert werden, um heilungsfördernde Umgebungen zu schaffen. Studien deuten darauf hin, dass Patient:innen, die Zugang zu naturnahen, fraktalen Umgebungen haben, eine schnellere Genesung und eine verbesserte Schmerzbewältigung aufweisen können. Dies könnte dazu führen, dass klinische Einrichtungen bewusster gestaltet werden, um fraktale Elemente einzubeziehen.

3. Berücksichtigung der Umgebung bei Therapieansätzen: Die Wirkung fraktaler Muster auf die menschliche Wahrnehmung könnte in Therapieansätze integriert werden. Zum Beispiel könnte die Auswahl von Therapieorten oder Aktivitäten, die von natürlichen fraktalen Strukturen beeinflusst sind, positive Auswirkungen auf die Wirksamkeit von Therapiesitzungen haben.

4. Stressbewältigung und Achtsamkeitstraining: Die Betrachtung fraktaler Muster könnte auch in Achtsamkeitstrainings und Stressbewältigungsprogramme einfließen. Das bewusste Wahrnehmen von fraktalen Formen in der Umgebung könnte als Achtsamkeitsübung genutzt werden, um Stress abzubauen und das emotionale Wohlbefinden zu steigern.

Insgesamt eröffnet die Anwendung der fraktalen Geometrie in Verbindung mit Umweltstudien vielfältige Möglichkeiten für die klinische Praxis. Die bewusste Integration fraktaler Elemente in therapeutische Umgebungen und Ansätze könnte einen positiven Beitrag zur Förderung der psychischen Gesundheit und des Wohlbefindens leisten.

Biophilie-Hypothese

Die Biophilie-Hypothese hebt die positive Reaktion hervor, die Menschen gegenüber der Natur empfinden, und manifestiert sich in einer Präferenz für bestimmte Tiere, Pflanzen oder Umgebungen (Hartig et al., 2011). Sie postuliert, dass eine angeborene genetische Basis für die Verbundenheit mit der Natur besteht (Wilson, 1993). Die Interaktion mit der Natur führt auch zu erworbenen emotionalen Reaktionen, die ein Spektrum von Anziehung bis Abneigung, von Friedlichkeit bis Angst abdecken können. Diese Emotionen wiederum manifestieren sich in Verhaltensreaktionen, sei es die Annäherung an einen Reiz oder dessen Vermeidung, die erlernt sind und durch kulturelle Einflüsse weitergegeben werden.

Empirische Studien zur Biophilie haben gezeigt, dass Menschen eine höhere Artenvielfalt bevorzugen. Dies zeigte sich für den Gesang von Vogelarten (Hedblom et al., 2014), die Anzahl verschiedener Fisch- und Krebstierarten in einem Aquarium (Cracknell et al., 2017) und die Biodiversität (niedrig, mittel und hoch) in Waldgebieten, wobei hier das mittlere Biotop am meisten bevorzugt wurde (Johansson et al., 2014).

Die Biophilie, die innere Verbundenheit des Menschen zur Natur, hat wichtige Auswirkungen auf die klinische Praxis, insbesondere im Hinblick auf die Schaffung heilungsfördernder Umgebungen und therapeutischer Ansätze. Hier sind einige Implikationen:

1. Therapeutische Umgebungen gestalten: Die Integration von natürlichen Elementen in therapeutische Umgebungen kann dazu beitragen, das Wohlbefinden der Patient:innen zu steigern. Grünpflanzen, natürliche Lichtquellen oder Bilder von Naturkulissen oder Naturgeräusche (bspw. das Geräusch von fallendem Regen) können beruhigend wirken und den Genesungsprozess unterstützen. In Kliniken, Therapieräumen oder Wartebereichen könnten gezielt biophile Elemente eingeführt werden.

2. Outdoor-Therapie und Naturinterventionen: Aktivitäten im Freien und Naturinterventionen können in die klinische Praxis integriert werden. Outdoor-Therapie, Gartenarbeit oder Naturwanderungen können dazu beitragen, Stress zu reduzieren, die Stimmung zu verbessern und die therapeutischen Effekte zu verstärken. Diese Ansätze könnten besonders für Patient:innen mit psychischen Erkrankungen oder Stressbelastungen von Vorteil sein.

3. Fokus auf Achtsamkeit bei naturbasierten Therapien: Die Prinzipien der Biophilie können in achtsamkeitsbasierte Therapieansätze eingebunden werden. Achtsamkeit in der Natur, beispielsweise durch bewusstes Wahrnehmen von Naturgeräuschen oder das Spüren von natürlichen Materialien, kann eine zusätzliche Dimension in therapeutische Praktiken bringen.

4. Stressreduktion und Entspannung: Die visuelle Präsenz von Naturbildern oder der Zugang zu grünen Freiräumen kann Stress abbauen und Entspannung fördern. In der klinischen Praxis könnten Entspannungsbereiche geschaffen werden, die bewusst auf biophile Prinzipien setzen, um eine stressfreie Umgebung zu schaffen.

5. Integration in psychotherapeutische Ansätze: Psychotherapeutische Ansätze könnten die Biophilie als Ressource nutzen, um therapeutische Ziele zu unterstützen. Der Einsatz von Metaphern aus der Natur oder die Förderung von Naturerlebnissen könnten in die Behandlungspläne integriert werden, wie bspw. die Aktivierung von depressiven Patient:innen fördern mit Hilfe von Spaziergängen in der Natur.

Die Berücksichtigung der Biophilie in der klinischen Praxis eröffnet Möglichkeiten für eine ganzheitlichere und patientenzentrierte Herangehensweise. Die bewusste Nutzung von natürlichen Elementen kann nicht nur zur Verbesserung der physischen Umgebung beitragen, sondern auch emotionale und psychologische Aspekte der Heilung und des Wohlbefindens unterstützen.

7.3.2 Theorien restaurativer Umgebungen

Restauration bezieht sich auf die Wiederherstellung physiologischer (Fähigkeit, Energie für spezifische Anforderungen zu mobilisieren) oder psychologischer (Fähigkeit, die Aufmerksamkeit zu bündeln, um sich auf eine bestimmte Aufgabe zu konzentrieren) Ressourcen, die durch die Belastungen des Alltags beeinträchtigt wurden (Hartig et al., 2011). Ohne die Wiederherstellung dieser Ressourcen ist eine Person nicht in der Lage, neuen Herausforderungen angemessen zu begegnen. Langfristig kann der Mangel an Wiederherstellung dieser Ressourcen zu psychischen und physischen Erkrankungen führen (z. B. Hartig et al., 2011). Umwelten, die die Wiederherstellung erschöpfter Ressourcen fördern, werden als restaurative Umgebungen bezeichnet.

Theorie der Stressreduktion

Die Stressreduktionstheorie (SRT) (z. B. Ulrich et al., 1991) legt den Fokus auf die physiologischen Auswirkungen, die sich aus der Betrachtung natürlicher Umgebungen ergeben. Die SRT setzt beim affektiven und physiologischen Zustand des Individuums an (z. B., gestresst/ungestresst), bevor es mit der natürlichen Umgebung interagiert. Dieser Ausgangszustand bestimmt, welche Merkmale der Umwelt wahrgenommen werden. Gemäß der Theorie erleichtern natürliche Umgebungen die Erholung von Stress. Die visuelle Wahrnehmung der natürlichen Umgebung löst eine unmittelbare, generelle affektive Reaktion aus, beispielsweise Gefallen oder Abneigung, sowie automatische Annäherungs- oder Vermeidungsverhaltensreaktionen.

Diese unmittelbare emotionale Reaktion beeinflusst daraufhin die kognitive Einschätzung der Szene hinsichtlich ihrer Bedeutung für das Wohlbefinden und die persönliche Sicherheit. Diese kognitive Beurteilung kann wiederum die anfängliche allgemeine affektive Reaktion verändern und zusätzliche emotionale Reaktionen auslösen, die wiederum eine Veränderung der physiologischen Erregung und des Verhaltens beeinflussen. Die Ergebnisse dieser Erholung sind eine Verringerung der physiologischen Erregung, des psychischen Stresses und des negativen Affekts sowie eine Verstärkung des positiven Affekts und das Gefühl von Entspannung (Ulrich et al., 1991). Gestresste Personen erfahren höchstwahrscheinlich eine Reduktion der physiologischen Erregung durch den Kontakt mit der Natur, während bei nicht gestressten Personen eine verstärkte positive affektive Wirkung wahrscheinlicher ist.

Forscher:innen haben untersucht, ob auch artenreiche Umgebungen die mit der SRT verbundene Erholung fördern können. Ein höher wahrgenommener Artenreichtum an Tieren/Pflanzen war mit einer positiveren Stimmung und Erregung verbunden, was darauf hindeutet, dass ein höheres wahrgenommenes Maß an Artenvielfalt mit besseren Erholungsergebnissen im Sinne der SRT in Zusammenhang steht (z. B. White et al., 2017). Dies scheint aber mit der Art der Tiere und Pflanzen zusammenzuhängen – Effekte zeigten sich für Bäume und Vögel, weniger für Fische und Krebstiere (Cracknell et al., 2017). Ensinger und von Lindern (2018) fanden schließlich heraus, dass eine von Wildnis geprägte Umgebung im Vergleich zu anderen Landschaftstypen eine größere positive Erregung, aber keine Veränderung der negativen Erregung ermöglichten.

In der klinischen Praxis könnten Therapeut:innen und Gesundheitsdienstleister:innen die SRT nutzen, indem sie Therapieumgebungen so gestalten, dass sie die stressreduzierenden Qualitäten natürlicher Elemente integrieren und entsprechende positive und gesundheitsfördernde Verhaltensreaktionen begünstigen (▶ Abb. 7.1). Dazu gehören Aspekte wie:

1. Grüne Räume: Die Integration von Pflanzen und Naturbildern in Therapieräume kann dazu beitragen, eine beruhigende und stressreduzierende Umgebung zu schaffen.

2. *Natürliche Elemente:* Die Anwesenheit von natürlichen Materialien, wie Holz oder Stein, kann eine beruhigende Wirkung haben und zur Stressbewältigung beitragen.

3. *Aussicht auf Natur:* Räume mit Fenstern und Blick auf Naturbereiche können positive Auswirkungen auf die Stimmung und den Stressabbau haben.

4. *Beruhigende Klänge:* Natürliche Klänge wie Vogelgezwitscher oder sanftes Wasserplätschern können als stressreduzierend empfunden werden und in die therapeutische Umgebung integriert werden.

5. *Biodiversität:* Die Förderung von Biodiversität in Therapiegärten oder umliegenden Bereichen kann laut Forschungsergebnissen die positiven Auswirkungen auf die Stressreduktion verstärken.

Durch die bewusste Anwendung der SRT in der klinischen Praxis können Therapeut:innen personalisierte Umgebungen schaffen, die individuellen Bedürfnissen gerecht wer-

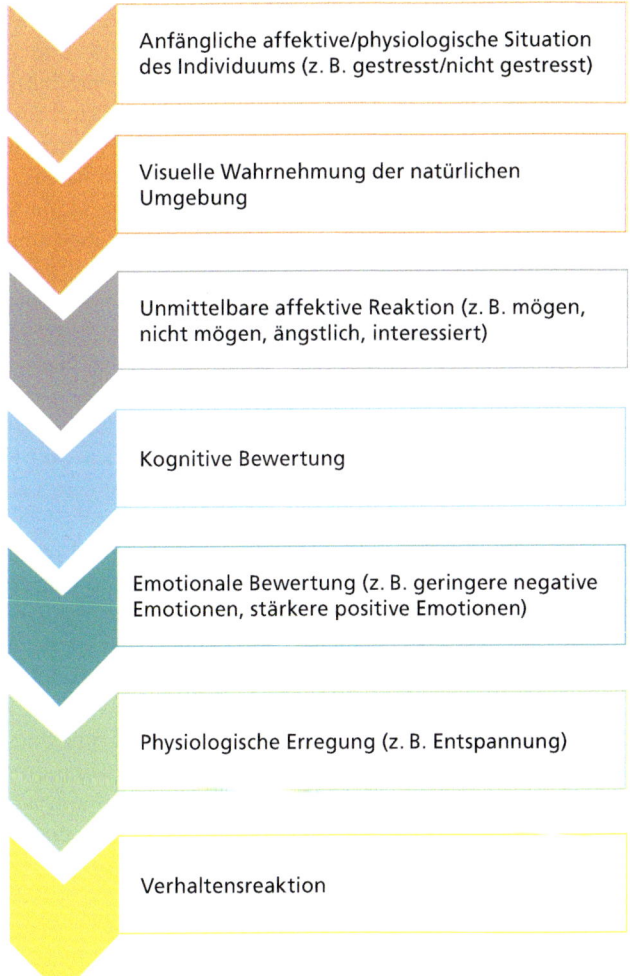

Abb. 7.1:
Vereinfachte Darstellung der Stressreduktionstheorie (modifiziert nach Ulrich, 1983, S. 91)

den und dazu beitragen, Stresssymptome zu mindern sowie das allgemeine Wohlbefinden zu verbessern.

Theorie der Aufmerksamkeitswiederherstellung

Die Aufmerksamkeitswiederherstellungstheorie (ART) hebt die Bedeutung der Wiederherstellung der Fähigkeit zur Konzentration und Lenkung der Aufmerksamkeit hervor (Kaplan & Kaplan, 1989; Kaplan, 1995). Die gezielte Aufmerksamkeit ist von großer Bedeutung, da sie eine exekutive kognitive Funktion darstellt, die die Informationsverarbeitung, das Arbeitsgedächtnis, die Hemmungskontrolle, die Planungsfähigkeit und Problemlösung beeinflusst. Die Fähigkeit, die Aufmerksamkeit zu lenken, ist für die erfolgreiche Durchführung von Aufgaben sowie für die Planung und Steuerung von Verhalten, wie das Erreichen von Lebenszielen, unerlässlich (Kaplan, 1995). Jedoch ist diese Fähigkeit begrenzt und kann durch kontinuierliche und längere Anstrengung erschöpft werden. Die Konsequenzen dieser Ermüdung der Konzentrationsfähigkeit können die Unfähigkeit zur Problemlösung, eine beeinträchtigte Wahrnehmung, impulsives Verhalten, Reizbarkeit gegenüber anderen und Fehler bei der Arbeit umfassen (Kaplan & Kaplan, 1989; Kaplan, 1995).

Die Erholung von der Ermüdung der gerichteten Aufmerksamkeit erfordert Interaktionen zwischen der Person und ihrer Umgebung (Kaplan & Kaplan, 1989; Kaplan, 1995). Um die Fähigkeit zur Aufmerksamkeitslenkung wiederherzustellen, sollte eine Person eine Form der Aufmerksamkeit anwenden, die keine kognitive Anstrengung erfordert (»mühelose Aufmerksamkeit«). Umgebungen beispielsweise mit faszinierenden Reizen, die mühelos die Aufmerksamkeit auf sich ziehen, unterstützen das Erleben von Faszination. Die Theorie betont die Kohärenz und auch die Notwendigkeit einer Übereinstimmung zwischen der Umgebung und den individuellen Zielen und Vorlieben; eine kompatible Umgebung ermöglicht es einer Person, ihre Aktivitäten mühelos auszuführen. Schließlich erfordert eine erholsame Umgebung, dass man physische oder psychische Distanz (sog. Abwesenheit) zu alltäglichen Aufgaben oder Anforderungen verspürt, die gezielte Aufmerksamkeit erfordern. Es wird angenommen, dass natürliche Umgebungen besonders geeignet sind, da sie ein hohes Maß an diesen vier Erholungsqualitäten aufweisen (Kaplan & Kaplan, 1989; Kaplan, 1995).

Bezüglich der Biodiversität wurde ein signifikanter positiver Zusammenhang zwischen dem objektiv bewerteten Grad der Artenvielfalt und den Qualitäten einer erholsamen Umgebung festgestellt (Scopelliti et al., 2012). Kleine städtische Grünflächen, die reich an Pflanzen- und Tierarten sind, sind positiv mit Kohärenz, jedoch negativ mit Faszination und nicht mit Abwesenheit oder Kompatibilität der Umgebung verknüpft (Peschardt & Stigsdotter, 2013). Ensinger und von Lindern (2018) maßen die Biodiversität indirekt durch die Untersuchung verschiedener Landschaftstypen im Nationalpark Schwarzwald und fanden heraus, dass das Wandern in der Wildnis eine deutlich größere Faszination, Abgeschiedenheit und Kompatibilität mit sich brachte als andere Landschaftstypen. Die Teilnehmer:innen folgten einem vordefinierten Weg durch vier Landschaftstypen: einen kultivierten Fichtenwald, einen kleinen Weg mit Heidelbeervegetation, offenes Heideland und einen unberührten Wald (als »Wildnis« bezeichnet) (▶ Abb. 7.2). Bei der Wahrnehmung der mit »Wildnis« assoziierten Landschaft erlebten die Teilnehmer:innen eine deutlich größere Faszination im Vergleich zu den anderen drei Landschaften. Die Bewertungen für Abwesenheit und Kompatibilität fielen im Vergleich zum »kultivierten Fichtenwald« stärker aus, unterschieden sich jedoch nicht wesentlich vom »kleinen Weg mit Heidelbeervegetation« oder der »offenen Heide«. Am auffälligsten war, dass die Kohärenz in der Wildnis im

Vergleich zu den anderen drei Landschaften deutlich niedriger bewertet wurde. Bei der negativen Erregung ergaben sich jedoch keine Unterschiede.

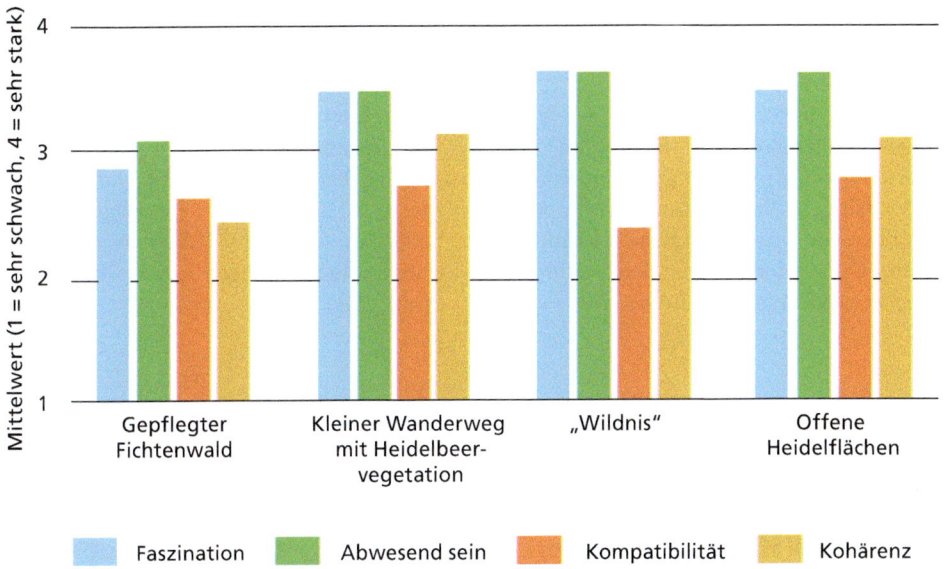

Abb. 7.2: Durchschnittliche Bewertungen für die Wahrnehmung von Restaurationsqualitäten für verschiedene Landschaftstypen im Nationalpark Schwarzwald (modifiziert nach Ensinger und von Lindern, 2018, S. 29)

Um die Fähigkeit zur Aufmerksamkeitslenkung wiederherzustellen, muss eine Person eine Form der Aufmerksamkeit anwenden, die keine kognitive Anstrengung erfordert und als mühelose Aufmerksamkeit bezeichnet wird. Umgebungen mit interessanten Reizen in und/oder aus der Natur, die mühelos die Aufmerksamkeit auf sich ziehen, erleichtern das Erleben von Faszination. Hierbei sollte eine Übereinstimmung zwischen der Umgebung und den Zielen und Neigungen der Patient:innen bestehen.

7.3.3 Kaskadenmodell für Ökosystemleistungen

Das Kaskadenmodell der Ökosystemleistungen illustriert die Verbindungen zwischen Biodiversität und menschlichem Wohlbefinden (Potschin & Haines-Young, 2011). Das Modell skizziert kausale Pfade, auf denen Biodiversität durch Ökosystemfunktionen und -leistungen das Wohlbefinden des Menschen fördert. Biodiversität fungiert als Regulator für grundlegende Ökosystemprozesse, beispielsweise durch die Bestäubung von Insekten. Sie kann auch als Ökosystemleistung dienen, indem sie erntefähige Nutzpflanzen bereitstellt, die Nahrung oder Holz liefern. Die genauen Wege, über die Biodiversität mit körperlicher und psychischer Gesundheit sowie Wohlbefinden gemäß dem Kaskadenmodell verbunden ist, sind allerdings noch wenig verstanden.

Der Zusammenhang zwischen der biologischen Vielfalt und dem Wohlbefinden der Menschen verdeutlicht die vielfältigen Vorteile, die aus einem intakten Ökosystem resultieren können. Eine sorgfältige Integration ökologischer Überlegungen in die klinische Praxis könnte positive Auswirkungen auf die Gesundheit und das Wohlbefinden der Patient:innen haben. Die verschiedenen Rollen der Biodiversität, sei es als Regulator ökologischer Prozesse, als direkte Dienstleistung für den Menschen oder als ästhetisch ansprechender Nutzen, bieten Ansatzpunkte für therapeutische Interventionen. So könnten beispielsweise Naturtherapien, die den Kontakt mit vielfältigen Ökosystemen fördern, positive Effekte auf die psychische Gesundheit haben. Die Untersuchung der kulturellen Ökosystemleistungen in Bezug auf psychisches Wohlbefinden eröffnet zudem Möglichkeiten für therapeutische Ansätze, die Natur- und Kulturerlebnisse kombinieren. Hierbei könnten gezielte Interventionen dazu beitragen, die Verbindung zwischen Menschen und ihrer Umwelt zu stärken und damit positive Auswirkungen auf das Wohlbefinden zu erzielen. Interventionen, wie das »Waldbaden« (im japanischen »shinrin yoku« genannt) zeigen dabei angstreduzierende Effekte (Kotera et al., 2020) und werden in einigen Ländern bereits als Rezepte für Patient:innen mit psychischen Erkrankungen ausgestellt (Adewuyi et al., 2023).

7.4 Überblick über aktive und passive umweltbasierte Informationsquellen und deren Relevanz für den klinischen Alltag

Wie zu Beginn des Kapitels verdeutlicht, versucht seit einigen Jahren eine Reihe von Studien den Einfluss der räumlichen Lebensumwelt auf die psychische Gesundheit zu erforschen. Metaanalysen (z. B. Sui et al., 2022) ergaben, dass eine höhere städtische Bebauungsdichte und ein geringerer Anteil an Grünflächen mit einem erhöhten Risiko für Depressionen und psychische Störungen verbunden sind. Die untersuchten Studien deuteten darauf hin, dass ein verdichtetes urbanes Umfeld negative Auswirkungen auf die psychische Gesundheit habe, insbesondere wenn es an natürlichen Elementen wie Grünflächen mangelt.

Gascon et al. (2015) stellten zudem fest, dass die Verbindung zwischen der Nähe zu Grün- oder Wasserflächen und der psychischen Gesundheit von verschiedenen Faktoren wie demografischen Merkmalen und der Definition von Grünflächen abhängen. Auch Faktoren wie die Nachtlichtintensität scheinen mit psychischen Symptomen wie Depression positiv zusammenzuhängen (Tancredi et al., 2022).

7.4.1 Die Vielfalt an Umweltfaktoren

Die Vielfalt der Umweltfaktoren und deren Auswirkungen auf verschiedene Bevölkerungsgruppen und geografische Regionen abzubilden, stellt eine große Herausforderung dar. Es sollten Langzeiteffekte, die Untersuchung verschiedener Parameter in der direkten Umgebung (»Nachbarschaft«, entsprechend der Lage und Nähe zu Wohnraum und Stadt-Land-Topologie) und die Maße der individuellen Mobilität berücksichtigt werden. Zudem ist es wichtig, die komplexen Wechselwirkungen zwischen Umwelt, sozioökonomischem Status, kulturellen Unterschieden und individuellen Wertungen und Einschätzungen von Umwelteigenschaften zu erfassen.

Bisher nur selten analysierte Zusammenhänge liegen in der kombinierten Auswertung longitudinaler Patient:innendaten mit räumlichen Umweltdaten über längere Zeiträume. Im Rahmen des von der Europäischen Union geförderten Projekts environMENTAL (Grant Nr. 101057429) werden aktuell verschiedene Produkte aus Satellitendaten entwickelt und auch bereits vorhandene Produkte genutzt. Die abgeleiteten Informationen sollen möglichst viele verschiedene Aspekte der räumlichen Umgebung im Lebensraum abbilden, darunter die Urbanität über die Bebauungsdichte und Bebauungshöhe, die räumliche Lage und Dichte der Grünflächen und Gewässer, Informationen zur Topografie, einschließlich Neigung, Ausrichtung des Geländes und der Rauigkeit der Oberfläche, die abgeleitete Sonnenenergie pro Fläche und Zeit und die Menge an künstlicher Beleuchtung bei Nacht durch Analyse von auf Satellitensensorik beruhenden globalen »Night Time Lights«-Daten. Dies könnte die Ermittlung zentraler umweltbezogener Faktoren voranbringen.

Einschränkend für Studien wirken nationale oder europäischen Datenschutzrichtlinien und auch Verträge mit den Kohorten-Teilnehmer:innen, die in der Regel genaue Analysen der räumlichen Position von Patient:innen verbieten. Dies erschwert nicht nur die Analyse des Einflusses von Umweltfaktoren auf die psychische Gesundheit, sondern schränkt somit auch eine aktuelle Nutzung solcher Daten im klinischen Setting noch deutlich ein.

7.4.2 Atmosphäre, Wetter und Luftqualität

Neben den klassischen Naturerlebnissen wie der Biosphäre (insbesondere der »green spaces« und »blue spaces«) oder dem urbanen Raum kann auch die Atmosphäre einen Einfluss auf die psychische Gesundheit haben. Hier deuten Forschungsergebnisse insbesondere auf den Zusammenhang mit erhöhter Lufttemperatur (Hitze) und Luftqualität (Aerosolbelastung) hin, aber auch die Persistenz von meteorologischen Ereignissen wie z. B. Hitzewellen oder das Auftreten von Wetterextremen wie z. B. Starkniederschläge und damit einhergehende Überschwemmungen können die psychische Gesundheit beeinflussen. Hierbei ist zwischen kurzfristigen, direkten Zusammenhängen und langfristigen und unter Umständen indirekten Zusammenhängen zu unterscheiden (Weilnhammer et al., 2021). Studien haben gezeigt, dass die Auswirkungen des Klimawandels, wie steigende Temperaturen, eine höhere Wahrscheinlichkeit von Naturkatastrophen und ein eingeschränkter Zugang zu Nahrungs- und Wasserressourcen nicht nur nachteilige Auswirkungen auf die psychische Gesundheit haben (z. B. Mullins & White, 2019; Thompson et al., 2018) und zu einem Anstieg der Prävalenz psychischer Störungen führen (Reuben et al., 2022), sondern auch die kognitiven Funktionen, und damit Vorläuferfunktionen vieler psychischer Erkrankungen, stark beeinträchtigen können. Während beispielsweise angenehm warmes Wetter mit einer positiveren Stimmung und besseren Erinnerungen in Verbindung gebracht wird (Keller et al., 2005), scheinen Hitzewellen mit ungewöhnlich hohen Temperaturen mit verminderten kognitiven Funktionen in Verbindung zu stehen (Cedeño Laurent et al., 2018).

Mit Blick auf den auslösenden Mechanismus, welcher zur Einschränkung der psychischen Gesundheit führt, wird neben der Erhöhung der Körpertemperatur und dadurch ausgelösten Veränderungen im neurologischen System auch die Auswirkung auf die Verarbeitungskapazität des Gehirns, die Wahrnehmung der Umwelt, ein erhöhtes Stresslevel und fehlende Erholung genannt, welche das Risiko für eine eingeschränkte psychische Gesundheit erhöhen (Thompson et al., 2018). Mit Blick auf den Zusammenhang zu Hitzewellen können erhöhte Nachttemperaturen zu einer reduzierten Schlafqualität führen und somit die nächtliche Erholung einschränken (Mullins & White, 2019).

Darüber hinaus wird der Klimawandel mit einer erhöhten Prävalenz von Ereignissen in Zusammenhang gebracht, die sich aufgrund ihrer Ausprägung auch negativ auf die psychische Gesundheit auswirken (Weilnhammer et al., 2021). Waldbrände können zu Luftverschmutzung in umliegenden Gebieten führen und die Erfahrung von Waldbränden wurde mit psychosomatischen Reaktionen, Angstzuständen, Depressionen, Schlaflosigkeit und anderen nachteiligen Auswirkungen in Verbindung gebracht (Hong et al., 2022). Hierbei zeigten sich sogar auch Veränderungen in der Gehirnstruktur wie ein verringertes Volumen der grauen Substanz in Gehirnnetzwerken, die den Kortex mit dem Striatum und dem Thalamus verbinden (Xie et al., 2023) und so motivationale Prozesse und Handlungen beeinflussen können.

In der klinischen Praxis ist es wichtig, diese Zusammenhänge zu berücksichtigen und individualisierte Behandlungsansätze zu entwickeln. Dies kann von der Empfehlung von Aktivitäten in der Natur über die Berücksichtigung von Lichttherapie bis hin zur Aufklärung über die Auswirkungen der Luftqualität auf die psychische Gesundheit reichen. Es ist jedoch wichtig zu betonen, dass die individuellen Unterschiede groß sind und nicht jeder Mensch in gleicher Weise auf atmosphärische Bedingungen reagiert.

7.5 Zusammenfassung und Ausblick – von einer »Ökosystem-Service-Perspektive« in die Klinik

Über den Beitrag der Biodiversität zur psychischen Gesundheit und zum Wohlbefinden ist bislang noch verhältnismäßig wenig bekannt. Die Literatur ist dabei vielfältig und weist unterschiedliche Studiendesigns, Messungen der biologischen Vielfalt, der psychischen Gesundheit und des Wohlbefindens auf. Es gibt Hinweise darauf, dass die biologische Vielfalt die psychische Gesundheit und das Wohlbefinden fördert.

Der Kontakt mit der natürlichen Umgebung führt zu vielfältigen Vorteilen für Gesundheit und Wohlbefinden. Zu den gefundenen Zusammenhängen gehören Hinweise, die Naturerlebnisse mit gesteigerten positiven Affekten verbinden (z. B. Berman et al., 2012), mit Glück und subjektivem Wohlbefinden (White et al., 2013), mit positiven sozialen Interaktionen, Zusammenhalt und Engagement (z. B. Jennings & Bamkole, 2019), mit einem Gefühl für Sinn und Zweck im Leben (O'Brien et al., 2011), mit verbesserter Kontrolle von Lebensaufgaben (Roe & Aspinall, 2011) und mit einer Verringerung der psychischen Belastung, wie z. B. des negativen Affektes (z. B. Bratman et al., 2015). Darüber hinaus wurde in Längsschnittstudien sowie natürlichen und kontrollierten Experimenten gezeigt, dass sich Naturerlebnisse positiv auf verschiedene Aspekte der kognitiven Funktion wie Gedächtnisleistung und Aufmerksamkeit (z. B. Berman et al., 2012), Impulshemmung sowie Vorstellungskraft und Kreativität (Kahn & Kellert, 2002) auswirken. Naturerlebnisse wurden mit verbessertem Schlaf (Grigsby-Toussaint et al., 2015) und Stressreduzierung in Verbindung gebracht, gemessen anhand von Selbstberichten, verschiedenen physiologischen und Biomarkern für akuten und chronischen Stress (z. B. Roe et al., 2013). Diese Auswirkungen auf Schlaf und Stress können wiederum zu einem geringeren Risiko für psychische Erkrankungen führen, da Schlafprobleme und Stress Hauptrisikofaktoren für psychische Erkrankungen, insbesondere Depressionen, sind (Hammen, 2005). Bei all diesen Assoziationen können verschiedene kontextuelle und individuelle Faktoren wie sozioökonomischer Status, Geschlecht und Alter moderierend wirken (Astell-Burt et al., 2014).

In diesen Studien wird die natürliche Umwelt jedoch häufig als einheitlich behandelt. Im Allgemeinen steigt die Artenvielfalt mit der Komplexität des Lebensraums, insbesondere in Küstengebieten. Die Küstenumgebung kann durch Merkmale, die von den täglichen Routinen ablenken, dazu beitragen, psychologische Ressourcen wiederherzustellen, den Stress abzubauen und die positive psychische Gesundheit zu fördern (White et al., 2013). Dies kann sich auch auf die Reduzierung negativer Aspekte wie Depression auswirken (z. B. Nutsford et al., 2016). Allerdings ist die genaue Rolle des Naturkontakts in Bezug auf die Artenvielfalt an Küstenstandorten noch nicht vollständig geklärt.

7.5.1 Landschaftsfaktoren/-facetten, Ökosysteme, Lebensräume, Artenreichtum

Elemente der Natur, die möglicherweise Einfluss auf die psychische Gesundheit haben umfassen Größe (Gesamtfläche), Zusammensetzung (Anteile verschiedener Arten natürlicher Elemente) und räumliche Konfiguration (z. B. Grad der Fragmentierung und Verbindung mit anderen Grünflächen) natürlicher Landschaften.

Im Sinne des Zusammenhangs zwischen Biodiversität und Gesundheit sind im klinischen Alltag zwei therapierelevante Aspekte von Bedeutung: *Exposition* und *Erfahrung*. Unter Exposition versteht man das Ausmaß des Kontakts einer Person mit der Natur und Artenvielfalt. Erfahrung bezieht sich darauf, wie eine Person die Natur und biologische Vielfalt erlebt und mit ihr interagiert.

Exposition

Da in der Regel keine Daten zur tatsächlichen Exposition verfügbar sind, insbesondere in Fällen, in denen es um hypothetische Szenarien geht, wird die tatsächliche Exposition häufig anhand von Zugangs-/Verfügbarkeitsmetriken geschätzt.

Im klinischen Kontext könnte man durch eine vermehrte Berücksichtigung von Expositionsprofilen der Patient:innen Therapien passgenauer und individualisierter gestalten. Zum Beispiel können zwei Personen in derselben Straße leben, die eine festgelegte Anzahl und Vielfalt an Straßenbäumen aufweist (tatsächliche Artenvielfalt). Trotzdem können sich ihre Expositionsprofile erheblich unterscheiden, da eine Person die Straße täglich entlanggeht, während die andere Person diese nur einmal pro Woche nutzt (Frumkin et al., 2017).

Erfahrung

Beim Übergang von der Naturexposition zu den Auswirkungen auf die psychische Gesundheit müssen wir Besonderheiten im Hinblick auf verschiedene Erfahrungsmerkmale berücksichtigen. In Bezug auf individuelle Merkmale der Patient:innen sollten auch Faktoren wie die soziodemografischen, kulturellen, Wahrnehmungs-, Einstellungs- und Verhaltensunterschiede berücksichtigt werden, die die Tendenz zur Suche nach Naturexpositionen beeinflussen (z. B. Roe et al., 2013; Astell-Burt et al., 2014). Hinzu kommt auch, dass die Häufigkeit und Dauer der Exposition unterschiedliche Auswirkungen auf die Vermittlungswege (z. B. Stress im Bereich »Wiederherstellungskapazitäten«) sowie auf die gesundheitlichen Folgen haben wird. Beispielsweise hat sich gezeigt, dass eine kurze Expositionszeit (z. B. 2–5 Minuten) gegenüber dem Artenreichtum von Fischen (Cracknell et al., 2016) und dem Artenreichtum von Pflanzen (Lindemann-Matthies & Matthies, 2018) Stress reduziert.

Obwohl ein Großteil der Forschungsliteratur standardmäßig das Sehvermögen als primäre Modalität für den Kontakt mit der Natur angibt (Nutsford et al., 2016), sind auch die auditiven, taktilen und olfaktorischen Modalitäten zu berücksichtigen. Beeinträchtigte sensorische Fähigkeiten, wie der Geruchssinn bei psychischen Störungen, könnten hierbei eine Rolle spielen (Gopinath et al., 2011). Sinnesreize können Erinnerungen auslösen und eine starke emotionale Konnotation haben, was eine Bewältigung stressbehafteter Ereignisse unterstützen kann. Dies ist mit Veränderungen im emotionalen Gehirnnetzwerk verbunden, einschließlich Bereichen wie dem orbitofrontalen und präfrontalen Kortex, der Amygdala und des Hippocampus (Daniels & Vermetten, 2016). Eine artenreiche Küstenumgebung beispielsweise könnte Lern- und Gedächtnismechanismen sowie die Wahrnehmung umfangreicher Sinnesreize fördern (z. B. Piff et al., 2015). Letztlich kann die spezifische Art und Weise, wie Menschen mit der Natur interagieren, für die unterschiedlichen Auswirkungen der Naturexposition auf die psychische Gesundheit verantwortlich sein (Kahn et al., 2010). Das Betrachten von Wasser unterscheidet sich beispielsweise vom Schwimmen im Wasser.

Im klinischen Kontext kann daher eine verstärkte Berücksichtigung und in den Diagnostikprozess integrierte Erfassung des Interaktionstyps von Patient:innen hilfreiche Informationen für eine passgenauere Therapie liefern. Der Interaktionstyp beeinflusst, was eine Person erlebt und wie viel Biodiversität sie »aufnimmt« (Frumkin et al., 2017), was wiederum Auswirkungen auf die Vermittlungswege und die Gesundheit haben kann. Beispielsweise untersuchten Carrus et al. (2015) die Arten von Aktivitäten, an denen Menschen in einer städtischen Grünfläche beteiligt waren, und wie sich diese Aktivitäten auf das Wohlbefinden und die Wahrnehmung der Wiederherstellungsqualität auswirkten. Menschen, die über die Umgebung nachdachten, in städtischen Grünflächen mit unterschiedlicher Artenvielfalt spazieren gingen oder Sport trieben, berichteten über ein besseres Wohlbefinden und eine erholsamere Qualität der Umgebung als Menschen, die lasen, redeten oder mit anderen in Kontakt kamen (Carrus et al., 2015). Dies deutet darauf hin, dass möglicherweise eine Person, deren Interaktion mit der Artenvielfalt zufällig ist (z. B. das Zusammensein mit Freund:innen in einer Grünfläche mit Artenvielfalt), weniger positive Auswirkungen auf das Wohlbefinden hatte, weil sie abgelenkter war und die Umwelt weniger aufmerksam wahrnahm als eine Person am selben Ort.

Kernaussagen

- Natur- und Biodiversitätserleben sind salutogene Faktoren, die als Elemente in den klinischen Alltag einfließen können.
- Der Aufenthalt in der Natur kann das Stressempfinden reduzieren.
- Neben Expositionen im Grünen (»green spaces«) hat auch der Kontakt mit und die Nähe zu Wasser und wassernahe Umgebungen (»blue spaces«) positive Auswirkungen auf die

- psychische Gesundheit. Dies kann vielfältige und individuelle Möglichkeiten eröffnen, naturbezogene Elemente im therapeutischen Kontext zu integrieren.
- Saisonal bedingte affektive Störungen und Begleitsymptomatiken sollten stärker im klinischen Alltag berücksichtigt werden. Hierbei können entsprechende meteorologische und geografische Parameter als objektive Informationsquellen im Rahmen der Diagnostik und Therapie immer wichtiger werden.
- Im klinischen Kontext sollte zunehmend berücksichtigt werden, wie Aspekte natürlicher Merkmale zu unterschiedlichen Ausmaßen der Exposition führen, da sie unterschiedliche Möglichkeiten für direkten und indirekten Kontakt mit der Natur bieten.
- Biodiversitätsbasierte Interventionen sind von individuellen Wahrnehmungen und Faktoren im Sinne der Exposition und Erfahrung abhängig, was im diagnostischen Prozess-Kontext berücksichtigt und im therapeutischen Kontext passgenau integriert werden kann.
- Zukünftige interdisziplinäre Forschungsrichtungen müssen weiter verstärkt werden und für den Transfer in die Klinik gute, klare und detailreiche Evidenzen liefern.

Literatur

Adewuyi, F. A., Knobel, P., Gogna, P., & Dadvand, P. (2023). Health effects of green prescription: A systematic review of randomized controlled trials. *Environmental Research*, 236(2), 116844. https://doi.org/10.1016/j.envres.2023.116844

Astell-Burt, T., Mitchell, R., & Hartig, T. (2014). The association between green space and mental health varies across the lifecourse. A longitudinal study. *Journal of Epidemiology and Community Health*, 68(6), 578–583. https://doi.org/10.1136/jech-2013-203767

Berlyne, D. E. (Ed.). (1974). *Studies in the new experimental aesthetics: Steps toward an objective psychology of aesthetic appreciation* (pp. viii, 340). Hemisphere.

Berman, M. G., Kross, E., Krpan, K. M., et al. (2012). Interacting with nature improves cognition and affect for individuals with depression. *Journal of Affective Disorders*, 140(3), 300–305. https://doi.org/10.1016/j.jad.2012.03.012

Bratman, G. N., Daily, G. C., Levy, B. J., et al. (2015). The benefits of nature experience: Improved affect and cognition. *Landscape and Urban Planning*, 138, 41–50. https://doi.org/10.1016/j.landurbplan.2015.02.005

Capaldi, C. A., Passmore, H. A., Nisbet, E. K., et al. (2015). Flourishing in nature: A review of the benefits of connecting with nature and its application as a wellbeing intervention. *International Journal of Wellbeing*, 5(4), 1–16. https://doi.org/10.5502/IJW.V5I4.449

Carrus, G., Scopelliti, M., Lafortezza, R., et al. (2015). Go greener, feel better? The positive effects of biodiversity on the well-being of individuals visiting urban and peri-urban green areas. *Landscape Urban Planet*, 134, 221–228. https://doi.org/10.1016/j.landurbplan.2014.10.022

Cedeño Laurent, J. G., Williams, A., Oulhote, Y., et al. (2018). Reduced cognitive function during a heat wave among residents of non-air-conditioned buildings: An observational study of young adults in the summer of 2016. *PLoS Medicine*, 15(7), e1002605. https://doi.org/10.1371/journal.pmed.1002605

Clark, C., Myron, R., Stansfeld, S., et al. (2007). A systematic review of the evidence on the effect of the built and physical environment on mental health. *Journal of Public Mental Health*, 6(2), 14–27. https://doi.org/10.1108/17465729200700011

Cracknell, D., White, M. P., Pahl, S., et al. (2017). A preliminary investigation into the restorative potential of public aquaria exhibits: A UK student-based study. *Landscape Research*, 42(1), 18–32. https://doi.org/10.1080/01426397.2016.1243236

Cracknell, D., White, M. P., Pahl, S., et al. (2016). Marine biota and psychological well-being: A preliminary examination of dose–response effects in an aquarium setting. *Environmental Behaviour*, 48, 1242–1269. https://doi.org/10.1177/0013916515597512

Daniels, J. K., & Vermetten, E. (2016). Odor-induced recall of emotional memories in PTSD-Review and new paradigm for research. *Experimental Neurology*, 284(Pt B), 168–80.

Dibble, E. D., & Thomaz, S. M. (2009). Use of Fractal Dimension to Assess Habitat Complexity and Its Influence on Dominant Invertebrates Inhabiting Tropical and Temperate Macrophytes. *Journal of Freshwater Ecology*, 24(1), 93–102. https://doi.org/10.1080/02705060.2009.9664269

Ensinger, K., & von Lindern, E. (2018). *Wie wird Natur erlebt? -Pilotstudie zum Naturerleben im Nationalpark Schwarzwald*. https://doi.org/10.13140/RG.2.2.16074.41922

Frumkin, H., Bratman, G. N., Breslow, S. J., et al. (2017). Nature contact and human health: A research agenda. Environ. *Health Perspectives*. https://doi.org/10.1289/EHP1663.

Gascon, M., Triguero-Mas, M., Martínez, D., et al. (2015). Mental Health Benefits of Long-Term Exposure to Residential Green and Blue Spaces: A Systematic Review. *International Journal of Environmental Research and Public Health*, 12(4), 4354–4379. https://doi.org/10.3390/ijerph120404354

Gopinath, B., Anstey, K. J., Sue, C. M., et al. (2011) Olfactory Impairment in Older Adults Is Associated With Depressive Symptoms and Poorer Quality of Life Scores. *American Journal of Geriatric Psychiatry*, 19(9), 830–834.

Grigsby-Toussaint, D. S., Turi, K. N., Krupa, M., et al. (2015). Sleep insufficiency and the natural environment: Results from the US Behavioral Risk Factor Surveillance System survey. *Preventive Medicine*, 78, 78–84. https://doi.org/10.1016/j.ypmed.2015.07.011

Hammen, C. (2005). Stress and depression. *Annual Review of Clinical Psychology*, 1, 293–319. https://doi.org/10.1146/annurev.clinpsy.1.102803.143938

Hartig, T., Evans, G. W., Jamner, L. D., et al. (2003). Tracking restoration in natural and urban field settings. *Journal of Environmental Psychology*, 23(2), 109–123. https://doi.org/10.1016/S0272-4944(02)00109-3

Hartig, T., van den Berg, A. E., Hagerhall, C. M., et al. (2011). Health Benefits of Nature Experience: Psychological, Social and Cultural Processes. In K. Nilsson, M. Sangster, C. Gallis, T. Hartig, S. de Vries, K. Seeland, & J. Schipperijn (Ed.), *Forests, Trees and Human Health* (pp. 127–168). Springer Netherlands.

Hedblom, M., Heyman, E., Antonsson, H., et al. (2014). Bird song diversity influences young people's appreciation of urban landscapes. *Urban Forestry & Urban Greening*, 13(3), 469–474. https://doi.org/10.1016/j.ufug.2014.04.002

Hong, J. S., Hyun, S. Y., Lee, J. H., et al. (2022). Mental health effects of the Gangwon wildfires. *BMC Public Health*, 22(1), 1183. https://doi.org/10.1186/s12889-022-13560-8

Imre, A. R., & Bogaert, J. (2004). The Fractal Dimension as a Measure of the Quality of Habitats. *Acta Biotheoretica*, 52(1), 41–56. https://doi.org/10.1023/B:ACBI.0000015911.56850.0f

James, W. (1892). *Psychology: Briefer course* (pp. xiii, 478). Macmillan and Co.

Jennings, V., & Bamkole, O. (2019). The Relationship between Social Cohesion and Urban Green Space: An Avenue for Health Promotion. *International Journal of Environmental Research and Public Health*, 16(3), Article 3. https://doi.org/10.3390/ijerph16030452

Johansson, M., Gyllin, M., Witzell, J., et al. (2014). Does biological quality matter? Direct and reflected appraisal of biodiversity in temperate deciduous broad-leaf forest. *Urban Forestry & Urban Greening*, 13(1), 28–37. https://doi.org/10.1016/j.ufug.2013.10.009

Kahn Jr., P. H., Ruckert, J. H., Severson, R. L., et al. (2010). A nature language: An agenda to catalog, save, and recover patterns of human–nature interaction. *Ecopsychology*, 2(2), 59–66. https://doi.org/10.1089/eco.2009.0047

Kahn, P. H., & Kellert, S. R. (2002). *Children and Nature: Psychological, Sociocultural, and Evolutionary Investigations*. The MIT Press. https://doi.org/10.7551/mitpress/1807.001.0001

Kaplan, R., & Kaplan, S. (1989). *The experience of nature: A psychological perspective* (pp. xii, 340). Cambridge University Press.

Kaplan, S. (1995). The restorative benefits of nature: Toward an integrative framework. *Journal of Environmental Psychology*, 15(3), 169–182. https://doi.org/10.1016/0272-4944(95)90001-2

Keller, M. C., Fredrickson, B. L., Ybarra, O., et al. (2005). A Warm Heart and a Clear Head: The Contingent Effects of Weather on Mood and Cognition. *Psychological Science*, 16(9), 724–731. https://doi.org/10.1111/j.1467-9280.2005.01602.x

Korpela, K. M., Stengård, E., & Jussila, P. (2016). Nature walks as a part of therapeutic intervention for depression. *Ecopsychology*, 8(1), 8–15. https://doi.org/10.1089/eco.2015.0070

Kotera, Y., Richardson, M., & Sheffield, D. (2020). Effects of shinrin-yoku (forest bathing) and nature therapy on mental health: A systematic review and meta-analysis. *International Journal of Mental Health and Addiction*, 20, 337–361. https://doi.org/10.1007/s11469-020-00363-4

Lindemann-Matthies, P., & Matthies, D. (2018). The influence of plant species richness on stress recovery of humans. *Web Ecology*, *18*, 121–128. https://doi.org/10.5194/we-18-121-2018

Mullins, J. T., & White, C. (2019). Temperature and mental health: Evidence from the spectrum of mental health outcomes. *Journal of Health Economics*, *68*, 102240. https://doi.org/10.1016/j.jhealeco.2019.102240

Nutsford, D., Pearson, A. L., Kingham, S., et al. (2016). Residential exposure to visible blue space (but not green space) associated with lower psychological distress in a capital city. *Health & Place*, *39*, 70–78. https://doi.org/10.1016/j.healthplace.2016.03.002

O'Brien, L., Burls, A., Townsend, M., et al. (2011). Volunteering in nature as a way of enabling people to reintegrate into society. *Perspectives in Public Health*, *131*(2), 71–81. https://doi.org/10.1177/1757913910384048

Peschardt, K. K., & Stigsdotter, U. K. (2013). Associations between park characteristics and perceived restorativeness of small public urban green spaces. *Landscape and Urban Planning*, *112*, 26–39. https://doi.org/10.1016/j.landurbplan.2012.12.013

Pett, T. J., Shwartz, A., Irvine, K. N., et al. (2017). Unpacking the People–Biodiversity Paradox: A Conceptual Framework. *BioScience*, *66*(7), 576–583. https://doi.org/10.1093/biosci/biw036

Piff, P. K., Dietze, P., Feinberg, M., et al. (2015). Awe, the small self, and prosocial behavior. *Journal of Personality Social Psychology*, *108*(6), 883–899.

Potschin, M. B., & Haines-Young, R. H. (2011). Ecosystem services: Exploring a geographical perspective. *Progress in Physical Geography: Earth and Environment*, *35*(5), 575–594. https://doi.org/10.1177/0309133311423172

Reuben, A., Manczak, E. M., Cabrera, L. Y., et al. (2022). The Interplay of Environmental Exposures and Mental Health: Setting an Agenda. *Environmental Health Perspectives*, *130*(2), 25001. https://doi.org/10.1289/EHP9889

Roe, J. J., Thompson, C. W., Aspinall, P. A., et al. (2013). Green Space and Stress: Evidence from Cortisol Measures in Deprived Urban Communities. *International Journal of Environmental Research and Public Health*, *10*(9), 4086–4103. https://doi.org/10.3390/ijerph10094086

Roe, J., & Aspinall, P. (2011). The restorative benefits of walking in urban and rural settings in adults with good and poor mental health. *Health & Place*, *17*(1), 103–113. https://doi.org/10.1016/j.healthplace.2010.09.003

Scopelliti, M., Carrus, G., F., C., Mastandrea, S., et al. (2012). Biodiversity, Perceived Restorativeness and Benefits of Nature: A Study on the Psychological Processes and Outcomes of On-Site Experiences in Urban and Peri-Urban Green Areas in Italy. In S. Kabisch, A. Kunath, P. Schweizer-Ries, & A. Steinführer (Ed.), *Vulnerability, Risks and Complexity. Impacts of Global Change on Human Habitats* (pp. 255–270). Hogrefe.

Soga, M., & Gaston, K. J. (2016). Extinction of experience: The loss of human–nature interactions. *Frontiers in Ecology and the Environment*, *14*(2), 94–101. https://doi.org/10.1002/fee.1225

Sudimac, S., Sale, V., & Kühn, S. (2022). How nature nurtures: Amygdala activity decreases as the result of a one-hour walk in nature. *Molecular Psychiatry*, *27*(11), Article 11. https://doi.org/10.1038/s41380-022-01720-6

Sui, Y., Ettema, D., & Helbich, M. (2022). Longitudinal associations between the neighborhood social, natural, and built environment and mental health: A systematic review with meta-analyses. *Health & Place*, *77*, 102893. https://doi.org/10.1016/j.healthplace.2022.102893

Tancredi, S., Urbano, T., Vinceti, M., et al. (2022). Artificial light at night and risk of mental disorders: A systematic review. *The Science of the Total Environment*, *833*, 155185. https://doi.org/10.1016/j.scitotenv.2022.155185

Thompson, R., Hornigold, R., Page, L., et al. (2018). Associations between high ambient temperatures and heat waves with mental health outcomes: A systematic review. *Public Health*, *161*, 171–191. https://doi.org/10.1016/j.puhe.2018.06.008

Tost, H., Reichert, M., Braun, U., Reinhard, I., Peters, R., Lautenbach, S., Hoell, A., Schwarz, E., Ebner-Priemer, U., Zipf, A., & Meyer-Lindenberg, A. (2019). Neural correlates of individual differences in affective benefit of real-life urban green space exposure. *Nature Neuroscience*, *22*, 1389–1393. https://doi.org/10.1038/s41593-019-0451-y.

Tveit, M. S., Ode Sang, Å., & Hagerhall, C. M. (2018). Scenic Beauty: Visual Landscape Assessment and Human Landscape Perception. In *Environmental Psychology* (pp. 45–54). John Wiley & Sons, Ltd. https://doi.org/10.1002/9781119241072.ch5

Ulrich, R. S. (1983). Aesthetic and Affective Response to Natural Environment. In I. Altman & J. F. Wohlwill (Ed.), *Behavior and the Natural Environment* (pp. 85–125). Springer US. https://doi.org/10.1007/978-1-4613-3539-9_4

Ulrich, R. S., Simons, R. F., Losito, B. D., et al. (1991). Stress recovery during exposure to natural and urban environments. *Journal of Environmental Psychology*, *11*(3), 201–230. https://doi.org/10.1016/S0272-4944(05)80184-7

United Nations (1992). *Convention on Biological Diversity.* https://www.cbd.int/doc/legal/cbd-en.pdf

Weilnhammer, V., Schmid, J., Mittermeier, I., et al. (2021). Extreme weather events in europe and their health consequences—A systematic review. *International Journal of Hygiene and Environmental Health*, 233, 113688. https://doi.org/10.1016/j.ijheh.2021.113688

White, M. P., Alcock, I., Wheeler, B. W., et al. (2013). Would you be happier living in a greener urban area? A fixed-effects analysis of panel data. *Psychological Science*, 24(6), 920–928. https://doi.org/10.1177/0956797612464659

White, M. P., Weeks, A., Hooper, T., et al. (2017). Marine wildlife as an important component of coastal visits: The role of perceived biodiversity and species behaviour. *Marine Policy*, 78, 80–89. https://doi.org/10.1016/j.marpol.2017.01.005

Williams, A. P., Abatzoglou, J. T., Gershunov, A., et al. (2019). Observed Impacts of Anthropogenic Climate Change on Wildfire in California. *Earth's Future*, 7(8), 892–910. https://doi.org/10.1029/2019EF001210

Wilson, E. O. (1993). Biophilia and the conservation ethic. In E. O. Wilson & S. R. Kellert (Ed.), *The biophilia hypothesis* (pp. 31). Island Press.

Xie, H., Cao, Y., Li, J., et al. (2023). Affective disorder and brain alterations in children and adolescents exposed to outdoor air pollution. *Journal of Affective Disorders*, 331, 413–424. https://doi.org/10.1016/j.jad.2023.03.082

8 Ernährung

Gerhard Gründer und Linda C. Kunz

8.1 Einleitung

Während der Zusammenhang zwischen individueller Ernährung und körperlicher Gesundheit allgemein akzeptiert ist, entsteht erst in den letzten Jahren langsam ein Bewusstsein für die Bedeutung von Ernährungsfaktoren auch für die psychische Gesundheit. In der psychiatrischen Versorgung spielt das Thema, abgesehen von Randbereichen (z. B. ketogene Diät bei affektiven Störungen), bisher praktisch keine Rolle.

Eine hauptsächlich pflanzenbasierte Ernährung, die wenig tierisches Fett und Fleisch enthält, fördert nicht nur die körperliche Gesundheit, sondern auch die geistige Leistungsfähigkeit und das Wohlbefinden. Sie senkt das Risiko von Übergewicht, Diabetes und Herz-Kreislauf-Erkrankungen. Auch viele Krebsarten treten seltener auf, wenn vorwiegend pflanzlich gegessen wird (Dinu et al., 2018; Dybvik et al., 2023; Parra-Soto et al., 2022). Ungesättigte Fette aus tierischen Produkten erhöhen den oxidativen Stress in Nervenzellen, was deren Energieversorgung und synaptische Verbindungen beeinträchtigt (Schwingshackl et al., 2020). Studien zeigen zudem, dass Kalorienreduktion unabhängig von der Art der Nahrung zu besserer Gesundheit und höherer kognitiver Leistungsfähigkeit führt (de Cabo & Mattson, 2019). Ernährung und Essen sind aber nicht nur bedeutend für das Individuum, sondern auch für die soziale Gemeinschaft. Essen stillt nicht nur den Grundbedarf an Energie, sondern fördert auch soziale Bindungen. Wichtig ist nicht nur, was wir essen, sondern auch, wie und mit wem. Ernährung betrifft daher die öffentliche Gesundheit und unsere gesellschaftliche Entwicklung. Zudem wird zunehmend deutlich, dass unsere Ernährungsgewohnheiten ganz erheblichen Einfluss auf das Klima und die Umwelt haben. Während 10 % der Weltbevölkerung hungern, ist jede:r Vierte auf der Welt übergewichtig. Mehr als ein Drittel der Weltbevölkerung hat nicht die Mittel, um sich gesund zu ernähren. Dabei hat der Anteil der Menschen, die Hunger leiden, nach 2019 – bedingt durch die COVID-19-Pandemie und militärische Konflikte – noch zugenommen (FAO, 2021). Gleichzeitig ist der Lebensmittelsektor für etwa 30 % der weltweiten Treibhausgase verantwortlich. Jedes Jahr gehen 5,5 Millionen Hektar Wald verloren, zwei Drittel davon für die Ausweitung von Ackerland und Weideflächen (Pendrill et al., 2019). Landwirtschaftliche Praktiken degradieren die Böden, verschmutzen und erschöpfen die Wasservorräte und verringern die Artenvielfalt. So kommt eine internationale Kommission von Wissenschaftler:innen zu dem Schluss:

»Ungesunde Ernährung birgt ein größeres Risiko für Krankheit und Tod als ungeschützter Sex sowie Alkohol-, Drogen- und Tabakkonsum zusammen. Da ein Großteil der Weltbevölkerung unzureichend ernährt ist und viele Umweltsysteme und -prozesse durch die Lebensmittelproduktion über alle Grenzen belastet sind, ist eine globale Umgestaltung des Lebensmittelsystems dringend erforderlich.« (Willett et al., 2019, S. 447, Übersetzung der Autoren).

8.2 Ernährung und psychische Gesundheit

Inzwischen liegen zahlreiche Studien vor, die Zusammenhänge zwischen dem Ernährungsstil und der körperlichen wie auch psychischen Gesundheit nahelegen. Eine der bedeutsamsten dieser Studien, die den Einfluss der Ernährung auf die Gesundheit untersuchte, erschien 2018 im New England Journal of Medicine (Estruch et al., 2018). In der PREDIMED-Studie wurden etwa 7.500 Personen im Alter von 55 bis 80 Jahren mit erhöhtem kardiovaskulärem Risiko in drei Gruppen eingeteilt. Zwei Gruppen sollten sich mediterran ernähren, wobei eine zusätzlich Olivenöl und die andere Nüsse erhielt. Die dritte Gruppe erhielt eine Anleitung zur fettreduzierten Ernährung. Über knapp fünf Jahre wurden kardiovaskuläre Ereignisse (Herzinfarkt, Schlaganfall, Tod) registriert. In den sich mediterran ernährenden Gruppen traten 96 bzw. 83 Ereignisse auf, in der sich fettreduziert ernährenden Gruppe 109. Dies entspricht einer Risikoreduktion um etwa 30 % für kardiovaskuläre Ereignisse bei mediterraner Ernährung (ebd.).

Die mediterrane Ernährung zeichnet sich durch einen hohen Anteil an Olivenöl, Früchten, Nüssen, Gemüse und Getreide aus. Fisch und Geflügel werden in moderaten Mengen verzehrt, während Milchprodukte, rotes Fleisch, verarbeitetes Fleisch und Süßigkeiten reduziert sind. Wein wird in moderaten Mengen zu den Mahlzeiten konsumiert. Seit den 1960er Jahren wird dieser Ernährungsstil, typisch für Griechenland, insbesondere Kreta, sowie Süditalien, mit Langlebigkeit und guter Gesundheit in Verbindung gebracht (Willet et al., 1995; Yannakoulia & Scarneas, 2024). Mit der Zunahme von Übergewicht, Adipositas, Diabetes und anderen ernährungsbedingten Krankheiten gewinnt die Forschung zur Bedeutung unserer Ernährung zunehmend an Bedeutung. 2019 publizierte die »EAT-Lancet Commission on healthy diets from sustainable food systems«, eine Kommission des britischen Wissenschaftsmagazins Lancet, Empfehlungen für eine gesunde Ernährung, die sich sehr stark an der mediterranen Ernährung orientiert (Willet et al., 2019; ▶ Tab. 8.1). Gleichzeitig hat die Kommission sehr nachdrücklich dargelegt, welche Auswirkungen unser Ernährungsstil auf die Umwelt und unsere Zukunft hat (▶ Kap. 8.3). Ein nordamerikanisches Forscher:innenteam bewertete Lebensmittel nach ihrem Gehalt an Nährstoffen, die präventiv oder ggf. sogar therapeutisch gegen Depressionen wirken könnten. Zu diesen Nährstoffen gehören Folsäure, Eisen, Omega-3-Fettsäuren, Magnesium, Kalium, Selen, Thiamin, Vitamin A, B_6, B_{12}, C und Zink. Unter den tierischen Nahrungsmitteln hatten Muscheln, Austern, andere Meeresfrüchte und Leber den höchsten Nährstoffgehalt. Bei pflanzlichen Lebensmitteln wurden Blattgemüse, Salat, Paprika und Brokkoli am besten bewertet (LaChance & Ramsey, 2018).

In den letzten 10 bis 15 Jahren wird zunehmend erkannt, dass die Ernährung auch für die kognitive Leistung und das psychische Wohlbefinden wichtig ist. Studien legen nahe, dass bestimmte Nahrungsmittel, z. B. solche, die Omega-3-Fettsäuren enthalten, die Hirnfunktion schützen und verbessern können. Umgekehrt erhöht eine Ernährung reich an gesättigten tierischen Fetten das Risiko nicht nur für kardiovaskuläre und andere somatische Erkrankungen, sondern auch für neurologische und psychische Störungen (Gómez-Pinilla, 2008). Omega-3-Fettsäuren finden sich in fettem Meeresfisch, bestimmten Pflanzenölen und Nüssen. Das Verhältnis von Omega-3- zu Omega-6-Fettsäuren könnte den neuroprotektiven Wert der mediterranen Diät ausmachen (Loef & Walach, 2013). Eine Subanalyse der PREDIMED-Studie zeigte, dass in der Gruppe mit einer nussreichen mediterranen Diät tendenziell weniger Depressionen auftraten, statistisch signifikant war dies bei Personen mit Typ-2-Diabetes (Sánchez-Villegas et al., 2013).

Viele Studien zu Fragen der Assoziation von Ernährung und psychischen Erkrankungen haben zu kleine Proband:innenzahlen für statistisch belastbare Aussagen. Metaanalysen dieser Studien kommen jedoch zu zum Teil bemerkenswerten Ergebnissen. Eine australische Metaanalyse fand, dass eine Ernährung reich an Obst, Gemüse, Vollkornprodukten und Fisch das Depressionsrisiko um 15 % senkt. Ein Zusammenhang zwischen westlicher Ernährung (fleisch-, zucker- und fettreiche, energiedichte Nahrungsmittel) und erhöhtem Depressionsrisiko wurde ebenfalls dokumentiert (Lai et al., 2014). Eine griechische Metaanalyse zeigte, dass eine mediterrane Ernährung das Risiko für Schlaganfall und Depression um etwa 30 % und für kognitive Beeinträchtigung um 40 % senkt. Der positive Effekt auf die psychische Gesundheit bleibt erhalten, selbst wenn die mediterrane Ernährung nicht strikt eingehalten wird, allerdings ohne schützende Wirkung gegen Schlaganfälle (Psaltopoulou et al., 2013). Ein japanisches Forscher:innenteam fand heraus, dass eine Ernährung mit hohem Anteil an Gemüse, Früchten, Kartoffeln, Sojaprodukten, Pilzen, Algen und Fisch das Suizidrisiko senkt (Nanri et al., 2013). Kanadische Wissenschaftler:innen berichteten, dass ein höherer Verzehr von Gemüse und Früchten das Depressionsrisiko um bis zu 30 % und das Stresserleben verringert (McMartin et al., 2013). Eine Metaanalyse von 21 Studien bestätigte, dass eine gesunde Ernährung das Depressionsrisiko senkt, während westliche Ernährung es erhöht (Li et al., 2017). Schließlich weist ein neues Umbrella-Review von 45 Studien sehr eindeutig auf eine Assoziation des Konsums ultraprozessierter Nahrungsmittel mit zahlreichen somatischen wie auch psychiatrischen Erkrankungen hin (Lane et al., 2024).

Die heute am meisten favorisierte Erklärung für diese Zusammenhänge geht davon aus, dass die in der westlichen Ernährung vorherrschenden tierischen Fette bedeutende negative Auswirkungen auf die körperliche und psychische Gesundheit haben. Tierische Fette enthalten viele gesättigte Fettsäuren, deren Abbau eine niedriggradige, chronische Entzündungsreaktion im Körper auslösen kann. Solche Entzündungen sind bei zahlreichen chronischen Erkrankungen, einschließlich Depressionen, nachgewiesen worden. Zwei große Studien mit über 25.000 Personen zeigten einen Zusammenhang zwischen den proentzündlichen Eigenschaften der Ernährung und der Sterblichkeit (Garcia-Arellano et al., 2019).

Viele Studien zeigen nur Assoziationen und keine Kausalitäten, sodass andere unbeachtete Faktoren den Effekt erklären könnten. Menschen, die sich mediterran ernähren, könnten auch allgemein gesundheitsbewusster sein und sich mehr bewegen. Umgekehrt könnten gesündere, stressfreiere Menschen sich besser ernähren. Trotz solcher alternativen Erklärungen legt die Gesamtheit der Daten nahe, dass bestimmte Ernährungsweisen zu besserer psychischer Gesundheit und kognitiver Leistung führen. Einige neuere Studien weisen auf eine Assoziation vegetarischer und veganer Ernährungsweisen mit einem erhöhten Depressionsrisiko hin (Kohl et al., 2023). Eine negative Assoziation zwischen Fleischkonsum und dem Risiko für Depressionen, Angst und selbstschädigendes Verhalten lässt sich auch metaanalytisch nachweisen (Dobersek et al., 2021), allerdings ist die Studienlage nicht eindeutig und die Art der Kausalität unklar (Jain et al., 2022).

Überzeugend sind Studien, die zeigen, dass die Ernährung von Müttern während der Schwangerschaft und in der frühen Postnatalzeit die psychische Gesundheit ihrer Kinder beeinflusst. Die Norwegian Mother and Child Cohort Study mit 23.000 Müttern und ihren Kindern zeigte, dass ungesunde Ernährung während der Schwangerschaft mit späteren emotionalen Problemen und Verhaltensauffälligkeiten bei den Kindern verbunden ist, selbst nach Berücksichtigung anderer Faktoren (z. B. Rauchen, Alter der Eltern, Haushaltseinkommen) (Jacka et al., 2013). Ähnliche Ergebnisse lieferte die Generation R Study

Tab. 8.1: Gesunde Referenzdiät mit möglichen Bereichen für eine Aufnahme von 2.500 kcal/Tag (nach Willett et al., 2019, S. 451, Übersetzung der Autoren)

Nahrungsmittel-gruppe	Spezifische Nahrungsmittel	Aufnahme von Makronährstoffen (möglicher Bereich) [g/Tag]	Kalorienaufnahme [kcal/Tag]
Vollkorn[1]	Reis, Weizen, Mais und andere[2]	232 (0–60 % der Energie)	811
Knollen oder stärkehaltiges Gemüse	Kartoffeln und Maniok	50 (0–100)	39
Gemüse	alle Gemüsesorten	300 (200–600)	
	dunkelgrünes Gemüse	100	23
	rotes und oranges Gemüse	100	30
	anderes Gemüse	100	25
Früchte	alle Früchte	200 (100–300)	126
Milchprodukte	Vollmilch oder Derivate (z. B. Käse)	250 (0–500)	153
Eiweißquellen[3]	Rind und Lamm	7 (0–14)	15
	Schwein	7 (0–14)	15
	Hähnchen und anderes Geflügel	29 (0–58)	62
	Eier	13 (0–25)	19
	Fisch[4]	28 (0–100)	40
	Hülsenfrüchte: trockene Bohnen, Linsen und Erbsen[1]	50 (0–100)	172
	Hülsenfrüchte: Soja-Lebensmittel	25 (0–50)	112
	Hülsenfrüchte: Erdnüsse	25 (0–75)	142
	Nüsse	25	149
Zugesetzte Fette	Palmöl	6,8 (0–6,8)	60
	Ungesättigte Öle[5]	40 (20–80)	354
	Milchfette (in Milch enthalten)	0	0
	Schmalz oder Talg[6]	5 (0–5)	36

Tab. 8.1: Gesunde Referenzdiät mit möglichen Bereichen für eine Aufnahme von 2.500 kcal/Tag – Fortsetzung

Nahrungsmittelgruppe	Spezifische Nahrungsmittel	Aufnahme von Makronährstoffen (möglicher Bereich) [g/Tag]	Kalorienaufnahme [kcal/Tag]
Zugesetzte Zucker	alle Süßstoffe	31 (0–31)	120

Die optimale Energieaufnahme zur Aufrechterhaltung eines gesunden Gewichts hängt für eine Person von der Körpergröße und dem Grad der körperlichen Aktivität ab. Die Verarbeitung von Lebensmitteln wie die teilweise Hydrierung von Ölen, die Raffination von Getreide und die Zugabe von Salz und Konservierungsstoffen kann die Gesundheit erheblich beeinträchtigen, wird in dieser Tabelle jedoch nicht berücksichtigt.
[1] Weizen, Reis, getrocknete Bohnen und Linsen sind trocken und roh.
[2] Mischung und Menge der Körner können variieren, um eine isokalorische Aufnahme aufrechtzuerhalten.
[3] Rind- und Lammfleisch sind durch Schweinefleisch austauschbar und umgekehrt. Huhn und anderes Geflügel sind durch Eier, Fisch oder pflanzliche Proteinquellen austauschbar. Hülsenfrüchte, Erdnüsse, Baumnüsse, Samen und Soja sind austauschbar.
[4] Meeresfrüchte bestehen aus Fisch und Schalentieren (z. B. Muscheln und Garnelen) und stammen sowohl aus Fang als auch aus Zucht. Obwohl Meeresfrüchte eine sehr vielfältige Gruppe sind, die sowohl Tiere als auch Pflanzen umfasst, liegt der Schwerpunkt hier ausschließlich auf Tieren.
[5] Ungesättigte Öle bestehen zu jeweils 20 % aus Oliven-, Soja-, Raps-, Sonnenblumen- und Erdnussöl.
[6] Etwas Schmalz oder Talg sind optional, wenn Schweine oder Rinder verzehrt werden.

in Rotterdam: Kinder von Müttern, die sich mediterran ernährten, hatten weniger Probleme mit Unaufmerksamkeit und Aggression als Kinder von Müttern, die sich traditionell niederländisch ernährten (Steenweg-de Graaff et al., 2014).

Unsere Ernährung beeinflusst offenbar auch unsere Stressempfindlichkeit, während Stress gleichzeitig auch das Ernährungsverhalten beeinflussen kann. Die westliche Ernährung verstärkt die physiologische Stressreaktion, während die mediterrane Ernährung die Stressresistenz fördert (Hodge et al., 2013). Besonders betroffen sind Menschen im unteren Drittel der sozioökonomischen Hierarchie, die sich oft schlecht ernähren und starkem sozialem Stress ausgesetzt sind. In der Boston Puerto Rican Health Study untersuchte ein Forscher:innenteam mehr als 1.300 Puerto-Ricaner:innen und fand, dass gestresste Menschen weniger Obst, Gemüse und Proteine, aber mehr salzige Snacks und Süßigkeiten aßen und sich weniger bewegten. Diese Personen hatten höhere Konzentrationen des Stresshormons Kortisol und Insulin sowie einen höheren Body-Mass-Index, was ein erhöhtes Risiko für Diabetes mellitus anzeigt. Diese Befunde sind jedoch nur Assoziationen, und die kausalen Zusammenhänge bleiben spekulativ (Laugero et al., 2011). Zum Zusammenhang zwischen fleischloser Ernährung und Depressionsrisiko siehe oben.

8.3 Ernährung und die Gesundheit des Planeten

Die Landwirtschaft, einschließlich der Tierzucht, verursacht etwa 25 % der Treibhausgasemissionen, verbraucht 70 % des Frischwassers und bedeckt 40 % der Landmasse der Erde. Überdüngung führt zur Vergiftung von Oberflächen- und Grundwasser (Springmann et al., 2018). Die »EAT-Lancet Commission on healthy diets from sustainable food systems«, eine Kommission des britischen Wissenschaftsmagazins Lancet, hat in einem wegweisenden Bericht gezeigt, was eine gesunde Ernährung darstellt und welche Auswirkungen sie auf die Umwelt und unsere Zukunft hat (Willet et al., 2019). Sie untersuchte, wie nachhaltige Ernährungsänderungen die Sterblichkeit, Treibhausgasemissionen, Land- und Wasserverbrauch sowie den Einsatz von Dünger beeinflussen. Untersucht wurden die planetaren Auswirkungen von vier Ernährungsstilen mit nachgewiesenen positiven Gesundheitseffekten:

- *Flexitarisch*: Kein verarbeitetes Fleisch, wenig rotes Fleisch (einmal pro Woche), moderate Mengen an Geflügel, Fisch und Milchprodukten, viele pflanzliche Lebensmittel (Früchte, Gemüse, Hülsenfrüchte, Nüsse).
- *Pescetarisch*: Fleisch wird überwiegend durch Fisch und andere Meeresfrüchte sowie Früchte und Gemüse ersetzt.
- *Vegetarisch*: Fleisch wird durch Hülsenfrüchte, Früchte und Gemüse ersetzt.
- *Vegan*: Alle tierischen Produkte werden durch Hülsenfrüchte, Früchte und Gemüse ersetzt.

Es wurde untersucht, welche Auswirkungen der Ersatz tierischer durch pflanzliche Nahrungsmittel in der globalen Ernährung hätte, in Szenarien von 25 % bis 100 % Ersatz (Springmann et al., 2018). Die Ergebnisse sind beeindruckend: Ein vollständiger Verzicht auf tierische Lebensmittel würde die Sterblichkeit in Ländern mit hohem Einkommen um über 10 % senken und die Treibhausgasemissionen um über 80 % reduzieren. Allerdings würde der Frischwasserverbrauch um 15 % steigen. In Ländern mit mittlerem und niedrigem Einkommen wären die Effekte geringer, da die Ernährung dort bereits pflanzenbasierter ist. Eine globale Umstellung auf gesundheitsorientierte Ernährungsstile (flexitarisch, pescetarisch, vegetarisch oder vegan) würde die Sterblichkeit um 19 % (flexitarisch) bis 22 % (vegan) senken und die Treibhausgasemissionen um 54 % bis 87 % verringern. Zudem würde die Belastung durch Nitrat und Phosphor um 20 bis 25 % sinken und der Verbrauch von Nutzfläche und Frischwasser abnehmen (ebd.). Es sei hier aber auf die möglichen negativen Auswirkungen einer vollständig fleischlosen Ernährung auf die psychische Gesundheit hingewiesen (▶ Kap. 8.2).

Ernährung betrifft somit nicht nur die oder den Einzelnen, sondern uns alle als globale Gemeinschaft. Eine gesunde Ernährung, sei sie vegan oder flexitarisch, verbessert unsere Gesundheit, senkt das Risiko für Herz-Kreislauf-Erkrankungen und viele Krebsarten, verlängert unser Leben und verringert das Risiko für Depressionen und Demenz. Darüber hinaus tragen wir zu besseren Lebensbedingungen auf unserem Planeten bei, was wiederum positive Auswirkungen auf uns und zukünftige Generationen hat. Die EAT-Lancet Commission malt in ihrem Report ein düsteres Szenario der zukünftigen Versorgung der Weltbevölkerung mit gesunden Lebensmitteln, wenn hier nicht energisch gegengesteuert wird.

Zehn Schlüsselbotschaften der »EAT–Lancet Commission on healthy diets from sustainable food systems« (gekürzt nach Willett et al., 2019, S. 448, Übersetzung der Autoren)

1. Ungesunde und nicht nachhaltig produzierte Lebensmittel stellen ein globales Risiko für die Menschen und den Planeten dar. Mehr als 820 Millionen Menschen haben nicht genug zu essen und viele weitere ernähren sich ungesund, was zu vorzeitigem Tod und Morbidität beiträgt. Darüber hinaus repräsentiert die globale Nahrungsmittelproduktion den größten Druck, den der Mensch auf die Erde ausübt, sie bedroht lokale Ökosysteme und die Stabilität des Erdsystems.
2. Die aktuellen Ernährungstrends werden zusammen mit dem prognostizierten Bevölkerungswachstum auf etwa 10 Milliarden bis 2050 die Risiken für Mensch und Planet verschärfen. Die globale Belastung durch nicht übertragbare Krankheiten wird voraussichtlich zunehmen, und die Auswirkungen der Lebensmittelproduktion auf Treibhausgasemissionen, Stickstoff- und Phosphorverschmutzung, Verlust der Artenvielfalt sowie Wasser- und Landnutzung werden die Stabilität des Erdsystems verringern.
3. Um die nachhaltigen Entwicklungsziele der UN und das Pariser Abkommen zu erreichen, ist eine Umstellung auf eine gesunde Ernährung auf der Grundlage nachhaltiger Lebensmittelsysteme notwendig. Zudem sind wissenschaftliche Zielvorgaben für eine gesunde Ernährung und eine nachhaltige Lebensmittelproduktion erforderlich, um eine große Transformation der Lebensmittelversorgung voranzutreiben.
4. Eine gesunde Ernährung zeichnet sich durch eine angemessene Kalorienzufuhr aus und besteht aus einer Vielfalt an pflanzlichen Lebensmitteln, geringen Mengen an Lebensmitteln tierischen Ursprungs, ungesättigten statt gesättigten Fetten und kleinen Mengen an raffiniertem Getreide, stark verarbeiteten Lebensmitteln und zugesetztem Zucker.
5. Die Umstellung auf eine gesunde Ernährung bis 2050 erfordert erhebliche Ernährungsumstellungen, darunter eine Reduzierung des weltweiten Konsums ungesunder Lebensmittel wie rotem Fleisch und Zucker um mehr als 50 % und eine Steigerung des Konsums gesunder Lebensmittel wie Nüsse, Obst, Gemüse und Hülsenfrüchte um mehr als 100 %. Die erforderlichen Änderungen sind jedoch je nach Region sehr unterschiedlich.
6. Eine Ernährungsumstellung von der aktuellen Ernährungsweise hin zu einer gesunden Ernährung wird sich voraussichtlich erheblich positiv auf die menschliche Gesundheit auswirken und jährlich etwa 10,8 bis 11,6 Millionen Todesfälle verhindern, was einer Verringerung um 19,0 bis 23,6 % entspricht.
7. Da die Nahrungsmittelproduktion große globale Umweltrisiken birgt, muss eine nachhaltige Nahrungsmittelproduktion innerhalb des sicheren Handlungsspielraums für Nahrungsmittelsysteme aller Größenordnungen auf der Erde erfolgen. Daher sollte eine nachhaltige Nahrungsmittelproduktion für etwa 10 Milliarden Menschen kein zusätzliches Land verbrauchen, die bestehende Artenvielfalt schützen, den Wasserverbrauch reduzieren und verantwortungsvoll mit Wasser umgehen, die Stickstoff- und Phosphorverschmutzung deutlich reduzieren, keine Kohlendioxidemissionen erzeugen und keinen weiteren Anstieg der Methan- und Lachgasemissionen verursachen.
8. Die Umstellung auf eine nachhaltige Nahrungsmittelproduktion bis 2050 erfordert eine Reduzierung der Ertragsunterschiede um mindestens 75 %, eine globale Umverteilung des Stickstoff- und Phosphordüngemitteleinsatzes, ein Phosphorrecycling, radikale Verbesserungen bei der Effizienz von Düngemitteln und Wassernutzung, die rasche

Umsetzung landwirtschaftlicher Minderungsmaßnahmen zur Verringerung der Treibhausgasemissionen, die Einführung von Landbewirtschaftungspraktiken, die die Landwirtschaft von einer Kohlenstoffquelle zu einem Kohlenstoffabfluss machen, und eine grundlegende Änderung der Produktionsprioritäten.
9. Die wissenschaftlichen Ziele für eine gesunde Ernährung durch nachhaltige Lebensmittelsysteme sind mit allen UN-Zielen für nachhaltige Entwicklung verknüpft. Das Erreichen dieser Ziele hängt beispielsweise von der Bereitstellung einer hochwertigen medizinischen Grundversorgung ab, die Familienplanung und Aufklärung über gesunde Ernährung umfasst. Diese Ziele und die Ziele für nachhaltige Entwicklung in den Bereichen Süßwasser, Klima, Land, Ozeane und Biodiversität werden durch ein starkes Engagement für globale Partnerschaften und Maßnahmen erreicht.
10. Um eine gesunde Ernährung für alle durch nachhaltige Lebensmittelsysteme zu erreichen, bedarf es einer grundlegenden Umstellung auf gesunde Ernährungsgewohnheiten, einer deutlichen Reduzierung von Lebensmittelverlusten und -abfällen sowie erheblicher Verbesserungen bei der Lebensmittelproduktion. Dieses universelle Ziel für alle Menschen ist in Reichweite, erfordert jedoch die Übernahme wissenschaftlicher Ziele durch alle Sektoren, um eine Reihe von Maßnahmen von Einzelpersonen und Organisationen anzuregen, die in allen Sektoren und auf allen Ebenen tätig sind.

8.4 Nachhaltige Ernährung als Beitrag zur individuellen und globalen Gesundheit

Die erhebliche Bedeutung der Ernährung für die Gesundheit der und des Einzelnen sowie des Planeten muss zur Formulierung einer Forderung nach einer *nachhaltigen* Ernährung führen, die die Komplexität der Zusammenhänge zwischen Ernährung, Umwelt und Gesellschaft integriert. Das Konzept einer »nachhaltigen« Ernährung reflektiert eine ganzheitliche Perspektive, indem es Aspekte wie Auswirkungen auf die Umwelt ebenso berücksichtigt wie soziale Gerechtigkeit und individuelle Gesundheit. Eine umfassende Definition für nachhaltige Ernährung sollte die folgenden konkreten Schlüsselaspekte einschließen:

1. *Auswirkungen auf die Umwelt reduzieren:* Nachhaltige Ernährung sollte das Ziel verfolgen, den ökologischen Fußabdruck zu minimieren. Das bedeutet den Einsatz von Ressourcen wie Wasser und Land zu reduzieren, den Verbrauch von energieintensiven Lebensmitteln zu begrenzen und die Belastung von Ökosystemen zu minimieren.
2. *Förderung der Biodiversität:* Eine nachhaltige Ernährung unterstützt den Schutz und die Erhaltung der biologischen Vielfalt. Dies umfasst den Anbau von vielfältigen Nutzpflanzen, den Erhalt von alten Sorten und die Förderung von nachhaltigen landwirtschaftlichen Praktiken.
3. *Ethische Tierhaltung:* Falls tierische Produkte konsumiert werden, sollte eine nachhaltige Ernährung auf ethische Tierhaltung Wert legen. Dies beinhaltet artgerechte Haltung, Vermeidung von ungerechtfertigtem Einsatz von Antibiotika und anderen potenziell schädlichen Substanzen.

4. *Gesundheitsförderung:* Nachhaltige Ernährung sollte die Förderung der menschlichen Gesundheit in den Fokus stellen. Das schließt eine ausgewogene Ernährung mit ausreichend Nährstoffen ein und betont die Verbindung zwischen Ernährung und psychischer sowie physischer Gesundheit.
5. *Soziale Gerechtigkeit und fairer Handel:* Eine nachhaltige Ernährung sollte faire Arbeitsbedingungen in der Lebensmittelproduktion fördern. Das schließt den Einsatz von fairen Handelspraktiken und die Unterstützung lokaler Gemeinschaften ein.
6. *Minimierung von Abfall:* Nachhaltige Ernährung hat das Ziel, Lebensmittelabfall zu minimieren. Dies beinhaltet Strategien zur Reduzierung von Lebensmittelverlusten in der Produktion, im Handel und im Konsum.
7. *Regionale und saisonale Lebensmittel:* Die Förderung des Konsums regionaler und saisonaler Lebensmittel ist ein wesentlicher Aspekt nachhaltiger Ernährung. Dies hilft, den Transport von Lebensmitteln zu minimieren und unterstützt lokale Landwirte.
8. *Bewusster Konsum:* Eine nachhaltige Ernährung ermutigt zu einem bewussten und informierten Konsum. Dies schließt die Auswahl von Lebensmitteln auf Grundlage ihrer Umweltauswirkungen, Herkunft und Herstellungspraktiken ein.
9. *Klimafreundliche Ernährung:* Die Berücksichtigung der Auswirkungen auf den Klimawandel ist ein zentraler Bestandteil nachhaltiger Ernährung. Dies umfasst die Reduzierung von Treibhausgasemissionen, die mit der Lebensmittelproduktion und dem Transport verbunden sind.
10. *Forschung und Innovation:* Nachhaltige Ernährung sollte den Einsatz von Forschung und Innovation fördern, um effektivere und umweltfreundlichere Praktiken in der Lebensmittelproduktion zu entwickeln.

Wie können die abstrakten Prinzipien einer nachhaltigen Ernährung bereits jetzt von jeder und jedem Einzelnen umgesetzt werden? Die folgenden Prinzipien einer nachhaltigen Ernährung dürfen als empirisch gut abgesichert gelten:

1. *Betonung pflanzlicher Nahrungsquellen:*
   - Priorisierung von Obst, Gemüse, Vollkornprodukten, Hülsenfrüchten, Nüssen und Samen
   - Reduzierung des Konsums von rotem Fleisch und Verlagerung zu pflanzlichen Proteinquellen wie Hülsenfrüchten, Tofu oder Quinoa
2. *Lokale und saisonale Lebensmittel:*
   - Bevorzugung von Lebensmitteln, die lokal und saisonal verfügbar sind, um den ökologischen Fußabdruck zu minimieren
   - Unterstützung von Bäuer:innenmärkten und lokalen Erzeuger:innen
3. *Nachhaltiger Fischkonsum:*
   - Auswahl von nachhaltigen Fisch- und Meeresfrüchteoptionen unter Berücksichtigung von MSC- und ASC-Zertifizierungen (MSC = Marine Stewardship Council, gilt für Wildfisch oder Meeresfrüchte aus zertifizierten Fischereien; ASC = Aquaculture Stewardship Council, zertifiziert Zuchtfisch)
   - Beachtung von Empfehlungen von Umweltorganisationen bezüglich bedrohter Arten
4. *Vielfalt und Ausgewogenheit:*
   - Verzehr einer breiten Palette von Lebensmitteln, um eine ausgewogene Ernährung sicherzustellen
   - Berücksichtigung von verschiedenen Farben, Texturen und Nährstoffquellen
5. *Vermeidung von Lebensmittelverschwendung:*
   - Planung von Mahlzeiten im Voraus, um Lebensmittelverschwendung zu minimieren

- Kreative Nutzung von Resten
6. *Biologischer Anbau und Pestizidminimierung:*
   - Bevorzugung von Bio-Lebensmitteln, um den Einsatz von synthetischen Pestiziden und Düngemitteln zu reduzieren
   - Unterstützung von Bäuer:innen, die nachhaltige Anbaumethoden praktizieren
7. *Wasserbewusster Konsum:*
   - Reduzierung des Wasserverbrauchs durch bewusste Auswahl von wasserarmen Lebensmitteln
   - Vermeidung von übermäßig wasserintensiven Produkten
8. *Verantwortungsbewusster Fleischkonsum:*
   - Reduzierung des Konsums von Fleisch und Milchprodukten, insbesondere von rotem Fleisch
   - Auswahl von Fleisch aus nachhaltiger und ethischer Produktion, wenn Fleisch konsumiert wird
9. *Minimierung von verarbeiteten Lebensmitteln:*
   - Reduzierung des Konsums von verarbeiteten Lebensmitteln und Fast Food
   - Bevorzugung von frischen, unverarbeiteten Zutaten
10. *Bewusste Kaufentscheidungen:*
    - Prüfung von Produktetiketten auf nachhaltige und ethische Praktiken
    - Unterstützung von Unternehmen, die sich für soziale Gerechtigkeit, Umweltschutz und ethische Geschäftspraktiken einsetzen

Diese Richtlinien sind allgemeiner Natur und können je nach individuellen Bedürfnissen, Vorlieben und regionalen Gegebenheiten angepasst werden.

8.5 Herausforderungen und Lösungsansätze

Wie die alltägliche Erfahrung zeigt, sind Umstellungen der Ernährung – so rational begründet sie auch erscheinen mögen – schwer umzusetzen. Es sind eine ganze Reihe von Barrieren auf individueller und gesellschaftlicher Ebene zu überwinden. Ernährung ist nicht mehr nur eine Frage der individuellen Lebensführung, sondern betrifft uns als Gesellschaft. Damit sind politische Entscheidungen und Grenzziehungen notwendig, die vielen als Eingriff in die private Lebensführung erscheinen mögen.

Eine zentrale Barriere ist der Mangel an Wissen und Bewusstsein über die Vorteile einer nachhaltigen Ernährung und deren Auswirkungen nicht nur auf die individuelle Gesundheit, sondern auch auf die Umwelt. Viele Menschen sind sich nicht darüber im Klaren, wie ihre Ernährungsgewohnheiten zur Umweltbelastung beitragen und welche Alternativen existieren. Zudem spielt die Verfügbarkeit von nachhaltigen Lebensmitteln eine große Rolle. In vielen Gegenden, insbesondere in ländlichen oder wirtschaftlich benachteiligten Regionen, ist der Zugang zu frischen, nachhaltigen Lebensmitteln eingeschränkt.

Ein weiteres Hindernis sind die Kosten. Nachhaltige Lebensmittel sind oft teurer als konventionelle Produkte, was insbesondere für einkommensschwache Haushalte eine erhebliche Hürde darstellt. Die Bequemlichkeit und der Zeitaufwand sind ebenfalls wichtige Faktoren. Viele Menschen bevorzugen schnell verfügbare, verarbeitete Lebensmittel, die oft nicht nachhaltig sind, da sie weniger Zeit und Aufwand erfordern als das Kochen mit frischen, nachhaltigen Zutaten.

Auch kulturelle und soziale Normen beeinflussen die Ernährungsgewohnheiten erheblich. In vielen Kulturen sind bestimmte Nahrungsmittel tief verwurzelt, und Veränderungen werden nur langsam akzeptiert. Dazu kommen geschmackliche Präferenzen, die oft zugunsten weniger nachhaltiger, aber vertrauter Lebensmittel ausfallen.

Des Weiteren spielen Werbemaßnahmen der Lebensmittelindustrie eine große Rolle. Diese fördern häufig den Konsum von verarbeiteten und weniger nachhaltigen Produkten durch aggressive Marketingstrategien. Die mangelnde Unterstützung und Förderung nachhaltiger Ernährungsweisen durch politische Maßnahmen stellen eine zusätzliche Barriere dar. Oft fehlen Anreize, die nachhaltige Landwirtschaft und Lebensmittelproduktion unterstützen.

Zuletzt trägt auch die Intransparenz der Lebensmittelproduktion zur Schwierigkeit bei, sich nachhaltig zu ernähren. Viele Verbraucher:innen haben wenig Einblick in die Herkunft und Produktionsbedingungen ihrer Lebensmittel, was es schwierig macht, informierte Entscheidungen zu treffen.

Die Überwindung all dieser Barrieren erfordert eine kombinierte Anstrengung auf individueller, gesellschaftlicher und politischer Ebene, um Bewusstsein zu schaffen, Bildung zu fördern, den Zugang zu nachhaltigen Optionen zu verbessern und Anreize für nachhaltige Praktiken zu schaffen. Im September 2021 hielten die Vereinten Nationen (UN) einen »Food Systems Summit« ab. Im Vorfeld publizierte eine Gruppe von Wissenschaftler:innen, die »Scientific Group«, eine Liste von sieben Schlüsselrollen, die Wissenschaftler:innen übernehmen sollten, um den Wandel zu gesünderen, nachhaltigeren, gerechteren und widerstandsfähigeren Nahrungsmittelsystemen zu beschleunigen (von Braun et al., 2021). Zusammengefasst sind diese Prioritäten die folgenden:

1. *Den Hunger beenden und die Ernährung verbessern.* Wissenschaftler:innen müssen optimale Bedingungen und Investitionsmöglichkeiten finden, um gesunde Lebensmittel zugänglicher und erschwinglicher zu machen. Effektive Maßnahmen sollten mehrere Bereiche gleichzeitig adressieren. Beispielsweise hat die verstärkte Bewässerung kleiner Bauernhöfe in Tansania und Äthiopien die Produktivität, Ernährungsvielfalt und das Einkommen der Landwirte verbessert. Drei zentrale Ansätze sind die Verbesserung der Forschung und Entwicklung in der Landwirtschaft, die Reduzierung von Lebensmittelabfällen und -verlusten sowie die Integration von Ernährungsaspekten in Sozialprogramme. Forscher:innen müssen auch Verhaltensbarrieren untersuchen, wie das sog. »Stress-Naschen«, und Richtlinien für Lebensmittelkennzeichnungen entwickeln. Es ist wichtig, die gesundheitsfördernden Eigenschaften angereicherter Lebensmittel und kultivierter Fleischsorten zu erforschen.

2. *Risiken für Nahrungsmittelsysteme verringern.* Nahrungsmittelsysteme werden globaler, dynamischer und komplexer, was sie anfälliger für Risiken macht. Dürren, Biokraftstoffe und Finanzspekulationen führten bereits zu Preissteigerungen. Die COVID-19-Pandemie und militärische Konflikte haben die Lebensmittelversorgung in Afrika beeinträchtigt. Initiativen internationaler Organisationen warnen vor Ernährungsunsicherheit. Politische und wirtschaftliche Lösungen sind notwendig, wie neue Versicherungsprodukte und solarbetriebene Bewässerungssysteme. Smartphone-Apps unterstützen Landwirt:innen bereits in verschiedenen Ländern. Zahlungssysteme können Landwirt:innen ermutigen, Kohlenstoff zu managen, zu binden und zu handeln.

3. *Gleichheit und Rechte schützen.* Armut und Ungleichheiten erschweren vielen Menschen den Zugang zu gesunden Lebensmitteln. Sozialökonomische Forschung sollte Lösungen für Kleinbauernhöfe ent-

wickeln, um unfaire Vereinbarungen zu überwinden und Frauen- sowie Jugendrechte zu stärken. Eine Gleichstellung der Ressourcen im Süden Äthiopiens könnte die Maisproduktivität um über 40 % steigern. Der Schutz der Landrechte von Kleinbäuer:innen und indigenen Völkern ist dabei bedeutsam. Moderne Technologien können hierbei helfen. Forschungskapazitäten und Bildungsprogramme müssen entwickelt werden.

4. *Förderung der Biowissenschaften.* Forscher:innen müssen Wege finden, um die Bodengesundheit wiederherzustellen und die Effizienz des Anbaus, der Pflanzenzucht und der Bodenrekarbonisierung zu verbessern. Der One-Health-Ansatz, der alle Erdsysteme berücksichtigt, ist von zentraler Bedeutung. Alternative Proteinquellen wie pflanzliche und insektenbasierte Proteine müssen gefördert werden, auch für Tierfutter. Techniken zur Stickstofffixierung und Steigerung des Nährstoffgehalts in Nutzpflanzen müssen erforscht werden. Gentechnik und Biotechnologie sollten eingesetzt werden, um Produktivität und Widerstandsfähigkeit von Nutzpflanzen zu verbessern. Geistige Eigentumsrechte, Fähigkeiten und Datenaustausch müssen verbessert werden, um den Zugang zu biowissenschaftlichen Technologien zu erweitern.

5. *Ressourcen schützen.* Es werden Werkzeuge benötigt, um Böden, Land und Wasser nachhaltig zu bewirtschaften. Digitale Geräte und Fernerkundung können die Bodennährstoffe verfolgen. Künstliche Intelligenz und Drohnen können Landwirt:innen helfen, Bewässerung, Düngung und Schädlingsbekämpfung zu optimieren. Bodenmikroben können die Bodenstruktur und Erträge verbessern. Forscher:innen müssen solche Technologien weiterentwickeln. Biodiversität und genetische Ressourcen müssen geschützt werden. Saatgutsorten und ihre Anpassung an den Klimawandel müssen erforscht werden.

Traditionelle Nahrungsmittel- und Waldsysteme, einschließlich indigener Praktiken, müssen besser unterstützt werden. Kooperationen zum gegenseitigen Nutzen, wie in indigenen Gebieten der USA, sind vielversprechend.

6. *Aquatische Lebensmittel erhalten.* Die Bedeutung aquatischer Lebensmittel wurde bisher in Lebensmittelsystemen vernachlässigt, aber Fische, Schalentiere und Wasserpflanzen wie Seetang bieten ernährungsphysiologisch und ökologisch viel. Forscher:innen sollten die Nährstoffvielfalt in aquatischen Lebensmitteln erhöhen und Kohlenstoff in Meeres- und Süßwasserumgebungen binden. Um die Nutzung von Ozeanen, Küstengewässern und Süßwasserressourcen nachhaltig zu gestalten und die Artenvielfalt zu schützen, sind ökologisch-wissenschaftliche Perspektiven sowie globale Zusammenarbeit und Institutionen erforderlich. Die Nachhaltigkeit von Fischfütterungssystemen, wie der Einsatz von Insekten, ölreichen modifizierten Hülsenfrüchten und Mikroalgen als Fischfutter, muss erforscht werden.

7. *Digitale Technologien nutzen.* Digitale Technologien wie Roboter, Sensoren und künstliche Intelligenz sind auf Bauernhöfen immer verbreiteter, um Aufgaben wie Ernte oder das Melken von Kühen zu erleichtern. Sie überwachen auch die Herkunft und Qualität von Zutaten und Produkten entlang der Lebensmittelverarbeitungskette, um Verluste zu reduzieren und die Lebensmittelsicherheit zu gewährleisten. Doch viele Bäuer:innen und Produzent:innen haben immer noch keinen Zugang dazu. Um die Vorteile zu verbreiten, müssen die Geräte billiger und einfacher zu kaufen und zu verwenden sein. Mietdienste für landwirtschaftliche Maschinen sollten entwickelt werden, wie dies in Indien für Traktoren getan wurde. Die Stromversorgung in ländlichen Gebieten und die IT-Schulung und -Ausbildung müssen ausgebaut werden.

Die Bedeutung all dieser Maßnahmen für die Zukunft der Menschheit und die psychische Gesundheit jeder und jedes Einzelnen und unserer sozialen Systeme kann gar nicht überschätzt werden. Im Gesundheitssektor sind es gerade Psychiater:innen sowie Psycholog:innen, deren Engagement in individueller therapeutischer, aber auch sozialer und politischer Hinsicht ganz besonders gefragt ist.

Kernaussagen

- Die Bedeutung der Ernährung für die psychische und kognitive Gesundheit des Individuums wird auch in Fachkreisen immer noch erheblich unterschätzt.
- Gleichzeitig ist der Lebensmittelsektor für 30 % der Treibhausgasemissionen verantwortlich, er ist eine der wichtigsten Quellen der Belastung globaler Ökosysteme.
- Eine nachhaltige, pflanzenbasierte und fleischarme Kost fördert die körperliche und psychische Gesundheit und entlastet den Planeten.
- In den nächsten Jahren sind erhebliche Anstrengungen auf individueller und globaler Ebene notwendig, um die globalen Ernährungssysteme so umzubauen, dass Individuen und Gesellschaft gesund ernährt und dabei Ökosysteme entlastet und regeneriert werden können.

Literatur

de Cabo, R., Mattson, M. P. (2019). Effects of Intermittent Fasting on Health, Aging, and Disease. *N Engl J Med*, 381, 2541–2551.

Dinu, M., Pagliai, G., Casini, A., Sofi, F. (2018). Mediterranean diet and multiple health outcomes: an umbrella review of meta-analyses of observational studies and randomised trials. *Eur J Clin Nutr*, 72, 30–43.

Dobersek, U., Wy, G., Adkins, J., et al. (2021). Meat and mental health: a systematic review of meat abstention and depression, anxiety, and related phenomena. *Crit Rev Food Sci Nutr*, 61, 622–635.

Dybvik, J. S., Svendsen, M., Aune, D. (2023). Vegetarian and vegan diets and the risk of cardiovascular disease, ischemic heart disease and stroke: a systematic review and meta-analysis of prospective cohort studies. *Eur J Nutr*, 62, 51–69.

Estruch, R., Ros, E., Salas-Salvadó, J., et al; PREDIMED Study Investigators (2018). Primary Prevention of Cardiovascular Disease with a Mediterranean Diet Supplemented with Extra-Virgin Olive Oil or Nuts. *N Engl J Med*, 378, e34.

FAO – Food & Agriculture Organization (2021). International Fund for Agricultural Development, UNICEF, World Food Programme and World Health Organization. *The State of Food Security and Nutrition in the World 2021.*

Garcia-Arellano, A., Martínez-González, M. A., Ramallal, R., et al.; SUN and PREDIMED Study Investigators (2019). Dietary inflammatory index and all-cause mortality in large cohorts: The SUN and PREDIMED studies. *Clin Nutr*, 38, 1221–1231.

Gómez-Pinilla, F. (2008). Brain foods: the effects of nutrients on brain function. *Nat Rev Neurosci*, 9, 568–578.

Hodge, A., Almeida, O. P., English, D. R., et al. (2013). Patterns of dietary intake and psychological distress in older Australians: benefits not just from a Mediterranean diet. *Int Psychogeriatr*, 25, 456–466.

Jacka, F. N., Ystrom, E., Brantsaeter, A. L., et al. (2013). Maternal and early postnatal nutrition and mental health of offspring by age 5 years: a prospective cohort study. *J Am Acad Child Adolesc Psychiatry*, 52, 1038–1047.

Jain, R., Larsuphrom, P., Degremont, A., et al. (2022). Association between vegetarian and vegan diets and depression: A systematic review. *Nutr Bull*, 47, 27–49.

Kohl, I. S., Luft, V.C., Patrão, A. L., et al. (2023). Association between meatless diet and depressive episodes: A cross-sectional analysis of baseline data from the longitudinal study of adult health (ELSA-Brasil). *J Affect Disord*, 320, 48–56.

LaChance, L. R., Ramseym D. (2018). Antidepressant foods: An evidence-based nutrient profiling system for depression. *World J Psychiatry*, 8, 97–104.

Lai, J. S., Hiles, S., Bisquera, A., et al. (2014). A systematic review and meta-analysis of dietary patterns and depression in community-dwelling adults. *Am J Clin Nutr*, 99, 181–197.

Lane, M. M., Gamage, E., Du, S., et al. (2024). Ultra-processed food exposure and adverse health outcomes: umbrella review of epidemiological meta-analyses. *BMJ*, 384, e077310.

Laugero, K. D., Falcon, L. M., Tucker, K. L. (2011). Relationship between perceived stress and dietary and activity patterns in older adults participating in the Boston Puerto Rican Health Study. *Appetite*, 56, 194–204.

Li, Y., Lv, M. R., Wei, Y. J., et al. (2017). Dietary patterns and depression risk: A meta-analysis. *Psychiatry Res*, 253, 373–382.

Loef, M., Walach, H. (2013). The omega-6/omega-3 ratio and dementia or cognitive decline: a systematic review on human studies and biological evidence. *J Nutr Gerontol Geriatr*, 32, 1–23.

McMartin, S. E., Jacka, F. N., Colman, I. (2013). The association between fruit and vegetable consumption and mental health disorders: evidence from five waves of a national survey of Canadians. *Prev Med*, 56, 225–230.

Nanri, A., Mizoue, T., Poudel-Tandukar, K., et al; Japan Public Health Center-based Prospective Study Group (2013). Dietary patterns and suicide in Japanese adults: the Japan Public Health Center-based Prospective Study. *Br J Psychiatry*, 203, 422–427.

Parra-Soto, S., Ahumada, D., Petermann-Rocha, F., et al. (2022). Association of meat, vegetarian, pescatarian and fish-poultry diets with risk of 19 cancer sites and all cancer: findings from the UK Biobank prospective cohort study and meta-analysis. *BMC Med*, 20, 79.

Pendrill, F., Persson, U. M., Godar, J., Kastner, T. (2019). Deforestation displaced: trade in forest-risk commodities and the prospects for a global forest transition. *Environ Res Lett*, 14, 055003.

Psaltopoulou, T., Sergentanis, T. N., Panagiotakos, D. B., et al. (2013). Mediterranean diet, stroke, cognitive impairment, and depression: A meta-analysis. *Ann Neurol*, 74, 580–591.

Sánchez-Villegas, A., Martínez-González, M. A., Estruch, R., et al. (2013). Mediterranean dietary pattern and depression: the PREDIMED randomized trial. *BMC Med*, 11, 208.

Schwingshackl, L., Morze, J., Hoffmann, G. (2020). Mediterranean diet and health status: active ingredients and pharmacological mechanisms. *Br J Pharmacol*, 177, 1241–1257.

Springmann, M., Wiebe, K., Mason-D'Croz, D., et al. (2018). Health and nutritional aspects of sustainable diet strategies and their association with environmental impacts: a global modelling analysis with country-level detail. *Lancet Planet Health*, 2, e451–e461.

Steenweg-de Graaff, J., Tiemeier, H., Steegers-Theunissen, R. P., et al. (2014). Maternal dietary patterns during pregnancy and child internalising and externalising problems. The Generation R Study. *Clin Nutr*, 33, 115–121.

von Braun, J., Afsana, K., Fresco, L. O., Hassan, M. (2021). Food systems: seven priorities to end hunger and protect the planet. *Nature*, 597, 28–30.

Willett, W., Rockström, J., Loken, B., et al. (2019). Food in the Anthropocene: the EAT-Lancet Commission on healthy diets from sustainable food systems. *Lancet*, 393, 447–492.

Willett, W.C., Sacks, F., Trichopoulou, A., et al. (1995). Mediterranean diet pyramid: a cultural model for healthy eating. *Am J Clin Nutr*, 61(6), 1402S–1406S.

Yannakoulia, M., Scarmeas, N. (2024). Diets. *N Engl J Med*, 390, 2098–2106.

9 Mobilität

Carmen Jochem und Lorenz Albrecht

9.1 Einleitung

Ob und wie wir uns (fort-)bewegen, hat nicht nur unmittelbare Auswirkungen auf unsere psychische Gesundheit und unser Wohlbefinden, sondern beeinflusst auch das Klima und die Ökosysteme und damit unsere natürlichen Lebensgrundlagen (▶ Kap. 9.2). Aktuell ist das Bewegungsverhalten vieler Menschen durch ein hohes Maß an körperlicher Inaktivität und sitzendem (sedentärem) Verhalten geprägt. Dies geht mit zahlreichen negativen Effekten für die körperliche, aber auch die psychische Gesundheit einher. Darüber hinaus geht insbesondere das Autofahren nicht nur mit negativen Konsequenzen für die menschliche Gesundheit einher, sondern beeinträchtigt durch CO_2-Emissionen, Luftverschmutzung und Flächenverbrauch auch die Umwelt. Dies wirkt wiederum negativ auf Gesundheit und Wohlbefinden zurück.

Um dieser sogenannten »doppelten Mobilitätskrise« zu entkommen, sind Strategien und Maßnahmen notwendig, die mit Vorteilen sowohl für die psychische Gesundheit der Menschen als auch für die natürlichen Lebensgrundlagen einhergehen (▶ Abb. 9.1). Durch eine aktive Mobilität können zahlreiche solcher und weiterer Co-Benefits entstehen (▶ Kap. 9.3). Gesundheitsfachkräfte wie Ärzt:innen, Pflegefachkräfte, Psychotherapeut:innen und Psycholog:innen können durch Beratung zu umweltsensibler Prävention und Gesundheitsförderung einen Beitrag leisten, um die psychische Gesundheit ihrer Patient:innen und Klient:innen zu fördern und gleichermaßen die natürlichen Lebensgrundlagen zu schützen (▶ Kap. 9.4). Neben Maßnahmen, die auf die Verhaltensprävention abzielen, sind jedoch auch verhältnispräventive Maßnahmen notwendig, die die Umgebung für alle Menschen bewegungsfreundlicher gestalten.

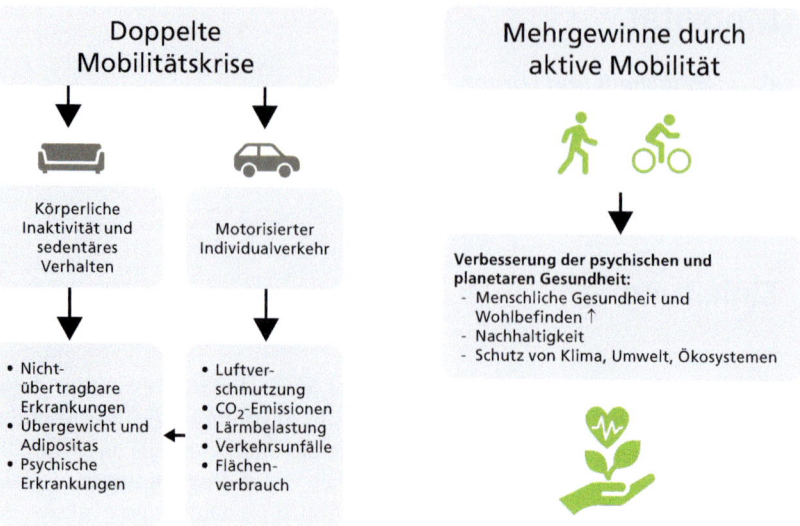

Abb. 9.1: Von der »doppelten Mobilitätskrise« zu Mehrgewinnen durch aktive Mobilität

9.2 Die »doppelte Mobilitätskrise« und ihre Folgen für psychische Gesundheit und Umwelt

9.2.1 Körperliche Inaktivität und sedentäres Verhalten

Körperliche Aktivität wird definiert als »jede durch die Skelettmuskulatur hervorgerufene Körperbewegung, die einen Energieaufwand erfordert« (Ainsworth et al., 2000) und bezieht sich auf alle Arten von Bewegungen, die mit unterschiedlicher Intensität ausgeführt werden, wie z. B. Gehen, Radfahren, Schwimmen oder Sport. Im Gegensatz dazu ist körperliche Inaktivität definiert als ein »unzureichender Umfang an körperlicher Aktivität, um aktuelle Bewegungsempfehlungen zu erreichen« (Tremblay et al., 2017). Sedentäres Verhalten wird definiert als »jegliche Art von Verhalten, das im Wachzustand in einer Sitz-, Liegesitz- oder Liegeposition und bei einem Energieverbrauch von ≤ 1.5 metabolischem Äquivalent (METs) durchgeführt wird« (Tremblay et al., 2017). Ein MET ist der geschätzte Ruheumsatz und als eine Sauerstoffaufnahme von 3,5 ml/min/kg definiert, was einem Energieverbrauch von 1 kcal pro kg Körpergewicht pro Stunde entspricht. ▶ Tab. 9.1 zeigt die aktuellen Empfehlungen für körperliche Aktivität und sedentäres Verhalten der Weltgesundheitsorganisation (WHO).

Deskriptive Epidemiologie der körperlichen Inaktivität

Weltweit erreichen einer von vier Erwachsenen und 81 % der Jugendlichen die aktuellen Empfehlungen für körperliche Aktivität nicht. Sie sind somit per definitionem körperlich inaktiv (Guthold et al., 2018). Bei Frauen ist die Prävalenz der körperlichen Inaktivität höher als bei Männern (ebd.).

Tab. 9.1: Zusammenfassung der WHO-Empfehlungen für körperliche Aktivität und sedentäres Verhalten (WHO, 2020)

	Kinder (5–17 Jahre)	Erwachsene (18–64 Jahre)	Ältere Erwachsene (≥ 65 Jahre)
Ausdauerbelastungen	60 Min. pro Tag moderate bis intensive (mindestens dreimal pro Woche) körperliche Aktivität	Mindestens 150–300 Min. moderate Ausdauerbelastungen oder mindestens 75–150 Min. intensive körperliche Belastungen pro Woche	
Krafttraining	Intensive Ausdauerbelastungen und kräftigende Aktivität mindestens dreimal pro Woche	An mindestens zwei Tagen pro Woche kräftigende Übungen für alle größeren Muskelgruppen für zusätzliche Gesundheitseffekte	
Sitzzeit	Sitzzeit reduzieren, insbesondere Bildschirmzeit	Sitzzeit reduzieren und durch körperliche Aktivität jeder Art ersetzen	
Sonstige Empfehlungen			An mindestens drei Tagen Gleichgewichtsübungen und Krafttraining, um Stürze zu vermeiden

In Ländern mit hohem Einkommen ist die Prävalenz der körperlichen Inaktivität mit 36,8 % mehr als doppelt so hoch wie in Ländern mit niedrigem Einkommen (16,2 %). Im Zeitraum von 2000 bis 2016 war das Niveau der körperlichen Inaktivität weltweit relativ stabil – mit Ausnahme der Hocheinkommensländer, wo die Prävalenz der körperlichen Inaktivität von 31,6 % im Jahr 2001 auf 36,8 % im Jahr 2016 anstieg (ebd.).

Im Laufe des Lebens ändert sich das Bewegungsverhalten. Kinder unter sechs Jahren sind in der Regel ausreichend körperlich aktiv und wenig sedentär. Im Alter von etwa sechs Jahren – und mit dem Eintritt in das Bildungssystem – nimmt die körperliche Aktivität in der Regel ab und das sedentäre Verhalten zu (Steene-Johannessen et al., 2020). Im Alter von 11 bis 17 Jahren sind 77,6 % der Jungen und 84,7 % der Mädchen körperlich inaktiv (Guthold et al., 2020). Im Erwachsenenalter ist mehr als ein Viertel der Erwachsenen (27,5 % im Jahr 2016) unzureichend körperlich aktiv (Guthold et al., 2018).

Deskriptive Epidemiologie des sedentären Verhaltens

Sedentäres Verhalten ist in westlichen Ländern weit verbreitet. Viele Menschen leben und arbeiten in städtischen Gebieten in einem Umfeld, das durch die Nutzung motorisierter Verkehrsmittel, sitzende Arbeitsplätze und Medien- und Kommunikationstechnologien gekennzeichnet ist, die wiederum einen sitzenden Lebensstil fördern. Auch hier zeigen sich altersabhängige Unterschiede: Während Kinder im Alter von zwei bis sechs Jahren etwa 4,4 Stunden pro Tag in sitzender Tätigkeit verbringen, sind es bei Jugendlichen im Alter von 12 bis 18 Jahren etwa 9,3 Stunden pro Tag (Ahrensberg et al., 2023). Erwachsene verbringen 8,3 Stunden pro Tag mit sitzenden Tätigkeiten (ebd.), ältere Erwachsene durchschnittlich 9,4 Stunden pro Tag (Harvey et al., 2015).

Daten aus der Studie »Gesundheit in Deutschland aktuell« (GEDA 2019/2020-EHIS; Richter et al., 2021) zeigen, dass Jüngere häufiger viel Zeit mit sedentärem Verhalten verbringen als Ältere. Zudem nimmt der Anteil der Erwachsenen, die mindestens acht Stunden am Tag sitzen, von der unteren zur oberen Bildungsgruppe deutlich zu. Den Ergebnissen der GEDA-Studie zufolge liegt der Anteil der Erwachsenen, die mindestens vier Stunden am Tag mit sedentärem Verhalten verbringen und zudem keine körperliche Aktivität in der Freizeit ausüben, bei 22,6 % bei Frauen und bei 24,3 % bei Männern (Manz et al., 2022). Um die negativen Gesundheitseffekte durch lange Sitzzeiten abzuwenden, müsste mindestens 60 Minuten pro Tag moderate bis intensive körperliche Aktivität erreicht werden (Ekelund et al., 2019). In Deutschland erreichen jedoch nur 22,4 % der Mädchen und 29,4 % der Jungen im Alter von 3 bis 17 Jahren die Bewegungsempfehlungen der WHO (Finger et al., 2018). Mit zunehmendem Alter erreichen Mädchen und Jungen die Empfehlungen immer seltener. So erreichen in der Altersgruppe der 3- bis 6-Jährigen noch 42,5 % der Mädchen und 48,9 % der Jungen die Bewegungsempfehlungen, wohingegen in der Altersgruppe der 14- bis 17-Jährigen nur noch 7,5 % der jugendlichen Mädchen und 16,0 % der jugendlichen Jungen die Empfehlungen erreichen. In der Altersgruppe der 18- bis 29-Jährigen erreichen noch 58,9 % der Frauen und 69,3 % der Männer das Mindestmaß der empfohlenen Ausdaueraktivität. In der Altersgruppe der Über-65-Jährigen erreichen nur noch 33,3 % der Frauen und 42,6 % der Männer die Empfehlungen.

Körperliche Inaktivität und psychische Gesundheit

Sowohl körperliche Inaktivität als auch sedentäres Verhalten wirken sich negativ auf die körperliche und psychische Gesundheit aus. Insbesondere erhöhen sie das Risiko für kardiovaskuläre, metabolische und zahlreiche Krebserkrankungen (Katzmarzyk et al., 2022; Saunders et al., 2020). Darüber hinaus ist das Risiko für die Entstehung psychischer Erkrankungen deutlich erhöht. Basierend auf einer Metaanalyse von Schuch et al. (2018) mit vier prospektiven Kohortenstudien zeigte sich ein relatives Risiko (RR) von 1,28 (95-%-Konfidenzintervall (KI) = 1,01 – 1,62) für die Entstehung von Depression bei niedrigen körperlichen Aktivitätsleveln im Vergleich zu mindestens 150 Minuten moderater bis starker körperlicher Aktivität pro Woche (Katzmarzyk et al., 2022; Schuch et al., 2018). Zudem ergab sich ein populationsattributables Risiko (PAR) von 7,2 (95-%-KI = 1,3 – 14,5), was bedeutet, dass etwa 7 % aller Depressionserkrankungen auf körperliche Inaktivität zurückgehen. In Hocheinkommensländern liegt der Anteil mit 9,3 % (PAR = 9,3; 95-%-KI = 1,6 – 18,7) deutlich höher als in Niedrigeinkommensländern (PAR = 4,3; 95-%-KI = 0,8 – 8,8) (Katzmarzyk et al., 2022).

Sedentäres Verhalten und psychische Gesundheit

Neben dem Zusammenhang von körperlicher Inaktivität und psychischen Erkrankungen wurden in jüngerer Zeit auch die Auswirkungen des sedentären Verhaltens auf die psychische Gesundheit untersucht. In einer Metaanalyse mit zwölf prospektiven Studien ergab sich ein signifikanter positiver Zusammenhang von sedentärem Verhalten und dem Risiko einer Depression bei Erwachsenen (RR = 1,10; 95-%-KI 1,03 – 1,19) (Huang et al., 2020). Eine Einteilung in mental passives (z. B. Fernsehen) und mental aktives (z. B. Computernutzung, Bücher oder Zeitung lesen, Auto fahren, Meetings) sedentäres Verhalten zeigte, dass mental passives sedentäres Verhalten mit einem erhöhten Risiko für Depression assoziiert ist (RR = 1,17; 95-%-KI = 1,08 – 1,27), während mental aktives sedentäres Verhalten nicht mit einem erhöhten Risiko einhergeht (RR = 0,98; 95-%-KI = 0,83 – 1,15). In einer weiteren Metaanalyse mit 16 Studien wurde die Dosis-Wirkungs-Assoziation von sedentärem Verhalten und Depressionsrisiko bei Erwachsenen untersucht (Zhou et al., 2023). Dabei zeigte sich eine nicht-lineare Assoziation zwischen sedentärem Verhalten und Depression. Erwachsene mit einer täglichen Sitzzeit von acht bzw. neun Stunden hatten ein um 20 % bzw. 29 % erhöhtes Risiko (RR = 1,20; 95-%-KI = 1,09 – 1,29 bzw. RR = 1,29; 95-%-KI = 1,20 – 1,40), an einer Depression zu erkranken.

Auch bei Kindern und Jugendlichen geht sedentäres Verhalten mit einem erhöhten Risiko für Depressionen, aber auch Angststörungen und weiteren psychischen Erkrankungen und Störungen im späteren Leben einher. Dies zeigte eine systematische Übersichtsarbeit und Metaanalyse von 58 Längsschnittstudien (Zhang et al., 2022). So ging ein höheres Maß an sedentärem Verhalten mit einer höheren Wahrscheinlichkeit einher, depressive Symptome zu entwickeln (Odds Ratio (OR) = 1,14; 95-%-KI: 1,08 – 1,20). Ebenso gingen sowohl erhöhte Fernsehzeiten als auch andere sedentäre Verhalten mit einem erhöhten Risiko für die Entwicklung späterer Angstsymptome einher (Gesamt-OR = 1,23; 95-%-KI = 1,11 – 1,35). Insgesamt zeigte sich ein Dosis-Wirkungs-Zusammenhang, der darauf hindeutet, dass Kinder und Jugendliche, die mehr Zeit mit sedentärem Verhalten verbringen, ein höheres Risiko für eine Beeinträchtigung der psychischen Gesundheit im späteren Leben haben.

Zusammenfassend lässt sich sagen, dass körperliche Inaktivität und sedentäres Verhalten wesentliche lebensstil-assoziierte Risikofaktoren sind, die unter anderem durch Urbanisierung und technische Entwicklung weltweit stark verbreitet sind und mit erheblicher Belastung für die psychische Gesundheit einhergehen.

9.2.2 Motorisierter Individualverkehr

Aktuelle Mobilitätsmuster und insbesondere der motorisierte Individualverkehr sind ein Beispiel dafür, wie die zunehmende Nutzung technischer Hilfsmittel körperliche Aktivität mehr und mehr aus dem Alltag verdrängt. Neben den direkten gesundheitlichen Folgen des Klimawandels hat der Autoverkehr durch Energie- und Ressourcenverbrauch sowie durch die Emission von Schadstoffen zahlreiche negative Folgen für Umwelt und Klima – die wiederum die menschliche Gesundheit gefährden.

Aktuelle Fortbewegungsmuster und Verkehrsmittelnutzung

Mobilität ist ein wesentlicher Bestandteil moderner Gesellschaften. Dabei spielt der Autoverkehr eine große Rolle innerhalb der Mobilität. Es wird angenommen, dass bis zum Jahr 2050 weltweit zusätzliche 1,2 Milliarden Autos auf den Straßen unterwegs sein werden (Gerlofs-Nijland et al., 2021). Weltweit beträgt der Anteil der täglichen Wege, die mit dem Auto zurückgelegt werden, etwa 47 %. Im Vergleich dazu werden etwa 37 % der täglichen Wege zu Fuß oder mit dem Rad zurückgelegt und etwa 16 % mit öffentlichen Verkehrsmitteln. Diese Anteile unterscheiden sich von Land zu Land. So machte beispielsweise der Radverkehr in den Niederlanden im Jahr 2016 einen Anteil von rund 27 % aller zurückgelegten Wege aus (Gerlofs-Nijland et al., 2021). In Deutschland dagegen ist das Auto weiterhin das dominante Verkehrsmittel. So werden 57 % aller Wege mit dem Auto zurückgelegt, gefolgt von 22 % zu Fuß, 11 % mit dem Rad und 10 % mit öffentlichen Verkehrsmitteln (Nobis & Kuhnimhof, 2018).

Insgesamt hängt die Verkehrsmittelnutzung von individuellen (wie soziodemografische, kognitive und psychologische Faktoren, Gewohnheiten), sozialen (wie soziale Interaktion, Kultur, moralische Normen) und infrastrukturbezogenen Faktoren (wie die gebaute Umwelt oder das Verkehrssystem) ab (Javaid et al., 2020).

Auswirkungen des Mobilitätsverhaltens auf Gesundheit und Umwelt

Das durch den Autoverkehr dominierte Mobilitätsverhalten hat zum einen direkte Auswirkungen auf die menschliche Gesundheit, was vor allem auf die Verdrängung der körperlichen Aktivität durch sedentäres Verhalten während der Fortbewegung zurückgeht. Zum anderen hat der motorisierte Individualverkehr zahlreiche negative Effekte auf die Umwelt – die dann wiederum auf die Gesundheit zurückwirken. Zu den wesentlichen Umweltfolgen gehören Luftverschmutzung, CO_2-Emissionen, Lärm, Verkehrsunfälle sowie die Zerstörung von Naturräumen.

Luftverschmutzung

Durch den Straßenverkehr entstehen sowohl abgasbedingte als auch nicht abgasbedingte Emissionen von Luftschadstoffen. Letztere gehen v. a. auf den Abrieb von Bremsen, Reifen und Straßenverschleiß zurück (European Environment Agency, 2016). Insbesondere der motorisierte Individualverkehr trägt zu einer hohen Emission von Stickstoffoxiden (NO_x) und Feinstaubpartikeln in die Luft bei (Umweltbundesamt, 2023).

CO_2-Emissionen

Der Energieverbrauch im Straßenverkehr ist einer der größten Verursacher von Treibhausgasemissionen. Weltweit emittiert der Verkehr etwa 23 % des CO_2 (Gerlofs-Nijland et al., 2021). Auch in Deutschland ist der Verkehrssektor für einen hohen Anteil der Emissionen von Klimagasen wie Kohlendioxid (CO_2), Methan (CH_4) und Lachgas (N_2O) verantwortlich (Umweltbundesamt, 2023). Zwar sind die kilometerbezogenen CO_2-Emissionen bei Pkw um knapp 12 % gesunken. Dennoch haben sich die gesamten CO_2-Emissionen des Pkw-Verkehrs bis 2019 erhöht, was neben steigenden Fahrleistungen auch auf den Trend zu größeren und schwereren Fahrzeugen zurückgeht.

Lärm

Verkehr trägt erheblich zur Lärmbelastung bei. In Deutschland waren im Jahr 2022 tagsüber 24,2 % der Bevölkerung einem Lärmpegel von über 55 Dezibel ausgesetzt (Umweltbundesamt, 2024). Nachts waren 16,4 % der Bevölkerung von gesundheitsschädlichem Lärm betroffen. Der Straßenverkehr ist dabei die verbreitetste Lärmquelle.

Neben Luftverschmutzung ist Lärm in Europa eine der häufigsten Ursachen für umweltbedingte Gesundheitsauswirkungen. Lärm gilt als psychosozialer Stressfaktor, der sowohl das subjektive Wohlempfinden und die Lebensqualität als auch die Gesundheit negativ beeinflusst. Sozial benachteiligte Gruppen sind häufig höheren Umgebungslärmpegeln ausgesetzt (Gerlofs-Nijland et al., 2021). Auch Kinder, ältere Menschen, Menschen mit Vorerkrankungen, lärmempfindliche Menschen und schwangere Frauen können durch Lärm stärker gefährdet sein.

Neben einer verstärkten Stressreaktion kann Lärm zu Beeinträchtigungen des Schlafs führen sowie zur Entstehung von Herz-Kreislauf-Erkrankungen und metabolischen Störungen beitragen. So ist eine hohe Exposition gegenüber Verkehrslärm beispielsweise mit einem erhöhten Risiko für Schlaganfälle (RR = 1,06; 95-%-KI = 1,02 – 1,11), einer erhöhten kardiovaskulären Mortalität (RR = 1,03; 95-%-KI = 1,00 – 1,05) sowie mit einer erhöhten Gesamtmortalität (RR = 1,05; 95-%-KI = 1,02 – 1,07) assoziiert (Hao et al., 2022).

Zudem kann eine erhöhte Lärmexposition die psychische Gesundheit beeinträchtigen. Die Datenlage ist hierzu jedoch teils uneindeutig. In einer systematischen Übersichtsarbeit und Metaanalyse war eine erhöhte Lärmbelastung durch Flugverkehr mit einem erhöhten Risiko für die Entstehung von Depression assoziiert (Effektstärke = 1,12; 95-%-KI = 1,02 – 1,23), während sich für Lärmbelastung durch Straßen- und Zugverkehr eine statistisch nicht signifikante Erhöhung des Depressionsrisikos um 2–3 % ergab. Ähnliche nicht signifikante Ergebnisse ergaben sich für Lärm durch Straßenverkehr und Angstzustände.

Verkehrsunfälle

In Europa sterben jährlich mehr als 110.000 Menschen im Straßenverkehr, in Deutschland rund 2.800 (DESTATIS, 2023; UNECE, 2023). Während die Zahl der im Straßenverkehr getöteten und verletzten Autofahrer:innen und Mitfahrer:innen in Europa über die Zeit abgenommen hat, ist die Zahl der getöteten oder verletzten Fußgänger:innen nicht rückläufig (UNECE, 2023). Weltweit ist der Straßenverkehr die häufigste Todesursache bei Kindern und Jugendlichen (ebd.). Neben einer Beeinträchtigung der körperlichen Gesundheit können Verkehrsunfälle auch die psychische Gesundheit beeinträchtigen. So berichten Menschen nach Verkehrsunfällen gehäuft von posttraumatischen Belastungsstörungen und depressiver Symptomatik (Kovacevic et al., 2020).

Zerstörung von Naturräumen und Biodiversitätsverlust

Der motorisierte Individualverkehr geht des Weiteren mit der Zerstörung von Naturräumen einher und trägt damit zum Biodiversitätsverlust bei. Autos, Straßen sowie die notwendige Infrastruktur beanspruchen einen großen Teil des öffentlichen Raumes in Städten. So benötigt ein Auto 2,5-mal mehr Platz als ein Radfahrer und 5-mal mehr als ein Fußgänger (UNECE, 2023).

9.3 Bewegung und aktive Mobilität: Co-Benefits für psychische Gesundheit und Umwelt

Die im vorherigen Abschnitt beschriebene doppelte Mobilitätskrise ist im Grunde leicht zu lösen: und zwar im Wesentlichen durch mehr Bewegung. Die Tragweite hiervon kann in Zeiten, in denen Krisen oft komplexe Lösungsansätze nötig machen, sehr weitreichend sein. Insbesondere an der Schnittstelle Gesundheit und Umwelt spielt aktive Mobilität eine große Rolle. Doch was genau bedeutet aktive Mobilität eigentlich?

Unter aktiver Mobilität wird gemeinhin verstanden, sich durch eigene Muskelkraft fortzubewegen, wie es beispielsweise beim zu Fuß gehen oder Fahrrad- bzw. Pedelecfahren passiert. Auch das Nutzen des öffentlichen Personennahverkehrs bedeutet in der Regel ein höheres Maß an aktiver Mobilität, da bis zu entsprechenden Haltestellen öfter größere Distanzen zurückzulegen sind als bis zum eigenen Auto (Hirsch et al., 2018; Rissel et al., 2012).

Durch aktive Mobilität entstehen eine Vielzahl positiver Effekte für die Gesundheit: So reduziert Bewegung das Erkrankungsrisiko für Herz-Kreislauf-Erkrankungen, Diabetes Mellitus Typ 2, Übergewicht und Adipositas sowie für einige Tumorerkrankungen wie Colon-, Mamma-, Ovarial-, Endometrium-, Rektum- und Prostatakarzinome (Lee et al., 2012; Leitzmann et al., 2015). Darüber hinaus reduziert aktive Mobilität auch das Risiko, an einer Depression oder an einer Demenz zu erkranken (López-Ortiz et al., 2023; Schuch et al., 2018). Neben den Chancen zur Vermeidung von Krankheiten verbessert Bewegung darüber hinaus auch die Schlafqualität, stärkt das Immunsystem, reduziert Angstgefühle und den Blutdruck (2018 Physical Activity

Guidelines Advisory Committee, 2018). Außerdem stärkt Bewegung die Knochen, die Muskelkraft und die Koordination.

9.3.1 Auswirkungen von Bewegung auf die psychische Gesundheit

Wie zahlreich die positiven Wirkungen von aktiver Mobilität und Bewegung auf die menschliche Psyche sind, wird schnell klar, wenn man sich vergegenwärtigt, dass regelmäßige aktive Fortbewegung beziehungsweise körperliche Aktivität das Auftreten vieler verschiedener psychischer Erkrankungen unwahrscheinlicher macht sowie auch in therapeutischer Hinsicht wirksam sein kann (Heissel et al., 2023).

Depressionen

Eine im Jahr 2022 veröffentlichte Metaanalyse mit 15 eingeschlossenen Kohortenstudien mit insgesamt 191.130 Personen kam zu dem Ergebnis, dass regelmäßige körperliche Bewegung das Erkrankungsrisiko für eine Depression senken kann (Pearce et al., 2022). So hatten Erwachsene, die angaben, die Hälfte der empfohlenen Maße an körperlicher Aktivität zu erreichen, ein um 18 % geringeres Risiko für Depression als Erwachsene, die keine körperliche Aktivität angaben (RR = 0,82; 95-%-KI = 0,77 – 0,87). Auf Bevölkerungsebene konnte gezeigt werden, dass der größte Effekt dann entsteht, wenn Personen, die bislang nicht oder kaum körperlich aktiv waren, zu geringer körperlicher Aktivität übergehen.

Außerdem hat Bewegung über die präventive Wirkung auf das Erkrankungsrisiko hinaus auch therapeutische Wirksamkeit: So zeigen die Ergebnisse einer Metaanalyse, dass Bewegung ein wirksames und effektstarkes Mittel zur Behandlung von Depression ist (number needed to treat = 2; 95-%-KI = 1,68 – 2,59) und als evidenzbasierte Maßnahme in die Therapie der Depression mit eingebunden werden sollte (Heissel et al., 2023).

Demenz

Eine aus dem Jahr 2022 stammende Metaanalyse hat gezeigt, dass körperliche Aktivität ein protektiver Faktor im Hinblick auf die Entstehung von Demenz und Alzheimer-Krankheit ist (Iso-Markku et al., 2022). So lag das gepoolte relative Risiko für Demenz bei körperlicher Aktivität bei RR = 0,80 (95-%-KI = 0,77 – 0,84), für Alzheimer-Krankheit bei RR = 0,86 (95-%-KI = 0,80 – 0,93) und für vaskuläre Demenz bei RR = 0,79 (95-%-KI = 0,66 – 0,95).

In einem Umbrella-Review wurde die Evidenz für die protektive Wirkung von körperlicher Aktivität auf die Entstehung von Alzheimer-Krankheit als stark eingestuft (López-Ortiz et al., 2023). Die Einhaltung der WHO-Empfehlungen für körperliche Aktivität wurde laut der Ergebnisse mit einem geringeren Erkrankungsrisiko bezüglich der Alzheimer-Krankheit in Verbindung gebracht. Zudem gibt es auch Hinweise dafür, dass körperliche Aktivität verschiedene Aspekte der bestehenden Alzheimer-Krankheit verbessert. Hier gibt es jedoch noch Forschungsbedarfe.

Schizophrenie

Auch wenn die Evidenz bezüglich der Effekte von Bewegung auf Schizophrenieerkrankungen noch unklar ist, so lässt sich aus den bisherigen Studien die Tendenz ableiten, dass Bewegung zumindest teilweise auch die Symptomatik von Schizophreniepatient:innen zu verbessern scheint. So untersuchte eine Metaanalyse von 19 Studien den Effekt von Bewegung auf Positivsymptome, Negativsymptome und depressive Symptome (Kim et al., 2023). Es zeigte sich, dass Bewegung sowohl Positiv- als auch Negativsymptome verbessern kann. Insgesamt ergab sich eine mittelgroße signifikante Wirkung (Standardisierte Mittlere Differenz (SMD) = -0,51; 95-%-KI = -0,72 – -0,31) auf negative Symptome, eine kleine signifikante Wirkung (SMD = -0,24; 95-%-KI = -0,43 – -0,04) auf positive Symptome und eine nicht signifikante Wirkung (SMD = -0,87; 95-%-KI = -1,84 – 0,10) auf depressive Symptome bei Schizophreniepatient:innen.

Angststörungen

In einer systematischen Übersichtsarbeit und Metaanalyse (McDowell et al., 2019) war in bereinigten Modellen die Wahrscheinlichkeit für vermehrte Angstsymptome (OR = 0,87; 95-%-KI = 0,77 – 0,99), jegliche Angststörung (OR = 0,66; 95 % KI = 0,53 – 0,82) und generalisierte Angststörung (OR = 0,54; 95-%-KI = 0,32 – 0,92) nach körperlicher Aktivität signifikant geringer.

Subjektives Wohlbefinden

Die positiven Effekte von körperlicher Aktivität sind dabei nicht nur objektiv und anhand Erkrankungsoutcomes messbar, sondern werden von sich aktiv bewegenden Menschen auch subjektiv so wahrgenommen. Außerdem betreffen sie gesunde Personen ebenfalls und dienen nicht nur der Prävention oder der Behandlung von Krankheiten. So zeigte eine Studie, dass sich Pendler:innen, die sich zu Fuß oder mit dem Fahrrad zur Arbeit bewegten, statt das Auto zu nutzen, signifikant wohler fühlten und es ihnen psychisch besser ging (Singleton, 2019). Auch eine Metaanalyse aus dem Jahr 2021 konnte diesen Zusammenhang bestätigen: Es zeigte sich ein positiver Effekt von Bewegung egal welcher Art auf das subjektive Wohlbefinden, unabhängig vom Fitnesslevel und unabhängig vom Alter in einem gesunden Kollektiv (Buecker et al., 2021).

9.3.2 Co-Benefits aktiver Mobilität

Neben den Effekten auf die körperliche und psychische Gesundheit bestehen weitere Co-Benefits von Bewegung in anderen Bereichen.

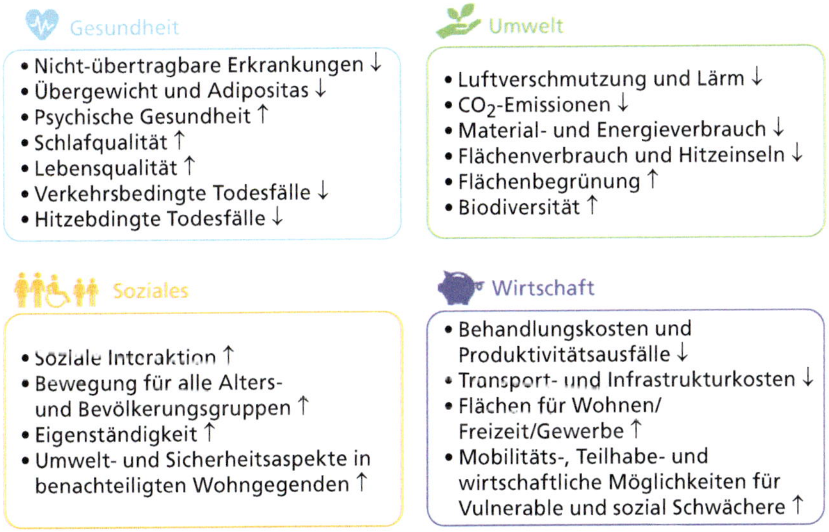

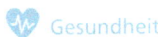

Gesundheit
- Nicht-übertragbare Erkrankungen ↓
- Übergewicht und Adipositas ↓
- Psychische Gesundheit ↑
- Schlafqualität ↑
- Lebensqualität ↑
- Verkehrsbedingte Todesfälle ↓
- Hitzebdingte Todesfälle ↓

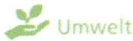

Umwelt
- Luftverschmutzung und Lärm ↓
- CO_2-Emissionen ↓
- Material- und Energieverbrauch ↓
- Flächenverbrauch und Hitzeinseln ↓
- Flächenbegrünung ↑
- Biodiversität ↑

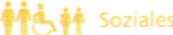

Soziales
- Soziale Interaktion ↑
- Bewegung für alle Alters- und Bevölkerungsgruppen ↑
- Eigenständigkeit ↑
- Umwelt- und Sicherheitsaspekte in benachteiligten Wohngegenden ↑

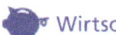

Wirtschaft
- Behandlungskosten und Produktivitätsausfälle ↓
- Transport- und Infrastrukturkosten ↓
- Flächen für Wohnen/Freizeit/Gewerbe ↑
- Mobilitäts-, Teilhabe- und wirtschaftliche Möglichkeiten für Vulnerable und sozial Schwächere ↑

Abb. 9.2: Co-Benefits von aktiver Mobilität für die Bereiche Gesundheit, Umwelt, Soziales und Wirtschaft

Diese Gewinne können unter anderem wirtschaftlicher, sozialer, ökologischer oder gesundheitlicher Art sein (▶ Abb. 9.2).

Insbesondere im Kontrast zur Fortbewegung mithilfe des fossilen motorisierten Individualverkehrs (z. B. Auto) reduziert aktive Fortbewegung zahlreiche negative Einflüsse auf Klima, Umwelt und Biodiversität. So kommt es neben der Einsparung von Treibhausgasemissionen zu weniger Lärmbelastung und zu weniger Luftverschmutzung. Darüber hinaus werden weniger Ressourcen benötigt sowie weniger Fläche in Anspruch genommen, wovon die Biodiversität profitieren kann. Auch die Anzahl an Verkehrsunfällen kann durch aktive Mobilität reduziert werden. Eine Modellierungsstudie aus Neuseeland hat beispielsweise herausgefunden, dass das Ersetzen kurzer Autofahrten durch aktive Mobilität mit erheblichen Gesundheitsverbesserungen, Kosteneinsparungen und einer deutlichen Verringerung der Treibhausgasemissionen einhergehen würde (Mizdrak et al., 2019).

9.3.3 Negative Effekte durch aktive Mobilität?

Neben den zahlreichen positiven Effekten von körperlicher Aktivität und aktiver Mobilität wird häufig die Frage nach potenziellen negativen Effekten wie zum Beispiel Sicherheitsbedenken und Verkehrsunfällen im Kontext aktiver Mobilität gestellt. In der bereits erwähnten Studie, die die Auswirkungen von Pendeln mithilfe aktiver Mobilität auf die psychische Gesundheit untersuchte, wurden bei Menschen, die vermehrt mithilfe von aktiver Mobilität pendeln, neben zahlreichen positiven Effekten auch erhöhte Stress- und Angstlevel festgestellt (Singleton, 2019). Ein Blick in die deutsche Verkehrsunfallstatistik zeigt, dass diese Angst nicht komplett unbegründet ist: So verstarben in Deutschland im Jahr 2022 insgesamt 496 Fahrradfahrende im Straßenverkehr (Statistisches Bundesamt, 2023). Besonders durch die vermehrte Nutzung von E-Pedelecs kam es hierbei zuletzt zu vermehrten Unfällen. Während die Gefahr für Autofahrende seit Jahren stetig sinkt, sind Fahrradfahrende seit Jahren einem größtenteils gleichbleibenden Risiko ausgesetzt.

Um diese Gefahr ins Verhältnis zu den positiven Effekten von aktiver Mobilität zu setzen, hat eine Modellierungsstudie für San Francisco untersucht, welche Krankheitslast (gemessen in disability-adjusted life years, DALYs) bezüglich Herz-Kreislauf-Erkrankungen und Diabetes durch die gesundheitlichen Vorteile von aktiver Mobilität verhindert werden kann und gegen die erhöhte Gefahr, bei Verkehrsunfällen zu Schaden zu kommen, aufgerechnet (Maizlish et al., 2013). Hierbei hat eine Erhöhung der mittleren körperlichen Aktivität von 4 auf 22 Minuten täglich das Risiko für Herz-Kreislauf-Erkrankungen und Diabetes um 14 % verringert und damit zu 32.466 weniger DALYs geführt, während das Risiko für Verkehrsunfälle mit 39 % Erhöhung zu 5.907 DALYs geführt hat. Die positiven gesundheitlichen Effekte allein bezüglich der Verringerung des Diabetesrisikos und des Risikos für Herz-Kreislauf-Erkrankungen überwiegen laut dieser Studie die Unfallgefahr also bei weitem.

Darüber hinaus gibt es weitere positive Effekte von aktiver Mobilität, die hier mitgedacht werden müssen. So ist es wichtig zu erwähnen, dass die Unfallgefahr für Fußgänger:innen und Radfahrer:innen auch entsprechend gesenkt werden kann, wenn z. B. Infrastruktur errichtet wird, die Fuß- und Fahrradwege besser schützt. So könnte der Effekt der potenziellen negativen Effekte von aktiver Mobilität durch Verkehrsunfälle erneut gesenkt werden, sodass die positiven Effekte noch mehr ins Gewicht fallen. Auch die eingangs beschriebenen teils erhöhten Angst- und Stresslevel von Pendler:innen, die mittels aktiver Mobilität pendeln, können durch bessere und sicherere Fahrrad- und Fußwege adressiert werden.

Ein weiterer relevanter Punkt bezüglich der Sicherheit von Fußgänger:innen und Radfahrer:innen ist die vermeintlich erhöhte Exposition gegenüber Luftverschmutzung. Schließlich atmen gerade diejenigen Menschen, die außerhalb von motorisierten Fahrzeugen mobil sind und durch die Bewegung einen vermehrten Sauerstoffbedarf haben, diejenigen Schadstoffe ein, die vor allem durch den motorisierten Verkehr emittiert werden. Verschiedene Studien kamen hier jedoch zu einem mutmachendem Ergebnis: So überwiegen die positiven Gesundheitseffekte durch die aktive Mobilität diejenigen negativen Effekte, die durch die Luftverschmutzung und auch durch das erhöhte Unfallrisiko einhergehen (Giallouros et al., 2020). Dementsprechend sind, auch wenn die möglichen negativen Effekte durch Unfallgefahr und Luftverschmutzung mitbedacht werden, insgesamt durch aktive Mobilität jeweils eine Reduzierung der Mortalität und der DALYs zu finden.

Allerdings lässt sich ebenfalls festhalten, dass Luftverschmutzung die zahlreichen positiven Effekte von aktiver Mobilität zumindest reduzieren beziehungsweise je nach Zeitpunkt und Ort die Exposition gegenüber Luftverschmutzung bei aktiver Mobilität sehr unterschiedlich sein kann (Chandia-Poblete et al., 2022). So fand eine Studie in Singapur besonders zu Stoßzeiten und in der Nähe großer Straßen eine erhöhte Exposition von Sportler:innen gegenüber Feinstaub (Particulate Matter/PM = 2,5), wohingegen diejenigen, die sich weiter entfernt von großen Straßen und nicht zu den Stoßzeiten bewegten, deutlich weniger exponiert waren (Yin et al., 2024). Hieraus lässt sich die allgemeine Empfehlung ableiten, große Straßen und Stoßzeiten nach Möglichkeit bei aktiver Mobilität zu meiden.

Insgesamt zeigt sich, dass die positiven Effekte von aktiver Mobilität deutlich überwiegen. Es ist jedoch ratsam, möglichst nicht direkt zu Stoßzeiten an großen Straßen aktive Mobilität zu betreiben, um die positiven Effekte diesbezüglich möglichst zu erhalten und nicht durch Luftverschmutzung reduzieren zu lassen. Bezüglich der Unfallgefahr bei aktiver Mobilität kann vorausschauendes und vorsichtiges Fahren ebenso wie eine auf aktive Mobilität ausgerichtete Gestaltung der Infrastruktur die Gefahr für Verkehrsunfälle reduzieren.

9.4 Empfehlungen

Einige medizinische Fachgesellschaften fordern bereits die Einbeziehung konkreter Maßnahmen in die tägliche Arbeit sowie in Forschung und Lehre. So spricht sich beispielsweise auch die Deutsche Gesellschaft für Psychiatrie und Psychotherapie, Psychosomatik und Nervenheilkunde (DGPPN) für die verstärkte Fokussierung auf Prävention und Resilienzförderung aus, um den erwarteten zukünftigen Anstieg von psychiatrischen Erkrankungen zu reduzieren (Heinz et al., 2023).

Es sind mehrere Handlungsebenen denkbar, wie sich Ärzt:innen, Psycholog:innen und Psychotherapeut:innen für aktive Mobilität und damit sowohl präventiv als auch kurativ für Klima, Umwelt und Gesundheit einsetzen können. Zum einen besteht die Möglichkeit, die relevanten Bezüge in die individuelle Beratung und Therapie von Patient:innen einzubeziehen. Ein bestehendes Konzept hierfür ist die klimasensible Gesundheitsberatung, in der Beispiele der genannten Co-Benefits gut angebracht werden können (Quitmann et al., 2023). Neben angebrachter Auswahl der Gesprächsinhalte und Anwendung der gängigen Kommunikationsstrategien hat für die Glaubwürdigkeit und Authentizität hier auch die Vorbildfunktion von Gesundheitspersonal gemäß ihrer gesellschaftlichen Rolle eine große Bedeutung (Quitmann et al., 2023). Durch alle vorgebrachten Punkte dieses Kapitels ergibt sich die Implikation zur Aufklärung und Motivierung von Patient:innen zu aktiver Mobilität. Insbesondere können Gesundheitsfachkräfte bei der Beratung zur allgemeinen Bewegungsförderung und Sitzzeitreduktion im Rahmen der aktuellen Empfehlungen der WHO (▶ Tab. 9.1) auf die Co-Benefits von aktiver Mobilität für Gesundheit, Umwelt und weitere Bereiche hinweisen. Folgende Empfehlung kann hierfür in angepasster Form verwendet werden: »Wann immer möglich, ersetzen Sie sitzende Tätigkeit während des motorisierten Individualverkehrs durch aktive Fortbewegungsarten (z. B. Gehen oder Radfahren). Aktive Mobilität hat zahlreiche Vorteile für die menschliche Gesundheit und die Umwelt und trägt daher zu nachhaltiger Entwicklung und planetarer Gesundheit bei« (Jochem & Leitzmann, 2023).

Neben der Einbeziehung der geschilderten Inhalte in die Patient:innenaufklärung stellt eine weitere Option ein Engagement auf der sogenannten Settingebene dar. Hier können die Rahmenbedingungen auf Ebene von Krankenhäusern, Bildungseinrichtungen oder auch öffentlichen Gebäuden fokussiert werden. Möglichkeiten, sich hier einzubringen, bestehen beispielsweise in der Einforderung oder der Förderung der Infrastruktur für aktive Mobilität. Dies kann bei überdachten und sicheren Fahrradstellplätzen beginnen, kann aber auch zur Zusammenarbeit mit Unternehmen wie »JobRad« reichen. Solche Unternehmen bieten das, was sonst mit motorisierten Firmenwagen bekannt ist, mit geleasten Dienstfahrrädern an. Dies geht wiederum mit vielen Vorteilen für Arbeitnehmer:innen sowie Arbeitgeber:innen einher und kann günstige, nachhaltige und gesunde Mobilität auch auf Ebene von Krankenhäusern fördern. Neben dem Fokus auf aktive Mobilität können auch Krankenhäuser im Rahmen des betrieblichen Gesundheitsmanagements Bewegungsangebote wie Sportkurse für Mitarbeiter:innen anbieten.

Darüber hinaus ist ein weiterer möglicher Ansatzpunkt, sich auf der sogenannten Systemebene im Gesundheitssystem oder auch in der Städteplanung einzubringen und hier übergeordnete Einflussfaktoren auf Bewegungsanreize und bewegungsfreundliche Kontexte zu gestalten. Für systemische Ansätze können beispielsweise die Empfehlungen des Wissenschaftlichen Beirats der Bundesregierung Globale Umweltveränderungen (WBGU) aus dem Gutachten »Gesund leben auf einer gesunden Erde« dienen (WBGU, 2023). Der WBGU hebt die Notwendigkeit einer bewegungsfreundlichen Umwelt für mehr umweltfreundliche Bewegung hervor und empfiehlt hierfür unter anderem, die aktive Mobilität aufgrund ihres großen Potenzials für Synergien besonders zu fördern. Im Zuge dessen empfiehlt der WBGU auch eine adäquate Bepreisung, Regulierung und Flächenzuweisung für den motorisierten Individualverkehr, um dessen negative gesundheitliche, gesellschaftliche und ökologische Folgen zu minimieren. Ebenfalls auf Systemebene sollte Bildung für nachhaltige Entwicklung beziehungsweise Bildung für planetare Gesundheit in die Aus-, Fort- und Weiterbildung von Gesundheitsfachkräften stärker integriert werden, um diese zu einer umfassenden planetaren Gesundheitskompetenz zu befähigen, die sich dann wiederum im praktischen Handeln mit Patient:innen und Klient:innen sowie zur Thematik aktive Mobilität widerspiegeln sollte (Jochem et al., 2022; WBGU, 2023).

Neben den dargestellten Handlungsmöglichkeiten auf den verschiedenen Ebenen besteht auch die Option, sich durch Engagement im ehrenamtlichen Bereich einzubringen. Neben weiteren sind hierfür der Verein KLUG e. V. (Deutsche Allianz für Klimawandel und Gesundheit), die KlimaDocs e. V., Health For Future, Scientists for Future oder auch die Psychologists/Psychotherapists for Future e. V. gute Anlaufstellen, um sich mit weiteren interessierten und engagierten Menschen zusammenzutun. Häufig handeln diese Gruppen auf mehreren der drei dargestellten Handlungsebenen und bieten einen guten Rahmen, um sich bei Aktionen anzuschließen.

Kernaussagen

- Das aktuelle (Fort-)Bewegungsverhalten ist durch ein hohes Maß an körperlicher Inaktivität und sedentärem Verhalten gekennzeichnet. Dies wirkt sich unmittelbar negativ auf die körperliche und psychische Gesundheit aus.
- Insbesondere im Bereich des Transports geht der hohe Anteil des motorisierten Individualverkehrs mit zahlreichen negativen Effekten für Gesundheit und Umwelt einher.
- Um diese »doppelte Mobilitätskrise« effektiv zu adressieren, ist aktive Mobilität eine Strategie, die wiederum mit zahlreichen Mehrgewinnen für Gesundheit und Umwelt, aber auch für weitere Bereiche wie Soziales und Ökonomisches, einhergehen kann.
- Gesundheitsfachkräfte wie Ärzt:innen, Pflegefachkräfte, Psychotherapeut:innen und Psycholog:innen können durch Beratung zu umweltsensibler Prävention und Gesundheitsförderung einen wesentlichen Beitrag leisten, um sowohl die psychische Gesundheit ihrer Patient:innen und Klient:innen zu fördern als auch die natürlichen Lebensgrundlagen und damit die planetare Gesundheit zu schützen.

Literatur

2018 Physical Activity Guidelines Advisory Committee (2018). *2018 Physical Activity Guidelines Advisory Committee Scientific Report*. Retrieved from Washington, DC: U.S. Department of Health and Human Services. https://health.gov/sites/default/files/2019-09/PAG_Advisory_Committee_Report.pdf

Ahrensberg, H., Petersen, C. B., Wesonga Jacobsen, J. N., et al. (2023). The descriptive epidemiology of sedentary behaviour. In M. Leitzmann, C. Jochem, & D. Schmid (Eds.), *Sedentary Behaviour Epidemiology*. Switzerland: Springer Nature Switzerland AG.

Ainsworth, B. E., Haskell, W. L., Whitt, M. C., et al. (2000). Compendium of physical activities: an update of activity codes and MET intensities. *Med Sci Sports Exerc, 32*(9), S498–504. doi: 10.1097/00005768-200009001-00009

Buecker, S., Simacek, T., Ingwersen, B., et al. (2021). Physical activity and subjective well-being in healthy individuals: a meta-analytic review. *Health Psychol Rev, 15*(4), 574–592. doi: 10.1080/17437199.2020.1760728

Chandia-Poblete, D., Cole-Hunter, T., Haswell, M., & Heesch, K. C. (2022). The influence of air pollution exposure on the short- and long-term health benefits associated with active mobility: A systematic review, *Sci Total Environ, 850*, 157978. doi: 10.1016/j.scitotenv.2022.15/978

DESTATIS – Statistisches Bundesamt (2023). *Gesellschaft und Umwelt – Verkehrsunfälle*. https://www.destatis.de/DE/Themen/Gesellschaft-Umwelt/Verkehrsunfaelle/_inhalt.html

Ekelund, U., Brown, W. J., Steene-Johannessen, J., et al. (2019). Do the associations of sedentary behaviour with cardiovascular disease mortality and cancer mortality differ by physical activity level? A systematic review and harmonised meta-analysis of data from 850 060 participants. *British Journal of Sports Medicine, 53*(14), 886-894. doi: 10.1136/bjsports-2017-098963

European Environment Agency (2016). *Explaining road transport emissions: a non-technical guide.* https://www.eea.europa.eu/publications/explaining-road-transport-emissions

Finger, J. D., Varnaccia, G., Borrmann, A., et al. (2018). Körperliche Aktivität von Kindern und Jugendlichen in Deutschland – Querschnittsergebnisse aus KiGGS Welle 2 und Trends. *Journal of Health Monitoring, 3*(1). doi: DOI 10.17886/RKI-GBE-2018-006.2

Gerlofs-Nijland, M., Staatsen, B., Geelen, L., et al. (2021). *Road transport facts and figures. How healthy and environmentally friendly is our transport today?* https://unece.org/sites/default/files/2023-03/Road%20transport%20facts%20and%20figures_0.pdf

Giallouros, G., Kouis, P., Papatheodorou, S. I., et al. (2020). The long-term impact of restricting cycling and walking during high air pollution days on all-cause mortality: Health impact Assessment study. *Environ Int, 140*, 105679. doi: 10.1016/j.envint.2020.105679

Guthold, R., Stevens, G. A., Riley, L. M., & Bull, F. C. (2018). Worldwide trends in insufficient physical activity from 2001 to 2016: a pooled analysis of 358 population-based surveys with 1 · 9 million participants. *Lancet Glob Health, 6*(10), e1077-e1086. doi: 10.1016/s2214-109x(18)30357-7

Guthold, R., Stevens, G. A., Riley, L. M., & Bull, F. C. (2020). Global trends in insufficient physical activity among adolescents: a pooled analysis of 298 population-based surveys with 1 · 6 million participants. *Lancet Child Adolesc Health, 4*(1), 23–35. doi: 10.1016/s2352-4642(19)30323-2

Hao, G., Zuo, L., Weng, X., et al. (2022). Associations of road traffic noise with cardiovascular diseases and mortality: Longitudinal results from UK Biobank and meta-analysis. *Environmental Research, 212*, 113129. doi: https://doi.org/10.1016/j.envres.2022.113129

Harvey, J. A., Chastin, S. F., & Skelton, D. A. (2015). How Sedentary are Older People? A Systematic Review of the Amount of Sedentary Behavior. *J Aging Phys Act, 23*(3), 471–487. doi: 10.1123/japa.2014-0164

Hegewald, J., Schubert, M., Freiberg, A., et al. (2020). Traffic Noise and Mental Health: A Systematic Review and Meta-Analysis. *Int J Environ Res Public Health, 17*(17). doi: 10.3390/ijerph17176175

Heinz, A., Meyer-Lindenberg, A., Heinz, A., et al. (2023). Klimawandel und psychische Gesundheit. Positionspapier einer Task-Force der DGPPN. *Der Nervenarzt, 94*(3), 225–233. doi: 10.1007/s00115-023-01457-9

Heissel, A., Heinen, D., Brokmeier, L. L., et al. (2023). Exercise as medicine for depressive symptoms? A systematic review and meta-analysis with meta-regression. *British Journal of Sports Medicine*. doi: 10.1136/bjsports-2022-106282

Hirsch, J. A., DeVries, D. N., Brauer, M., et al. (2018). Impact of new rapid transit on physical activity: A meta-analysis. *Prev Med Rep, 10*, 184–190. doi: 10.1016/j.pmedr.2018.03.008

Huang, Y., Li, L., Gan, Y., et al. (2020). Sedentary behaviors and risk of depression: a meta-analysis of prospective studies. *Transl Psychiatry, 10*(1), 26. doi: 10.1038/s41398-020-0715-z

Iso-Markku, P., Kujala, U. M., Knittle, K., et al. (2022). Physical activity as a protective factor for dementia and Alzheimer's disease: systematic review, meta-analysis and quality assessment of cohort and case-control studies. *British Journal of Sports Medicine, 56*(12), 701-709. doi: 10.1136/bjsports-2021-104981

Javaid, A., Creutzig, F., & Bamberg, S. (2020). Determinants of low-carbon transport mode adoption: systematic review of reviews. *Environmental Research Letters, 15*(10), 103002. doi: 10.1088/1748-9326/aba032

Jochem, C., & Leitzmann, M. (2023). A call for integrating active transportation into physical activity and sedentary behaviour guidelines. *Lancet Planet Health, 7*(2), e112-e113. doi: 10.1016/s2542-5196(23)00001-3

Jochem, C., von Sommoggy, J., Hornidge, A. K., et al. (2022). Planetary health literacy: A conceptual model. *Front Public Health, 10*, 980779. doi: 10.3389/fpubh.2022.980779

Katzmarzyk, P. T., Friedenreich, C., Shiroma, E. J., & Lee, I. M. (2022). Physical inactivity and non-communicable disease burden in low-income, middle-income and high-income countries. *British Journal of Sports Medicine, 56*(2), 101–106. doi: 10.1136/bjsports-2020-103640

Kim, M., Lee, Y., & Kang, H. (2023). Effects of Exercise on Positive Symptoms, Negative Symptoms, and Depression in Patients with Schizophrenia: A Systematic Review and Meta-Analysis. *Int J Environ Res Public Health, 20*(4). doi: 10.3390/ijerph20043719

Kovacevic, J., Miskulin, M., Degmecic, D., et al. (2020). Mental health outcomes in road traffic accident survivors: prospective cohort study. *European Journal of Public Health, 30*(5). doi: 10.1093/eurpub/ckaa166.1380

Lee, I. M., Shiroma, E. J., Lobelo, F., et al. (2012). Effect of physical inactivity on major noncommunicable diseases worldwide: an analysis of burden of disease and life expectancy. *Lancet, 380*(9838), 219-229. doi: 10.1016/s0140-6736(12)61031-9

Leitzmann, M., Powers, H., Anderson, A. S., et al. (2015). European Code against Cancer 4th Edition: Physical activity and cancer. *Cancer Epidemiol, 39*(1), S46–55. doi: 10.1016/j.canep.2015.03.009

López-Ortiz, S., Lista, S., Valenzuela, P. L., et al. (2023). Effects of physical activity and exercise interventions on Alzheimer's disease: an umbrella review of existing meta-analyses. *J Neurol, 270*(2), 711–725. doi: 10.1007/s00415-022-11454-8

Maizlish, N., Woodcock, J., Co, S., et al. (2013). Health cobenefits and transportation-related reductions in greenhouse gas emissions in the San Francisco Bay area. *Am J Public Health, 103*(4), 703–709. doi: 10.2105/ajph.2012.300939

Manz, K., Domanska, O. M., Kuhnert, R., & Krug, S. (2022). Wie viel sitzen Erwachsene? Ergebnisse der Studie Gesundheit in Deutschland aktuell (GEDA 2019/2020-EHIS). *Journal of Health Monitoring, 7*(3). doi: DOI 10.25646/10294

McDowell, C. P., Dishman, R. K., Gordon, B. R., & Herring, M. P. (2019). Physical Activity and Anxiety: A Systematic Review and Meta-analysis of Prospective Cohort Studies. *Am J Prev Med, 57*(4), 545–556. doi: 10.1016/j.amepre.2019.05.012

Mizdrak, A., Blakely, T., Cleghorn, C. L., & Cobiac, L. J. (2019). Potential of active transport to improve health, reduce healthcare costs, and reduce greenhouse gas emissions: A modelling study. *PLoS One, 14*(7), e0219316. doi: 10.1371/journal.pone.0219316

Nobis, C., & Kuhnimhof, T. (2018). *Mobilität in Deutschland – MiD Ergebnisbericht. Studie von infas, DLR, IVT und infas 360 im Auftrag des Bundesministers für Verkehr und digitale Infrastruktur (FE-Nr. 70.904/15).* https://bmdv.bund.de/SharedDocs/DE/Anlage/G/mid-ergebnisbericht.pdf?__blob=publicationFile

Pearce, M., Garcia, L., Abbas, A., et al. (2022). Association Between Physical Activity and Risk of Depression: A Systematic Review and Meta-analysis. *JAMA Psychiatry, 79*(6), 550 559. doi: 10.1001/jamapsychiatry.2022.0609

Quitmann, C., Griesel, S., Nayna Schwerdtle, P., et al. (2023). Climate-sensitive health counselling: a scoping review and conceptual framework. *Lancet Planet Health, 7*(7), e600-e610. doi: 10.1016/S2542-5196(23)00107-9

Richter, A., Schienkiewitz, A., Starker, A., et al. (2021). Gesundheitsfördernde Verhaltensweisen bei Erwachsenen in Deutschland – Ergebnisse der Studie GEDA 2019/2020-EHS. *Journal of Health Monitoring, 6*(3). doi: DOI 10.25646/8460.2

Rissel, C., Curac, N., Greenaway, M., & Bauman, A. (2012). Physical activity associated with public transport use–a review and modelling of potential benefits. *Int J Environ Res Public Health, 9*(7), 2454–2478. doi: 10.3390/ijerph9072454

Saunders, T. J., McIsaac, T., Douillette, K., Gaulton, N., et al. (2020). Sedentary behaviour and health in adults: an overview of systematic reviews. *Appl Physiol Nutr Metab, 45*(10/2), S197–s217. doi: 10.1139/apnm-2020-0272

Schuch, F. B., Vancampfort, D., Firth, J., et al. (2018). Physical Activity and Incident Depression: A Meta-Analysis of Prospective Cohort Studies. *American Journal of Psychiatry, 175*(7), 631–648. doi: 10.1176/appi.ajp.2018.17111194

Singleton, P. A. (2019). Walking (and cycling) to well-being: Modal and other determinants of subjective well-being during the commute. *Travel Behaviour and Society, 16*, 249–261. doi: 10.1016/j.tbs.2018.02.005

Statistisches Bundesamt (2023). Unfallbericht 2022. Retrieved from https://www.destatis.de/DE/Themen/Gesellschaft-Umwelt/Verkehrsunfaelle/_inhalt.html#_oylp13hpx

Steene-Johannessen, J., Hansen, B. H., Dalene, K. E., et al. (2020). Variations in accelerometry measured physical activity and sedentary time across Europe – harmonized analyses of 47,497 children and adolescents. *Int J Behav Nutr Phys Act, 17*(1), 38. doi: 10.1186/s12966-020-00930-x

Tremblay, M. S., Aubert, S., Barnes, J. D., et al. (2017). Sedentary Behavior Research Network (SBRN) – Terminology Consensus Project process and outcome. *Int J Behav Nutr Phys Act, 14*(1), 75. doi: 10.1186/s12966-017-0525-8

Umweltbundesamt (2023). Emissionen des Verkehrs. Retrieved from https://www.umweltbundesamt.de/daten/verkehr/emissionen-des-verkehrs#verkehr-belastet-luft-und-klima-minderungsziele-der-bundesregierung

Umweltbundesamt (2024). Indikator: Belastung der Bevölkerung durch Verkehrslärm. Retrieved from https://www.umweltbundesamt.de/daten/umweltindikatoren/indikator-belastung-der-bevoelkerung-durch#die-wichtigsten-fakten

UNECE – Statistical Database (2023). *Transport - Road safety.* https://w3.unece.org/PXWeb2015/pxweb/en/STAT/STAT__40-TRTRANS__01-TRACCIDENTS

UNECE, World Health Organization Europe (2021). *Road transport facts and figures: How healthy and environmentally friendly is our transport today?* https://unece.org/pep/publications/

road-transport-facts-and-figures-how-healthy-and-envionmentally-friendly-our

WBGU – Wissenschaftlicher Beirat der Bundesregierung Globale Umweltveränderungen (2023). *Gesund leben auf einer gesunden Erde.* https://www.wbgu.de/de/publikationen/publikation/gesundleben

WHO – World Health Organization (2020). *WHO guidelines on physical activity and sedentary behaviour.* https://www.who.int/publications/i/item/9789240015128

Yin, X., Thai, B. N., Tan, Y. Q., et al. (2024). When and where to exercise: An assessment of personal exposure to urban tropical ambient airborne pollutants in Singapore. *Sci Total Environ, 906,* 167086. doi: 10.1016/j.scitotenv.2023.167086

Zhang, J., Yang, S. X., Wang, L., et al. (2022). The influence of sedentary behaviour on mental health among children and adolescents: A systematic review and meta-analysis of longitudinal studies. *J Affect Disord, 306,* 90–114. doi: 10.1016/j.jad.2022.03.018

Zhou, Q., Guo, C., Yang, X., & He, N. (2023). Dose-response association of total sedentary behaviour and television watching with risk of depression in adults: A systematic review and meta-analysis. *J Affect Disord, 324,* 652–659. doi: 10.1016/j.jad.2022.12.098

Teil IV Vermeidung negativer Umweltfolgen der psychiatrischen Versorgung

Das psychiatrische Versorgungssystem hat – genau wie der gesamte Gesundheitssektor und andere Sektoren darüber hinaus – einen Einfluss auf die Umweltkrisen. Angefangen bei CO_2-Emissionen, die beispielsweise durch die Energieversorgung von Gebäuden oder die Mobilität von Patient:innen und Mitarbeiter:innen entstehen, über Effekte auf die Biodiversität, beispielsweise durch Medikamentenrückstände, die in Gewässer gelangen, bis hin zur Verschmutzung durch Einmalprodukte. Viele dieser Faktoren lassen sich nicht einfach und zeitnah komplett vermeiden, aber die meisten davon lassen sich zumindest beeinflussen. Bestehende Gebäude können energetisch optimiert werden, beispielsweise durch Photovoltaikanlagen, Beschattung oder Dach- und Fassadenbegrünungen. Neue Gebäude können – auch im Krankenhausbau – als Plusenergiegebäude gebaut werden, also als Gebäude, die mehr Energie produzieren als sie verbrauchen. Mobilitätsassoziierte Emissionen können durch die vermehrte Nutzung telemedizinischer Angebote und durch die Förderung aktiver Mobilität reduziert werden. Und die Nutzung von Einmalprodukten ist häufig nicht nur ökologisch die schlechtere Wahl, sie bietet auch nicht in jedem Fall einen ökonomischen oder hygienischen Vorteil. Die folgenden Kapitel beleuchten drei Bereiche, durch die negative Einflüsse des psychiatrischen Versorgungssystems auf die Umweltkrisen reduziert werden könnten.

Die eleganteste Art und Weise, negative Umwelteffekte psychiatrischer Behandlungen zu vermeiden, ist es, den Behandlungsbedarf erst gar nicht entstehen zu lassen. Eine solche Möglichkeit bietet sich grundsätzlich durch einen stärkeren Fokus auf Gesundheitsförderung und Prävention im psychiatrischen Bereich. Aufgrund verschiedener vorwiegend struktureller Ursachen ist das psychiatrische Versorgungssystem, genau wie die meisten anderen medizinischen Versorgungssysteme, bisher vorwiegend auf die Behandlung bereits bestehender Erkrankungen und nicht auf die Vermeidung der Entstehung von Erkrankungen ausgelegt. Dabei wäre letzteres nicht nur für die Bewältigung der Umweltkrisen hilfreich. Zuallererst verhindern erfolgreiche Gesundheitsförderung und Prävention das mit psychischen Erkrankungen assoziierte Leid der Betroffenen. Außerdem besteht auch das Potenzial für ökonomische Einsparungen. Nicht zuletzt bieten Gesundheitsförderung und Prävention eine Möglichkeit, das bereits jetzt schon überlastete psychiatrische Versorgungssystem zu entlasten.

Ein Bereich innerhalb des Versorgungssystems, der einen großen Anteil an den mit medizinischer Versorgung assoziierten CO_2-Emissionen hat und auf den Ärzt:innen einen direkten Einfluss haben, ist die Medikation. Die Produktion und der Transport von Medikamenten erzeugen CO_2-Emissionen. Je mehr Medikamente innerhalb eines Versorgungssystems verbraucht werden, desto höher sind daher auch die CO_2-Emissionen. Daneben haben Medikamente, die in die Umwelt gelangen, einen negativen Einfluss auf die Biodiversität. Dieser Eintrag in die Umwelt hängt ebenfalls von der Menge der verordneten Medikamente ab, da er sich zumindest zu einem gewissen Anteil nicht mit schnell umsetzbaren Maßnahmen vermeiden lässt. Natürlich stellen Medikamente einen unverzichtbaren Bestandteil psychiatrischer Behandlungsoptionen dar. Es ist deshalb unter keinen Umständen eine Option, aus Gründen des Umweltschutzes komplett auf die Verordnung von Medikamenten zu verzichten. Allerdings können durch die leitliniengerechte Verordnung von Medikamenten und durch den konsequenten Einsatz nicht-medikamentöser Therapieoptionen möglicherweise Medikamente eingespart werden.

Ein drittes Kapitel beschäftigt sich mit dem Konzept des Social Prescribing, das bisher insbesondere im angloamerikanischen Raum und in der Primärversorgung verbreitet ist. Hierbei geht es um die Verordnung nicht-medikamentöser sozialer Maßnahmen durch Ärzt:innen. Social Prescribing ist eine der Möglichkeiten, durch die eventuell der Verbrauch von Medikamenten reduziert werden kann. Green Social Prescribing, also die Verordnung von Aufenthalten in der Natur, kann darüber hinaus die Wertschätzung von natürlichen Räumen als Ressource für die psychische Gesundheit stärken.

10 Gesundheitsförderung und Prävention

Joachim Klosterkötter

10.1 Einleitung

Gesundheitsförderung und Prävention werden zumeist in einem Atemzug genannt. Man geht wie selbstverständlich davon aus, dass die möglichen Maßnahmen zur Förderung und Erhaltung der Gesundheit mit denen zur Verhinderung von Krankheiten jedenfalls vom Rationale her identisch wären. Dies entspricht dem traditionellen Public-Health-Konzept, wonach Prävention ganz maßgeblich mit zu den Aufgaben der öffentlichen Gesundheitsfürsorge hinzugehört. Folgerichtig wird auch die gewaltige Bedrohung der menschlichen Gesundheit durch den Klimawandel heute in erster Linie als eine neue Herausforderung für Public Health (Wieler, 2022) angesehen, und dies gilt dann natürlich genauso auch für die in diesem Werk interessierenden möglichen Schädigungsfolgen speziell für die psychische Dimension der Gesundheit.

Dabei sollte man sich allerdings immer auch vor Augen führen, dass die Weltgesundheitsorganisation (WHO) eigentlich schon vor rund 20 Jahren unter dem Eindruck der immer stärkeren internationalen Belastung der Volksgesundheiten durch psychische Störungen dem globalen »Promoting Mental Health«-Programm (WHO, 2004a) auch noch eine spezifischere »Prevention of Mental Disorders«-Strategie (WHO, 2004b) beiseitegestellt hat. Dieser programmatischen Differenzierung ist man seither weltweit und vor allem auch in den europäischen Mitgliedsstaaten sehr dezidiert mit der Formulierung zweier unterschiedlicher Leitlinien für »Mental Health Promotion« (Kalra et al., 2012) auf der einen und »Prevention of Mental Disorders« (Campion et al., 2012) auf der anderen Seite gefolgt.

In die direkt präventionsorientierte Programmatik flossen dabei immer mehr auch die wissenschaftlichen Konzepte und Umsetzungsstrategien der sich zunehmend prädiktiv und präventiv ausrichtenden Weltpsychiatrie mit ein (Nature, 2010). Nicht der Public-Health-Ansatz allein ist also gefordert, wenn es heute um die schwerwiegende Zukunftsaufgabe einer bestmöglichen Verhinderung von psychischen Folgeschäden des Klimawandels geht, sondern auch das hierfür zuständige medizinische Fachgebiet in der Medizin.

10.2 Gesundheitsförderung

Zentraler Bezugspunkt für das Programm sind nicht die psychischen Störungen, die durch die Umweltbelastungen hervorgerufen oder verstärkt werden können, sondern die Determinanten der psychischen Gesundheit selbst. Deshalb macht es Sinn, sich zur näheren Charakterisierung dieses Förderanliegens zunächst einmal wieder die Konsensusdefinition der WHO speziell für die mentale Dimension der menschlichen Gesundheit vor Augen zu führen. Danach handelt es sich hierbei um einen »Zustand des Wohlbefindens, in dem das Individuum seine oder ihre Fähigkeiten verwirklichen, normalen Lebensstress bewältigen, produktiv sowie fruchtbar arbeiten kann und imstande ist, einen Beitrag zu seiner oder ihrer Gemeinschaft zu leisten« (Galderisi et al., 2015).

Unter den zahlreichen von der WHO inzwischen identifizierten Risikofaktoren, die diese Definitionsmerkmale gefährden können, kamen bis in das zweite Jahrzehnt dieses Jahrhunderts hinein die direkten und indirekten Auswirkungen des Klimawandels noch gar nicht eigens vor (WHO, 2012). Das hat sich jedoch inzwischen wohl unter dem Eindruck der vielen schon stattgehabten Extremwetterereignisse und natürlich auch befördert durch die weltweiten Bewältigungsschwierigkeiten der gerade erst überwundenen COVID-19-Pandemie durchgreifend geändert. Alle in ▶ Tab. 10.1 angeführten Gesichtspunkte – von den Grundlagen des Programms bis hin zu seinen Adressaten – beziehen heute auch und zunehmend stärker die Bedrohungen durch die Klimakrise mit ein.

Als die wichtigsten Akteure in Deutschland sind inzwischen auch auf diesem Gebiet das Robert Koch-Institut (RKI) in seiner Eigenschaft als nationales Public-Health-Zentrum und die Bundeszentrale für gesundheitliche Aufklärung (BZgA) anzusehen. Beiden zusammen kommt hierzulande die wohl größte Bedeutung bei der Entwicklung und Umsetzung von Interventionen zur Anpassung an den Klimawandel und zur Abschwächung seiner Auswirkungen nicht nur auf die körperliche, sondern gerade auch die seelische Gesundheit zu (Böckmann & Hornberg, 2020).

Tab. 10.1: Förderung seelischer Gesundheit – »Promotion of Mental Health«

Zielsetzung	Erlangung und Erhaltung seelischer Gesundheit
Adressaten	Allgemeinbevölkerung und Gruppen mit besonderem Gefährdungspotenzial für die seelische Gesundheit
Ansatzpunkte	Individuelle und soziale, entweder positive oder negative Determinanten seelischer Gesundheit
Interventionen	Gesundheitliche Aufklärung und Gesundheitserziehung, Unterstützungsprogramme für gefährdete Gruppen, *Krisenmanagement*
Effizienz	Gesundheitskompetenz, *Resilienz*, supportive Umwelt, soziale Teilhabe
Prävention	Indirekte, störungsübergreifende, innerhalb des Programms *nicht kontrollierte Effekte*, insbesondere auf *stressassoziierte Erkrankungen*
Akteure	Allgemeine und gruppenspezifische Einrichtungen der öffentlichen Gesundheits- und Sozialfürsorge
Grundlagen	Umsetzungsrelevante Kenntnisse aus dem Bereich der Gesundheitswissenschaft (»Public Health«), insbesondere *Stress- und Resilienzforschung*

10.2.1 Wirkprinzip

Der in den letzten 20 Jahren angereicherte Fundus an einschlägigen Vorerfahrungen im Umgang mit Naturkatastrophen ist vor allem auf der internationalen Ebene der WHO bereits außerordentlich groß. Auch die entsprechenden Public-Health-Einrichtungen der Europäischen Union (EU) und der meisten westlichen Länder hatten sich in den letzten Jahren schon wiederholt und mit unverkennbar zunehmender Tendenz auf die Abwehr möglicher Schädigungsfolgen von abrupten Extremwetterereignissen oder längerfristigen Hitzewellen einzustellen. Man denke nur an die dramatische Flutkatastrophe im Ahrtal im Sommer 2021, die (zum Zeitpunkt der Publikation dieses Werks) gerade erst drei Jahre zurückliegt und in Deutschland sicher das bisher lehrreichste Beispiel für die neuen umweltbedingten Herausforderungen bietet.

Die von solchen Belastungen ausgehenden Gefährdungen betreffen ganz vorrangig eines der Merkmale, die in der originären Konsensus-Definition und allen ihren nachfolgenden Modifikationen festgehalten werden, nämlich die individuelle Bewältigungsfähigkeit von Lebensstress. Alle Bemühungen um die Erhaltung und Förderung seelischer Gesundheit in Zeiten globaler Umweltkrisen müssen demnach immer darauf abzielen, hierdurch bewirkte Überforderungssituationen für die Stressbewältigung zu entschärfen und nach Möglichkeit auch ganz auszuschließen. Das entscheidende Wirkprinzip, auf das es dabei ankommt, ist dementsprechend leicht zu erkennen. Es kann nur in einer durchgreifenden Stärkung der persönlichen Anpassungsmöglichkeiten an die krisenhaften Verhältnisse auf dem Wege der Absenkung des klimabedingten Belastungsdrucks durch Erhöhung der eigenen Widerstandskräfte bestehen.

Die in ▶ Tab. 10.1 mit angesprochenen umsetzungsrelevanten wissenschaftlichen Grundlagen sind also für den hier interessierenden Einsatz des mentalen Förderprogramms dahingehend zu präzisieren, dass es dabei ganz vorrangig um die Aneignung und Nutzung aller einschlägigen Ergebnisse der modernen Stress- und Resilienzforschung geht (Kunzler et al., 2018). Bei der Stressantwort mit ihren schon früh beschriebenen drei Phasen des Alarms, des Widerstandes und der Erschöpfung (Selye, 1998) handelt es sich ja offenbar um ein evolutionär gewachsenes Reaktionsmuster, das ursprünglich dem »Überleben« in akuten Gefahrensituationen diente. Ihr Ablauf ist dementsprechend so fest in den biologischen Systemen des Menschen endokrinologisch, immunologisch, metabolisch und autonom-nervös verankert, dass man sie auch im Tierexperiment gut untersuchen kann. Zu den möglichen Belastungen, die sie auslösen können, rechnet man heute eine ganze Vielfalt von kritischen Lebensereignissen über sämtliche Altersstufen hinweg, die natürlich längst nicht mehr alle mit einer objektiven Gefährdung des Lebens verbunden sind (WHO, 2012). Im Vergleich dazu führen also die Auswirkungen des Klimawandels nunmehr die Menschheit groteskerweise durch ungewollte und nicht vorausgesehene Folgen der eigenen Naturbeherrschung in eine evolutionär eigentlich für überwunden gehaltene Bedrohungswelt zurück. Diese neuen stressauslösenden Belastungen gehen wieder wie die alten Katastrophen in voraufgeklärten Zeiten durchaus oft mit massenhafter Lebensgefährdung einher.

Schon für den öffentlichen Umgang mit der zurückliegenden COVID-19-Pandemie war es hilfreich, die massive Bedrohung der Gesundheit zugleich auch unter dem Blickwinkel der Stressforschung zu betrachten. So gesehen hatte man dann die lebensgefährlichen und psychosozial hochgradigen damit einhergehenden Belastungen durchaus schon als eine problematische hochfrequente oder langfristige Stressexposition etwa im Sinne des Allostase-Konzepts (McEwen & Gianaros, 2011) einzuschätzen. Die Antwort hierauf erfordert bewältigungsorientierte oder zumindest doch adaptive Gegenregulationen in den verschiedenen daran beteiligten Organsystemen mit dem Ziel einer Rückkehr zum psychophysiologischen Gleichgewichtszustand der jeweils betroffenen Person. Wenn dies nicht mehr so ganz selbstverständlich wie sonst bei kurzfristigen Stressexpositionen gelingt, droht der psychologische »Alarm«-Zustand dysfunktional auch nach dem Fortfall der jeweiligen Belastungen dauerhaft weiter fortzubestehen. Das aber bleibt nach dieser einflussreichen Konzeption nicht etwa folgenlos, sondern fordert vom Organismus den sogenannten »allostatic load«, also Kosten, die in einer Reihe von heute auch messbaren kumulativen Organschäden bestehen (▶ Abb. 10.1). Diese längerfristigen Veränderungen beeinflussen dauerhaft die Stressreagibilität und begünstigen dadurch die Entstehung von »stressassoziierten« körperlichen und psychischen Erkrankungen (Klosterkötter & Maier, 2017a).

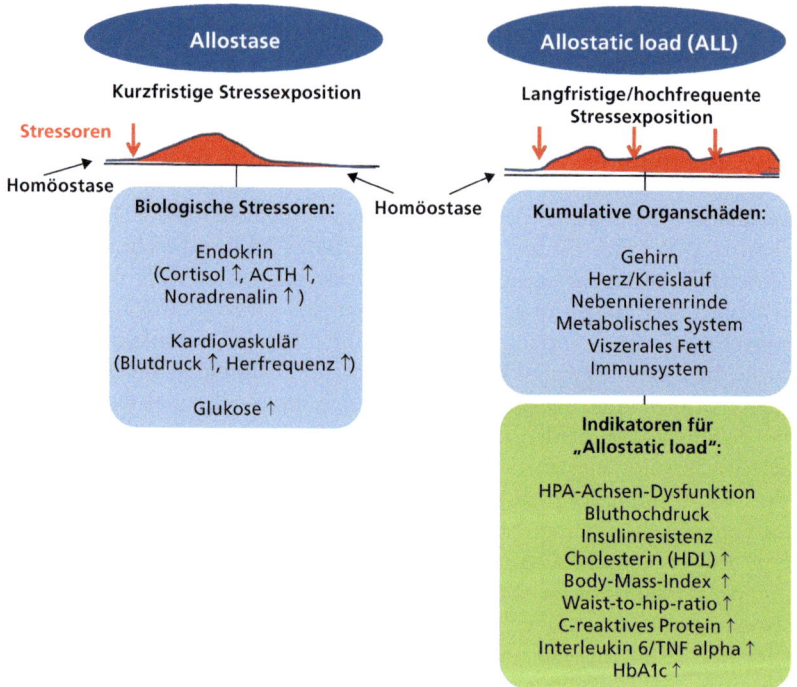

Abb. 10.1: Von der »Allostase« zur »allostatic load« (Klosterkötter & Maier, 2017c, S. 58)

10.2.2 Interventionen

Die eigentliche Kern- und Großintervention, auf deren erfolgreiche Umsetzung es bei den Bemühungen um die Erhaltung und Förderung nicht nur des seelischen Wohlbefindens, sondern der Gesundheit insgesamt im Blick auf den menschengemachten Klimawandel letztlich ankommt, ist natürlich in der großen Transformation der Weltgesellschaft hin zur Klimaneutralität zu sehen. Ob diese globale menschliche Verhaltenskorrektur gelingt und die schon eingetretene gefahrvolle Häufung von Naturkatastrophen dann hierdurch schließlich doch wieder abgefangen werden könnte, lässt sich heute noch nicht sicher vorhersagen. Auf jeden Fall tut man gut daran und wird von der Entwicklung der Umweltkrisen ja dazu auch geradezu genötigt, sich in den Gesundheitssystemen erst einmal noch auf lange Zeiten einer zunehmenden hieraus erwachsenden Public-Health-Bedrohung einzustellen.

Die Vereinigung der nationalen Public-Health-Institute hat ihre Mitgliedseinrichtungen in den beteiligten Ländern dementsprechend dazu aufgefordert, immer mehr zu »zentralen Klimaakteuren« zu werden (Ballart & Denys, 2022). Klimaschutz und Anpassung an den Klimawandel hätten nämlich nach der Überwindung der COVID-19-Krise inzwischen als die wichtigsten Maßnahmen zur Erhaltung und Förderung von Public Health zu gelten. In Deutschland wurde diese Empfehlung zustimmend aufgenommen und bereits in eine strategische Intensivierung der RKI-Arbeit im Bereich Klimawandel und Gesundheit umgesetzt (Wieler, 2022).

In seiner neuen Rolle als »zentraler« deutscher »Klimaakteur« kann das RKI seine evidenzbasierten Empfehlungen zu Themen wie Hitzemortalität oder Ernährung, körperlicher Aktivität und Gesundheitsverhalten unter veränderten klimatischen Bedingungen im Sinne der in ▶ Tab. 10.1 angedeuteten Interventionen miteinbringen. Noch wichtiger dürfte die Bereitstellung der bewährten eigenen Surveillance- und Monitoring-Aktivitäten für die Früherkennung von Gesundheitsverlusten gerade auch in Bevölkerungsgruppen mit Gefährdungspotenzial und das Verständnis ihrer Ursachen und möglichen Zusammenhänge mit dem Klimawandel sein. Mit seiner nach Vorarbeiten von 2019 bis 2021 erstmals eingerichteten nationalen Mental Health Surveillance (MHS) überwacht das Institut inzwischen speziell auch die psychische Gesundheit (Thom et al., 2021) und bietet dazu neuerdings auch noch ein MHS-Dashboard an, mit dessen Hilfe man nun auch die kurzfristige Weiterentwicklung dieser Komponente der Gesundheit anhand von übersichtlich aufbereiteten, monatlich aktualisierten Daten verfolgen kann (Walther et al., 2023).

Die aktuelle deutsche Gesundheitspolitik plant allerdings eine Auslagerung aller auf »nicht übertragbare Krankheiten« bezogenen RKI-Strukturen und ihren Zusammenschluss mit der BZgA zu einem neuen Bundesinstitut für Prävention und Aufklärung in der Medizin (BIPAM). Damit würde auch die neu geschaffene MHS einen anderen institutionellen Bezug erhalten und man kann nur hoffen, dass dies auch in der Tat zu der gewünschten Optimierung der Präventionspotenziale und nicht genau umgekehrt zu ihrer Schwächung etwa durch Refinanzierungsschwierigkeiten führt.

Wenn es zu den nächsten der weiter und gehäuft zu erwartenden klimawandelbedingten Naturkatastrophen kommt, wird das eigentliche »Krisenmanagement« allerdings nach den Regeln des kooperativen Föderalismus in Deutschland wieder primär in der Verantwortung der Bundesländer liegen. Deshalb ist es so wichtig, zukünftig für eine Optimierung der Kooperationsverhältnisse bei der Planung, Steuerung und Kontrolle aller der Maßnahmen zu sorgen, die der best- und schnellstmöglichen Überwindung der jeweiligen überlebenskritischen Umweltereignisse dienen. Dabei wären dann immer auch die Empfehlungen und Surveillance-Angebote des RKI in die klimabezogene Arbeit der Krisenstäbe auf Bundes-, Landes- und Gemeindeebene miteinzubeziehen.

Je besser dies gelingt, umso eher und mehr wird es zu optimaler Information und Überzeugungsarbeit im medial vermittelten Zusammenspiel von Experten und Politik bei der Bewältigung zukünftiger Umweltkrisen kommen können. Genau dies aber ist von entscheidender Bedeutung für die Regulationsmöglichkeiten der von jeder dieser Krisen ja physiologischerweise immer wieder ganz selbstverständlich provozierten Belastungen durch gesundheitsgefährdenden Stress.

Die Stressanwort hängt nämlich weniger von den objektiven Gegebenheiten der Bedrohung und Einschränkung im jeweiligen eigenen Lebensbereich als vielmehr von deren subjektiver Bewertung ab. Wenn man sich der jeweiligen Umweltkrise nur wie einem von außen aufgezwungenen »externen« Schicksal ausgeliefert fühlt, das selbst ganz unbeeinflussbar ist, erhöht sich das Risiko, hierauf immer wieder mit »toxischem«, bei langfristiger oder hochfrequenter Exposition im Sinne des Allostase-Konzepts auch tatsächlich krankheitserzeugendem Stress zu reagieren (▶ Abb. 10.1). Wird sie dagegen mit ihren Bedrohungen mehr als Herausforderung erlebt, die man unter eigener »internaler« Kontrolle halten und selbst meistern kann, vermindert diese innere Haltung den Belastungsdruck durch die Erhöhung der selbst empfundenen Widerstandskraft.

Die gesundheitsbezogene Kommunikation des »Krisenmanagements« hat also einen erheblichen Einfluss darauf, ob in den betroffenen Bevölkerungsteilen selbstzentrierte Kontrollüberzeugungen (»locus of control«) im Sinne der Resilienzforschung oder mehr katastrophisierende Denkmuster mit ungünstigen, die Stressreaktion steigernden und verlängernden Auswirkungen entstehen. Damit verfügen die »zentralen und peripheren Klimaakteure« immerhin über eine globale Interventionsmöglichkeit, die genau das entscheidende Wirkprinzip für die Erhaltung und Förderung seelischer Gesundheit bedient. Im Verein mit Politik und Medien können sie für eine immer bessere kommunikative Vermittlung des nötigen Krisenmanagements in der Öffentlichkeit sorgen und dadurch die für den Gesundheitserhalt nötige Resilienz-Steigerung in der Bevölkerung erzeugen (Brooks et al., 2020).

Allerdings entspricht es schon seit langem einer gesicherten Public-Health-Erkenntnis, dass die Akteure des Förderprogramms, wenn sie mit ihren Interventionen erfolgreich sein wollen, auch speziell auf die möglichen unterschiedlichen Gefährdungspotenziale bei ihren Adressaten eingehen müssen (▶ Tab. 10.1). Das gilt schon für die Vorbereitung auf die nächsten drohenden klimawandelbedingten Umweltkrisen mit den Mitteln der gesundheitlichen Aufklärung und Gesundheitserziehung sowie dann für die Begleitung in und nach diesen Krisen durch konkrete Information und aktive Unterstützung erst recht.

Die Datenlage spricht eine klare Sprache und weist Frauen im Vergleich zu Männern, Kinder und Jugendliche im Vergleich zu Erwachsenen, Menschen mit Migrationshintergrund im Vergleich zur angestammten Bevölkerung und besonders auch Menschen mit bestehender oder durchgemachter psychischer Erkrankung sowie Behinderung als sehr viel krisenempfindlicher aus (Walinski et al., 2023). Je länger Krisen dauern, umso mehr kommen zu der direkten gesundheitlichen Gefährdung auch noch Belastungen durch häusliche Überforderung, Gewaltausbrüche, Vereinsamung oder drohende wirtschaftliche Notlagen hinzu. Besonders hierauf reagieren offenbar diese gefährdeten Gruppen mit einer Art von Dauerstress, der sich ohne spezielle Beratungs-, Betreuungs- und Hilfsangebote aus eigener Kraft nicht mehr herunterregulieren lässt. Es gilt also nicht nur, die klimabezogenen gesundheitlichen Aufklärungskampagnen zugleich auch in Sonderformen anzubieten und zu verbreiten, die auf die differenziellen Bedürfnisse von Frauen, Kindern und Jugendlichen oder Menschen aus anderen Kulturkreisen zugeschnitten sind. Vielmehr muss das Förderprogramm dann auch spätestens im Krisenfall die sofortige Nutzbarkeit von Schutzmaßnahmen wie Familienberatung, Stressbewältigung und Resilienzaufbau überall im Lande garantieren (Klosterkötter, 2020).

10.2.3 Präventive Effekte

Die psychischen Störungen, die nach heutigem Wissensstand mit deutlich erhöhter Inzidenz und Prävalenz in den weiter anstehenden klimawandelbedingten Umweltkrisen zu erwarten sind, gehören eigentlich alle zum engeren Kreis der sogenannten »stressassoziierten Erkrankungen«. Das gilt in erster Linie natürlich für die posttraumatische Belastungsstörung (PTBS), die ja den Bezug auf außergewöhnlich hochgradige stressauslösende Belastungssituationen bereits definitorisch mit im eigenen Namen trägt. Auch die anscheinend gleichfalls unter den direkten oder indirekten Auswirkungen des Klimawandels vermehrt zu erwartenden Angsterkrankungen, depressiven Störungen, suizidalen Phasen und Erschöpfungszustände lassen sich durchaus plausibel mit Fehlregulationen der Stressantwort in Zusammenhang bringen. Sie sind dann aus dieser Sicht dem »allostatic load«, also zu hohen Kosten des Organismus für die Aufrechterhaltung der Stressregulation insbesondere auch in längerfristigen Katastrophensituationen anzulasten.

Also sollte das Förderprogramm tatsächlich auch imstande sein, mit seinen bevölkerungsweiten oder gruppenspezifischen Interventionen präventive Wirkungen zu entfalten. Wenn die Maßnahmen die Widerstandskraft erhöhen, senken sie dadurch zugleich die gefahrvollen Stresskosten für den Organismus in Katastrophenlagen ab. PTBS, Angst- und Depressionserkrankungen, für die eben dieser pathophysiologische Kostendruck einen gesicherten Risikofaktor darstellt, sollten sich dementsprechend dadurch nicht mehr oder zumindest nur noch weniger leicht entwickeln können.

10.3 Prävention

Es hat allerdings auch seine guten Gründe, dass sich die WHO schon seit vielen Jahren nicht mehr allein auf diese Präventionsperspektiven verlässt. Ob, von welcher Art und in welchem Ausmaß sie eintreten, bleibt nämlich in aller Regel bei den Public-Health-Interventionen zu ungewiss. Das dürfte eben daran liegen, dass sich die evidenzbasierten Empfehlungen, Beratungen und Unterstützungsangebote der beteiligten Akteure in Bund, Ländern und Gemeinden, wie gezeigt, immer auf die psychische Gesundheit selbst und nicht die einzelnen drohenden Störungen beziehen.

Deshalb kam schon vor vielen Jahren die Überlegung auf, ob sich die globale Gesundheitsförderung nicht noch durch ein spezifischeres, direkt auf die einzelnen drohenden Erkrankungen zugeschnittenes kontrollierbares Präventionsprogramm verstärken und ergänzen ließe. Zentraler Bezugspunkt sind hierbei nicht mehr die Determinanten der psychischen Gesundheit, die durch Umweltbelastungen gefährdet werden können, sondern die drohenden psychischen Störungen selbst. Dieser seiner andersartigen Zielsetzung entsprechend lässt sich das Präventionsprogramm auch hinsichtlich aller seiner weiteren Strukturmerkmale klar von der im ersten Teil dieses Kapitels präsentierten Förderprogrammatik abheben (▶ Tab. 10.2).

Seit die WHO »Prevention of Mental Disorders« zu einer ihrer prioritären Förderungen erhoben hat, ist das Programm weltweit bekannt und zumindest in Europa auch mit Leitlinien für seine Umsetzung versehen (Campion et al., 2012). In Deutschland besteht allerdings weiter ein erheblicher Aufbaubedarf von Früherkennungs- und Präventivzentren, die hierin im Unterschied zu den Public-Health-Expert:innen im Förderprogramm die Rolle der maßgeblichen Akteure übernehmen müssen. Am weitesten vorangeschritten und verbreitet in Bund, Ländern und Gemeinden ist die Schaffung von Einrichtungen und Netzwerken speziell zur Prävention schizophrener und anderer psychotischer Störungen

Tab. 10.2: Prävention psychischer Störungen – »Prevention of Mental Disorders«

Zielsetzung	Verhinderung definierter psychischer Störungen
Adressaten	Allgemeinbevölkerung, Gruppen mit überdurchschnittlichem oder hohem störungsspezifischem Erkrankungsrisiko
Ansatzpunkte	Anlagebedingte Vulnerabilitätsfaktoren und umweltbedingte Risiko- oder Schutzfaktoren sowie Risiko-(Prodromal-)symptome für bestimmte psychische Störungen
Interventionen	Individuelle Risikoberatung und Risikodiagnostik, spezifische Maßnahmen zur Störungsverhinderung adaptiert an das jeweilige Erkrankungsrisiko
Effizienz	Kompensation von Vulnerabilitätsfaktoren, Minimierung von Risiko- oder Optimierung von Schutzfaktoren, Reduzierung von Risiko-(Prodromal-)symptomen
Prävention	*Direkte, störungsspezifische,* innerhalb des Programms *kontrollierte Effekte*
Akteure	Früherkennungszentren (z. B. FETZ, Traumahilfezentrum THZ) in Kooperation mit ärztlichen und psychologischen Praxen sowie psychosozialen Diensten
Grundlagen	Psychiatrische Wissensbestände, Störungskonzepte, störungsspezifische Verursachungs- und Entstehungsmodelle

(Klosterkötter & Müller, 2017; Neurologen und Psychiater im Netz, o. J.). Das Angebot nimmt jedoch beständig weiter zu und bietet inzwischen evidenzbasierte Möglichkeiten der individuellen Risikodiagnostik und risikoadaptierten Prävention auch schon für eine ganze Reihe weiterer wichtiger psychischer Störungen in Kindes- und Jugend-, Erwachsenen- und späterem Lebensalter (siehe Kasten; Klosterkötter & Maier, 2017b).

Durch die störungsspezifischen Maßnahmen des Präventionsprogramms erreichbare psychische Erkrankungen – aktueller Stand

- Verhaltens- und emotionale Störungen mit Beginn in der Kindheit und Jugend
- Essstörungen
- Angststörungen
- Trauma- und belastungsbezogene Störungen
- Depression und Suizid
- Bipolare Störungen
- Schizophrenie und andere psychotische Störungen
- Alkohol- und Drogenabhängigkeit
- Tabakabhängigkeit
- Demenz-Erkrankungen

10.3.1 Wirkprinzip

Primärpräventive Maßnahmen können sich universal auf die Allgemeinbevölkerung, selektiv auf Bevölkerungsgruppen mit überdurchschnittlichem Erkrankungsrisiko und indiziert auf Menschen mit einem diagnostizierten hohen Erkrankungsrisiko beziehen (WHO, 2004b).

Beispiele für die universale Präventionsform wären etwa in der Optimierung von Schwangerenbetreuung und Geburtshilfe, für die selektive Präventionsform in psychologischen Bewältigungshilfen nach Traumatisierung und für die indizierte Präventionsform in der Schizophrenieprävention durch Behandlung von Hochrisikosymptomen zu sehen. Das zentrale Wirkprinzip des Präventionsprogramms besteht also darin, dass es Rat- und Hilfesuchenden eine genaue Identifikation des eigenen Erkrankungsrisikos und an dieses Risiko adaptierte Interventionen zur Verhinderung des Ausbruchs der betreffenden psychischen Störung anbietet. Liegen bereits erste Anzeichen des Krankheitsausbruchs vor oder kommt es auf die Vermeidung erneuter Erkrankungsphasen an, gehören natürlich auch die beiden herkömmlich unter den Begriffen einer Sekundär- oder Tertiärprävention gefassten Strategien der Prävalenzabsenkung durch Frühbehandlung und der Rezidivprophylaxe mit hinzu.

10.3.2 Interventionen

Bei diesem Vorrat an erfolgskontrollierten Präventionsstrategien erscheint die WHO-Empfehlung, das generelle Förder- durch ein spezifischeres Präventionsprogramm zu ergänzen, nach wie vor überzeugend und heute im Hinblick auf die drohenden mentalen Schädigungsfolgen des Klimawandels natürlich erst recht angebracht.

In Zukunft sollte schon der erste Katastrophenalarm zugleich ein psychologisches Notrufsystem in Bereitschaft versetzen, das dann über die volle Zeit des Krisenmanagements hinweg und auch noch einige Monate danach verfügbar bliebe. Dessen Aufgabe wäre es, die Rat- und Hilfesuchenden bei ersten Verdachtsmomenten unverzüglich an die aktiven oder aktivierbaren Früherkennungs- und Präventionszentren im Umkreis weiterzuleiten. Ist das dort ermittelte Neu- oder Wiedererkrankungsrisiko an einer bestimmten psychischen Störung hoch, müssen die im Programm vorgesehenen Abfangmaßnahmen gezielt für diese Erkrankung eingeleitet und in Kooperation mit den ärztlichen und psychologischen Praxen sowie psychosozialen Diensten in der betroffenen Region umgesetzt werden (▶ Tab. 10.2). Dies wiederum setzt die Aktivierung eines ganzen Früherkennungsnetzwerks frühzeitig zu Beginn und bis zum Ende der jeweiligen Umweltkrise und ihrer möglichen Schädigungsfolgen voraus.

Wie weit man in Deutschland von solchen Möglichkeiten noch entfernt ist, macht die hohe und immer noch weiter fortbestehende psychische Belastung vor allem der Kinder und Jugendlichen infolge der zurückliegenden Pandemiekrise deutlich. Die »Mental Health Coaches« und altersgemäßen Warn-Apps für diese besonders gefährdete Bevölkerungsgruppe sollten in zukünftigen Krisen zusammen mit allen anderen Früherkennungs- und Präventionsangeboten von Anfang an zur Verfügung stehen.

10.3.3 Effekte

Im Unterschied zum Förderprogramm strebt das Präventivprogramm eine direkte und spezifische Absenkung der Neu- oder Wiedererkrankungsraten jeweils an ganz bestimmten psychischen Störungen an (▶ Tab. 10.2). Die dafür infrage kommenden und von den Akteuren nutzbaren Maßnahmen sind jedenfalls vom Prinzip her auch für alle bisher bekannten möglichen mentalen Schädigungsfolgen von Umweltkrisen bereits ausreichend evidenzbasiert (siehe Kasten). Ob sich ihre bewährten Prädiktions- und Präventionseffekte dann allerdings auch in den nächsten klimawandelbedingten Katastrophen erreichen lassen, hängt von der Schaffung flexibler bedarfsgerechter Anwendungsmöglichkeiten und ihrer Nutzbarkeit im Zuge des jeweiligen Krisenmanagements ab.

Bei den drohenden psychischen Störungsbildern dürfte es sich vor allem wieder um die stressassoziierten mentalen Störungen und darunter in erster Linie um die Traumafolgeerkrankungen handeln. Deshalb sind die Erfahrungen perspektivisch so wichtig, die man bei der erstmaligen Einrichtung eines Traumahilfezentrums (THZ) in Deutschland nach der Flutkatastrophe im Ahrtal gesammelt hat (Scharping, 2023). Ein hochqualifiziertes interdisziplinär medizinisches, psychologisches, sozialtherapeutisches und pflegerisches Team bot damals seit September 2021 traumatisierten Betroffenen und Helfenden eine ganz niederschwellige Beratung und Behandlung in Form von Einzelgesprächen und psychoedukativen Gruppen an. Die psychiatrische und psychotherapeutische Regelversorgung hatte sich trotz einiger in der Krise bewilligter Sonderzulassungen als überfordert erwiesen und hätte wahrscheinlich auch nicht die nötigen Spezialkenntnisse zur Prävention von Traumafolgeerkrankungen bieten können. Die zentrale Leistung des auch mit den Krisenstäben auf kommunaler Ebene eng vernetzten THZ-Teams bestand in der rechtzeitigen Erfassung erhöhter Erkrankungsrisiken und der entsprechenden risikoadaptierten Einleitung von Maßnahmen zur PTBS-Prävention.

Obwohl wirkliche Erfolgsbilanzen noch ausstehen und auch schwer abzusichern sind, lässt sich daher in diesem von dem betreffenden Bundesland geförderten und von zwei psychiatrischen Fachkliniken getragenen Hilfeprojekt ein gelungenes Beispiel für die Umsetzung des Präventionsprogramms in klimabedingten Krisenzeiten sehen. Früherkennungs- und Präventivzentren – so niederschwellig und kooperativ wie dieses – sollten zukünftig überall im Lande zur Verfügung stehen oder zumindest doch im Zuge des jeweils anstehenden Krisenmanagements rasch genug aktivierbar sein.

Kernaussagen

- Die beiden von der WHO ins Leben gerufenen Programme »Mental Health Promotion« und »Prevention of Mental Disorders« werden inzwischen immer klarer und stärker auch gegen die zu erwartenden mentalen Folgeschäden von klimabedingten Umweltkrisen in Position gebracht.
- Die Umsetzung des Förderprogramms fällt dabei in allen modernen Gesundheitssystemen in den Verantwortungsbereich von Public Health und wird heute in Deutschland führend vom RKI als neuem »zentralem Klimaakteur« in Kooperation mit allen anderen in das jeweilige Krisenmanagement miteingeschalteten Institutionen auf Bundes-, Landes- und kommunaler Ebene betrieben.
- Sein zentrales Wirkprinzip besteht in der Stärkung des individuellen Stressbewältigungsvermögens durch krisenbegleitende Aufklärung und Kompetenzvermittlung, die der Entwicklungsgefahr von stressassoziierten psychischen Erkrankungen entgegenwirken.
- Das Präventionsprogramm dagegen strebt eine flexible und bedarfsgerechte Optimierung der Versorgung an und kann heute in Deutschland vor allem von niederschwellig und kooperativ verfahrenden Traumahilfe- und anderen innovativen Früherkennungszentren betrieben werden.

- Das zentrale Wirkprinzip besteht hierbei in der rechtzeitigen Erfassung erhöhter Erkrankungsrisiken an einer bestimmten psychischen Störung wie PTBS und der unverzüglichen Einleitung aller erforderlichen Maßnahmen zur Krankheitsverhinderung schon im Rahmen des jeweiligen Krisenmanagements.

Literatur

Ballart, A., Denys, S. (2022). Engaging and supporting national public health institutes as key climate actors: Amandine Ballart. *Eur J Public Health, 32*(3), ckac129.224. doi: 10.1093/eurpub/ckac129.224.

Böckmann, M., Hornberg C. (2020). Klimawandel und Gesundheit: Neue Herausforderungen für Public Health. *Public Health Forum, 28*(1), 81–83. https://doi.org/10.1515/pubhef-2019-0131

Brooks, S. K., Webster, R. K., Smith, L. E., et al. (2020). The psychological impact of quarantine and how to reduce it: rapid review of the evidence, *Lancet, 395*, 912–920. https://doi.org/10.1016/S0140-6736(20)30460-8

Campion, J., Bhui, K., Bhugra, D. (2012). European Psychiatric Association. European Psychiatric Association (EPA) guidance on prevention of mental disorders. *Eur Psychiatry, 27*(2), 68–80. doi: 10.1016/j.eurpsy.2011.10.004.

Galderisi, S., Heinz, A., Kastrup, M., et al. (2015). Towards a new definition of mental health. *World Psychiatry 14*(2), 231–233.

Kalra, G., Christodoulou, G., Jenkins, R., et al. (2012). European Psychiatry Association. Mental health promotion: guidance and strategies. *Eur Psychiatry, 27*(2), 81–86.

Klosterkötter, J. (2020). Die Covid-19-Pandemie: ein massiver Stress-Test für uns alle. *Fortschr Neurol Psychiatr 88*(6): 360–361. doi: 10.1055/a-1130-7166.

Klosterkötter, J., Maier, W. (2017a). *Handbuch Präventive Psychiatrie. Forschung – Lehre – Versorgung.* Stuttgart, Schattauer.

Klosterkötter, J. & Maier, W. (2017b). Konzeptionelle Grundlagen der Krankheitsentwicklung und Resilienz bei psychischen Störungen – Präventionsansätze. In: J. Klosterkötter, W. Maier (Hrsg.), *Handbuch Präventive Psychiatrie. Forschung – Lehre – Versorgung.* Stuttgart, Schattauer, S. 43–92.

Klosterkötter, J. & Maier, W. (2017c). Pathogenetische und protektive Prozesse im Einzelnen. In J. Klosterkötter & W. Maier (Hrsg.), Handbuch Präventive Psychiatrie. Forschung – Lehre – Versorgung (S. 49–67). Schattauer/Klett-Cotta.

Klosterkötter, J., Müller, H. (2017). Prävention schizophrener und anderer psychotischer Störungen. In: J. Klosterkötter, W. Maier (Hrsg.), *Handbuch Präventive Psychiatrie. Forschung – Lehre – Versorgung.* Stuttgart, Schattauer, S. 227–271.

Kunzler, A. M, Gilan, D. A, Kalisch, R., et al. (2018). Aktuelle Konzepte der Resilienzforschung. *Nervenarzt.* 89(7), 747–753. doi: 10.1007/s00115-018-0529-x.

McEwen B. S., Gianaros, P. J. (2011). Stress and allostasis-induced brain plasticity. *Ann Rev Med* 62, 431–445.

Nature (2010). Editorial: A decade for psychiatric disorders. *Nature, 463*(7277), 9.

Neurologen und Psychiater im Netz (o. J.). *Was ist Schizophrenie / eine schizophrene Psychose?* https://www.neurologen-und-psychiater-im-netz.org/psychiatrie-psychosomatik-psychotherapie/stoerungen-erkrankungen/schizophrenie-und-schizophrene-psychosen/

Scharping, K. (2023). Flutkatastrophe im Ahrtal: Kumulative Traumatisierungen. *Dtsch Arztebl, 120*(18): A-814 / B-694.

Selye, H. (1998). A syndrome produced by diverse nocuous agents. 1936. *J Neuropsychiatry Clin Neurosci.* 10(2), 230–231. doi: 10.1176/jnp.10.2.230a. PMID: 9722327.

Thom, J., Mauz, E., Peitz, D., et al. (2021). Aufbau einer Mental Health Surveillance in Deutschland: Entwicklung von Rahmenkonzept und Indikatorenset. *Journal of Health Monitoring 6* (4): 36–68. doi: 10.25646/8860.

Walinski, A., Sander, J., Gerlinger, G., et al. (2023). Auswirkungen des Klimawandels auf die psychische Gesundheit. Dtsch Arztebl Int, 120, 117–124. doi: 10.3238/arztebl.m2022.0403.

Walther, L., Junker, S., Thom, J., et al. (2023). Hochfrequente Surveillance von Indikatoren psychischer Gesundheit in der erwachsenen Bevölkerung in Deutschland – Entwicklungen von 2022–2023. Dtsch Arztebl Int 120, 736–737. doi: 10.3238/arztebl.m2023.0180.

WHO – World Health Organization (2012). *Risks to Mental Health: An Overview of Vulnerabilities and Risk Factors*. WHO, Geneva, 1–14.

WHO – World Health Organization (2004a). *Promoting Mental Health: Concepts, Emerging Evidence, Practice*. Summary Report. http://www.who.int/mental_health/evidence/en/promoting_mhh.pdf

WHO – World Health Organization (2004b). Prevention of mental disorders. Effective interventions and policy options. Summary Report. http://www.who.int/mental_health/evidence/en/prevention_of_mental_disorders_sr.pdf

Wieler, L. H. (2022). Klimawandel – ein brennendes Thema für Public Health. *J Health Monit*, 7 (4), 3–6. doi: 10.25646/10386.

11 Optimierung der Psychopharmakotherapie

Moritz Spangemacher und Gerhard Gründer[1]

11.1 Einleitung

Die Optimierung der Pharmakotherapie stellt eine der größten Stellschrauben im Medizinsystem im Umgang mit der Umweltkrise dar. Berechnungen des englischen Gesundheitsdienstes National Health Service (NHS) haben ergeben, dass etwa 20 % der Treibhausgasemissionen im Gesundheitssektor auf die Therapie mit Arzneimitteln zurückzuführen sind. Aktuell erreicht der weltweite Verbrauch von Medikamenten jedoch fast jährlich neue Höchstwerte und steigt weiterhin kontinuierlich an (Orive et al., 2022). Dies betrifft auch den psychiatrischen Fachbereich, in dem insbesondere die Verschreibungen von Antidepressiva, aber auch von Antipsychotika und anderen Substanzgruppen seit Jahrzehnten beständig zunehmen. Zwar deuten neuere Befunde darauf hin, dass die Prävalenz von psychischen Erkrankungen in den letzten 20 Jahren zugenommen hat (Ten Have et al., 2023), allerdings geht die Zunahme der Verordnung von Antidepressiva darüber hinaus, was auch zu höheren Behandlungsausgaben geführt hat (Ormel et al., 2022).

Neben den mit der Pharmakotherapie verbundenen Treibhausgasemissionen stellt auch die steigende Präsenz von Arzneimittelrückständen in der Umwelt ein zunehmendes Problem dar. Diese gelangen vor allem während der Produktion und Anwendung in der Massentierhaltung in die Umwelt. Zusätzlich dringen auch korrekt eingenommene Medikamente über Ausscheidungen in die Umwelt vor, wobei Kläranlagen häufig nicht ausreichend filtern (Orive et al., 2022). Negative Auswirkungen auf die Umwelt zeigen sich ebenfalls bei Psychopharmaka, wie beispielsweise nachgewiesene Verhaltensänderungen bei Fischen infolge der Exposition mit Antidepressiva und Anxiolytika (Martin et al., 2019).

Abgesehen von diesen Einflüssen der Pharmakotherapie auf die Umwelt wird es durch die globalen Umweltveränderungen umgekehrt auch Einflüsse auf die Psychopharmakotherapie geben, was zu neuen Herausforderungen führt. Diese Einflüsse werden im Folgenden skizziert, bevor Vorschläge zur Anpassung der Psychopharmakotherapie gemacht werden, um eine systematische Nachhaltigkeit zu gewährleisten. Diese sollte nicht nur ressourcenschonend sein, sondern auch zu einer nachhaltigen Verbesserung der psychischen Gesundheit führen.

---

[1] Die Autoren bedanken sich bei Prof. Dr. Peter Imming und Alexander Nawrath, M. Sc., für ihre fachlichen Einsichten und Ratschläge.

11.2 Wie die Klimakrise die Psychopharmakologie verändern wird

Während in diesem Buch an anderer Stelle die direkten (▶ Kap. 4) und indirekten Einflüsse (▶ Kap. 5) auf die psychische Gesundheit beschrieben werden, werden die globalen Umweltveränderungen vermutlich ebenfalls einen Einfluss auf die Pharmakodynamik und die (aktuell noch besser verstandene) Pharmakokinetik von Psychopharmaka haben.

11.2.1 Hitze

Steigende Temperaturen und Hitzewellen, die insbesondere ältere Menschen gefährden, werden das gesamte medizinische Feld und damit auch die Psychiatrie vor neue Herausforderungen stellen.

In der Zeit von 1950 bis 1984 wurde in New York City die Mortalität der Allgemeinbevölkerung während Hitzewellen verglichen mit der von Patient:innen in staatlichen Krankenhäusern. Die Anzahl der psychiatrischen Patient:innen, die während diesen Extremtemperaturphasen starben, war bereits in den 1950ern doppelt so hoch wie die in der Allgemeinbevölkerung, in Übereinstimmung damit, dass psychiatrische Erkrankungen per se bereits ein Risikofaktor sind. Am höchsten war das relative Risiko jedoch in den 1970ern, was damit assoziiert wurde, dass in dieser Zeit besonders hohe Dosierungen von Antipsychotika der ersten Generation verschrieben wurden (Bark, 1998).

In einer Metaanalyse war die Einnahme sämtlicher psychotroper Medikation mit einem erhöhten Mortalitätsrisiko während Hitzewellen verbunden (Stöllberger et al., 2009).

Die Therapie mit Antipsychotika erhöht das Risiko für Überhitzungen; sie kann in seltenen Fällen sogar zu malignen Hyperthermien mit kardiovaskulären Folgeschäden führen (Best et al., 2021). Pharmakodynamische Erklärungen sind unter anderem eine reduzierte Thermoregulation, die durch den D2-Antagonismus induziert wird, sowie die anticholinerge Wirkung, die zu einer Reduktion der Schweißproduktion führt, was auch bei der Einnahme von trizyklischen Antidepressiva relevant ist. Serotonin-Wiederaufnahmehemmer (SSRI) oder Psychostimulanzien wie Methylphenidat können durch ihre sympathomimetische Wirkung den peripheren Blutfluss in Hautgefäßen verringern und somit die zentrale Thermoregulation beeinflussen.

Auch Medikamentenspiegel können im Rahmen von Hitzewellen schwanken: Ein Musterbeispiel ist der Stimmungsstabilisator Lithium, der eine besonders enge therapeutische Breite hat und bei Dehydration zu Lithium-Intoxikationen führen kann. Besonders in sehr warmen Ländern wurden im Sommer retrospektiv erhöhte Lithium-Konzentrationen gemessen. Eine gesteigerte Trinkmenge scheint meistens ausreichend zu sein, um klinische Veränderungen zu vermeiden, es wurde aber auch bereits vorgeschlagen, die Lithium-Dosis in Hitzewellen anzupassen. Zumindest engmaschige Kontrollen der Serumkonzentrationen werden bei Temperaturanstiegen empfohlen (Medhi et al., 2008). Patient:innen sollten über diese Effekte aufgeklärt und zu besonderen Vorsichtsmaßnahmen angehalten werden.

Akute psychiatrische Notfälle wie Suizidalität und Fremdaggressivität werden vermutlich ebenfalls im Rahmen von erhöhter Hitze steigen (▶ Kap. 13). Unklar ist derzeit noch, welchen Einfluss die steigenden Temperaturen auf Medikamenten-assoziierte Notfälle wie das Serotonin-Syndrom oder das maligne neuroleptische Syndrom haben werden (Karl et al., 2023). Diese sind häufig durch eine gesteigerte Körpertemperatur gekennzeichnet und werden symptomatisch durch Kühlung behandelt, was durch erhöhte äußere Temperaturen ebenfalls erschwert sein wird.

11.2.2 Infektionskrankheiten

Es wird bereits länger vermutet, dass die Klimaveränderungen auch zu einer Zunahme der Belastung durch vektorübertragene und wasserübertragene Infektionskrankheiten führen wird. Insekten scheinen bei heißen Temperaturen aktiver zu sein, und die Anzahl der natürlichen Feinde von z. B. Mücken wird sich durch die Reduktion der Artenvielfalt ebenfalls verringern. Während Trockenperioden führt Wasserknappheit zu unzureichender Sanitärversorgung, und ein großer Teil der Bevölkerung kann potenziell kontaminiertem Wasser ausgesetzt sein (Shuman, 2010).

Auch der zoonotische Ursprung der Corona-Pandemie wurde bereits mit der Veränderung des Klimas in Verbindung gebracht (Beyer et al., 2021). Während der Zeit der Pandemie zeigte sich, dass nicht nur die psychische Gesundheit der Allgemeinbevölkerung deutlich belastet wurde, die Pandemie war auch eine Herausforderung für die Psychopharmakotherapie.

Erste Studien zeigten einen positiven Effekt von SSRI wie Fluvoxamin in der Behandlung von akuten SARS-CoV-2-Infektionen sowie langfristigen Folgen einer SARS-CoV-2-Infektion. Insgesamt ist die Evidenz jedoch eher gering und erste Studien zeigten keine Veränderung der Mortalität und Krankheitsdauer durch die Behandlung mit SSRI (Bonnet & Juckel, 2022). Die Frage, inwiefern psychische Erkrankungen und immunologische Erkrankungen ähnliche pathophysiologische Mechanismen haben, wird in diesem Zusammenhang also noch relevanter werden.

Darüber hinaus wurde mittlerweile mehrfach repliziert, dass Entzündungen und Zytokine einen Einfluss auf die Pharmakokinetik verschiedener Antipsychotika der zweiten Generation haben. Unter anderem scheint die Repression von CYP-Enzymen durch Akute-Phase-Proteine hierbei eine Rolle zu spielen. Wiederum zeigte sich vor allem während der Corona-Pandemie die Relevanz dieser Beobachtungen, da nicht nur akute Infektionen, sondern auch Impfungen zu einer Erhöhung der jeweiligen Medikamentenspiegel führten (Kuzin et al., 2023). Eine besondere Rolle nahm dabei das Antipsychotikum Clozapin ein. Während anfängliche Sorgen, dass die regelmäßige Einnahme von Clozapin zu einer Vulnerabilität gegenüber den Folgeschäden des Virus führen könnte, nicht bestätigt wurden, zeigten sich immer wieder Clozapin-Spiegel im toxischen Bereich während akuter Infektionen (Giles et al., 2023). Dabei korrelierten die Spiegel oft nicht mit der klinischen Symptomatik einer Clozapin-Intoxikation, was darauf hindeutet, dass die Mechanismen der Infekt-assoziierten Spiegelerhöhungen noch nicht ausreichend verstanden sind und in Zukunft mit möglicherweise steigender Zahl von Infektionserkrankungen genauer untersucht werden sollten (Spangemacher et al., 2024). Im Rahmen der zunehmenden Migration wird zudem auch ein besseres Verständnis von ethnischen Differenzen der Pharmakokinetik von Psychopharmaka oder spezifischer Nebenwirkungen (z. B. der Einfluss von Antipsychotika bei benigner ethnischer Neutropenie) erforderlich sein.

11.3 Wie die Psychopharmakologie angesichts des Klimawandels optimiert werden muss

Um den Umgang mit Psychopharmaka in unserer Gesellschaft allgemein umweltschonender zu gestalten, sind die Kompetenzen vieler verschiedener Berufsgruppen gefragt. Um die Produktion und Verteilung von Psychopharmaka global effizienter zu machen, werden strukturelle volkswirtschaftliche Veränderungen notwendig sein. Auch pharmazeutische Unternehmen werden bezüglich Abpackung, Transport und Entsorgung der Medikamente neue Verfahrensweisen testen müssen.

Um jedoch einen substanziellen und sinnvollen Beitrag zur Reduktion der Treibhausgasemissionen zu liefern, wird vor allem die Art, wie Psychopharmaka verschrieben werden, sich ändern müssen. Ärzt:innen und Therapeut:innen werden die Psychopharmakotherapie systematisch neu denken müssen.

11.3.1 Pharmaka-induzierte Bewusstseinskultur?

Auch wenn bereits vorgeschlagen wurde, Interventionen neurowissenschaftlich zu untersuchen, um die Einstellung der Gesellschaft zur Klimakrise zu verändern, ist eine gezielte psychopharmakologische Manipulation der Allgemeinbevölkerung aus ethischen Gründen abzulehnen (Doell et al., 2023). Dennoch sollten sozialpsychologische Phänomene, die durch Psychopharmaka eventuell bereits ausgelöst werden, nicht unterschätzt werden. Eine Bildgebungsstudie zeigte zum Beispiel, dass die Behandlung mit Antidepressiva – und nicht etwa die Grunderkrankung Depression selbst – die Empathie für Mitmenschen, die Schmerz empfinden, reduzieren kann (Rütgen et al., 2019).

Der Philosoph Thomas Metzinger postuliert, dass zum Umgang mit der kommenden planetaren Krise die Kultivierung verschiedener Bewusstseinszustände notwendig sein wird (Metzinger, 2023). Bewusstseinsverändernde Substanzen – das sind insbesondere die serotonergen Psychedelika – haben mittlerweile wieder Eingang in die Behandlung psychischer Erkrankungen gefunden. Studien mit Substanzen wie Psilocybin oder Lysergsäurediethylamid (LSD) haben für verschiedene Indikationen vielversprechende Ergebnisse gezeigt. Dabei ist der Ansatz der Behandlung grundverschieden von den bisherigen pharmakologischen Therapieoptionen, z. B. in der Behandlung von therapieresistenten Depressionen. Ein besonderer Aspekt ist hier vor allem die besondere Kombination von Pharmakotherapie mit Psychotherapie, die das subjektive Erleben und die persönliche Erfahrung der Erkrankung wieder mehr in den Fokus der neurobiologischen Behandlung stellt (Gründer & Jungaberle, 2021). Auch die zugrundeliegenden psychologischen Mechanismen scheinen grundsätzlich andere als die der klassischen Antidepressiva zu sein. Anders als diese (Rütgen et al., 2019) wirken Psychedelika eher prosozial und führen zu mehr Empathie und Offenheit (Griffiths et al., 2018).

Interessanterweise wurde im Rahmen der Erforschung psychedelischer Substanzen auch immer wieder die Verbundenheit zur Natur untersucht. Hier zeigte sich nicht bloß, dass naturbezogene Videos, die während der psychedelischen Erfahrung gezeigt werden, die Sicherheit einer Therapie mit Psychedelika erhöhen könnten (Heinzerling et al., 2023). Es wird auch angenommen, dass psychedelische Erfahrungen langfristig zu einer erhöhten Naturverbundenheit führen. Dies wurde im Rahmen von klinischen Studien und in Online Surveys, die den Nutzen von Psychedelika in einem freizeitbezogenen, naturalistischen

Setting untersuchten, jeweils repliziert. Dabei scheint insbesondere die Erfahrung mit Psilocybin das Erlebnis der Naturverbundenheit zu erhöhen (Forstmann et al., 2023).

Viele der beschriebenen Beobachtungen sind zurzeit noch nicht gut verstanden. Bevor serotonerge Psychedelika ihren Weg in die klinische Praxis finden, muss noch mehr Forschung erfolgen, da es für eine ausreichende Risiko-Nutzen-Bewertung aktuell noch nicht genügend Daten gibt (Spangemacher et al., 2023). Worauf sollte in der psychopharmakologischen Forschung geachtet werden, um eine ökologische Psychiatrie anzustreben?

11.3.2 Forschung: Krankheitsmodifizierende Behandlungsansätze

Das Konzept einer dauerhaft symptomatischen Behandlung einer Erkrankung, ohne deren kausale Mechanismen zu adressieren, ist ein inhärent nicht nachhaltiges Paradigma. Deswegen versuchen immer mehr neue Therapieansätze, sich auf präventive und krankheitsmodifizierende Herangehensweisen zu fokussieren. Auch die klinische Forschung sollte mit möglichst energieeffizienten Methoden ein neues Konzept der Psychopharmakotherapie bei verschiedenen Krankheitsbildern untersuchen (Ghaemi, 2022).

Neben den oben beschriebenen Psychedelika wird in der Depressionsforschung versucht, mit anderen neuen Substanzen wie den Neurosteroiden (z. B. Zuranolon) von einer täglichen Gabe auf einzelne oder einige wenige Interventionen mit potenziell langanhaltenden Effekten zu wechseln (Clayton et al., 2023). In diesem Kontext ist die zunehmende Konzentration auf »schnellwirksame« Antidepressiva als bedenklich anzusehen. Zwar ist es erfreulich, dass dadurch eine Eindosierungsphase gerade bei akuten Erkrankungen zu keiner Verzögerung der Wirkung führt, jedoch zeigt sich ein Trend, dass in vielen Phase-1- und Phase-2-Studien die Beobachtungszeiträume immer kürzer werden. Dies steht in starkem Kontrast zu dem essenziellen Zeitfaktor, durch den sich die Erkrankung der Depression in ihrer Definition von Anpassungsstörungen oder eben auch Stimmungsschwankungen abhebt. Ob neue schnellwirksame Antidepressiva also auch nachhaltig sein werden, wird sich daran festmachen, wie langanhaltend ihre Wirkung ist.

Eine Zunahme von traumaassoziierten Erkrankungen wird ebenfalls im Rahmen der weltweiten Umweltveränderungen erwartet. Zur Behandlung der posttraumatischen Belastungsstörung wurde in den USA dieses Jahr die Zulassung des atypischen Psychedelikums 3,4-Methylendioxymethamphetamin (MDMA) beantragt. Der Antrag wurde von der U.S. Food and Drug Admnistration (FDA) zunächst abgelehnt, obwohl Phase-III-Studien einen signifikanten Unterschied im Vergleich zu Placebo, jeweils in Kombination mit traumaspezifischer Psychotherapie, fanden (Mitchell et al., 2023). Dennoch zeigt sich auch hier ein Trend von substitutionsorientierten Konzepten hin zu transformationsorientierten Prozessen, die sich auf psychotherapeutische Inhalte konzentrieren. In der besagten Studie wurde MDMA zum Beispiel dreimal in einem Zeitraum von 18 Wochen gegeben. Ob oder inwiefern eine Art Erhaltungstherapie langfristig notwendig ist, bleibt jedoch unklar. Auch die Erforschung neu auftretender Phänomene wie der Solastalgie, die eine traumatische Reaktion auf den Klimawandel sein kann, sollte sich damit beschäftigen, wie eine Therapie möglichst nachhaltig und ressourcenschonend aussehen könnte.

Trauma und Migration sind ebenfalls Risikofaktoren für Schizophrenien. In den letzten Jahren konzentrierten sich hierbei die Untersuchungen vor allem auf die Früherkennung und Prävention psychotischer Erkrankungen. Dabei zeigen sich Fortschritte in der Erkennung und Prognostik, nicht jedoch in der Behandlung, d. h. der Verhinderung der Transition vom Prodrom zur Psychose (Fusar-Poli et al., 2020). Medikamentöse Behandlungen mit Substanzen wie Cannabidiol (CBD) oder N-Acetyl-Cystein verringern, anders als ursprünglich gehofft, dieses Risiko zumindest ohne weitere Stratifizierung der Betroffenen nicht. Obwohl frühere Metaanalysen den Nutzen der kognitiven Verhaltenstherapie (KVT) hervorheben, die derzeit auch in klinischen Leitlinien empfohlen wird, liefert die Einbeziehung neuerer Studien in die jüngste Cochrane-Metaanalyse keine eindeutigen Hinweise, dass die KVT das Transitionsrisiko verringert (Bosnjak Kuharic et al., 2019).

Schließlich sollten auch die verfügbaren medikamentösen Therapien hinsichtlich ihrer Auswirkungen auf den langfristigen Krankheitsverlauf besser untersucht werden. Wie lang muss ein Antidepressivum oder ein Antipsychotikum mindestens eingenommen werden, um einen Rückfall zu verhindern? Wie lang sollte ein Psychopharmakon maximal eingenommen werden, damit das Risiko für Spätfolgen der Behandlung nicht den Nutzen der Therapie überwiegt? All dies sind Fragen, die in Leitlinien noch nicht adressiert werden und in Zukunft wohlüberlegte und gut durchgeführte Studiendesigns erfordern (Gründer, 2024).

11.3.3 Klinik: Konkrete Veränderungen für die Praxis

Die verfügbaren Psychopharmaka werden in der klinischen Versorgung weiterhin wichtige und notwendige Mittel zur Behandlung psychischer Erkrankungen bleiben. Im Vergleich mit Medikamenten aus anderen Fachbereichen zeigt sich eine ähnliche Wirksamkeit sowie Erfolgsrate (Leucht et al., 2012). Doch wie in der gesamten Medizin wird eine ressourcenschonende und nachhaltige Haltung auch im Bereich der Pharmakotherapie angestrebt, die in der Psychiatrie ebenfalls einen Sinneswandel erfordern wird. Dabei nehmen Psychopharmaka einen besonderen Stellenwert ein, da sie oft zu Polypharmazie, besonders im höheren Alter, beitragen (Grover et al., 2022). In der individuellen Verantwortung, nicht zu einer Über- und Fehlverordnung von Psychopharmaka beizutragen, stehen nicht nur Psychiater:innen und Neurolog:innen, sondern auch Fachärzt:innen anderer Disziplinen wie Allgemeinmediziner:innen.

Erste Schritte, um unnötige Pharmakotherapie zu vermeiden, liegen in der leitliniengerechten und evidenzbasierten Verschreibung von Psychopharmaka. Dabei sind häufige Fehler besonders eine zu breite Indikationsstellung sowie Off-label-Behandlungen, die oft nicht auf ausreichend Evidenz beruhen.

Antidepressiva werden oft zu schnell, nach nur kurzen Arztkontakten, bei Anpassungsstörungen oder leichteren depressiven Syndromen verschrieben, die entweder keiner spezifischen therapeutischen Intervention bedürfen oder noch nicht psychotherapeutisch behandelt wurden. Antidepressiva sind vor allem bei schwerergradigen depressiven Störungen wirksam (Kirsch et al., 2008). Oft wurde ein Mangel an Psychotherapieplätzen als Grund für Verschreibungen bei weniger ausgeprägten depressiven Störungen benannt. Eine Versorgungslücke könnten hier die sogenannten digitalen Gesundheitsanwendungen (DiGA) zumindest ansatzweise füllen, die mittlerweile auf Rezept verschrieben werden können (Seegan et al., 2023).

Darüber hinaus werden Antidepressiva oft bei komorbiden Depressionen im Rahmen anderer psychiatrischer Erkrankungen verschrieben, bei denen eine antidepressive Behandlung in Studien keinen Vorteil zeigte. Zum Beispiel wird bei Substanzgebrauchsstörungen eine antidepressive Behandlung in der Regel erst nach einer Abstinenzphase von mehreren Monaten empfohlen, und auch bei anderen führenden Erkrankungen, z. B. einer Borderline-Persönlichkeitsstörung, sollte zunächst versucht werden, die Grunderkrankung erfolgreich zu behandeln, bevor eine antidepressive Behandlung eingeleitet wird.

Bei psychotischen Störungen sollte immer ausgeschlossen werden, dass es sich um eine substanzinduzierte psychotische Störung handeln könnte, die bei ausreichender Abstinenz in vielen Fällen ohne spezifische medikamentöse Intervention remittiert. Bei akuten Intoxikationen mit Amphetaminen kann die Verschreibung eines Antipsychotikums akut auch zu Herzrhythmusstörungen führen, weswegen hier besondere Vorsicht gelten sollte (Hirjak et al., 2022).

Unabhängig von der Indikation sollte eine Kombinationstherapie zunächst vermieden werden, und nur in Fällen der Therapieresistenz sollte eine Augmentation erwogen werden. Dies gilt vor allem für Schizophrenien und die Kombination von zwei Antipsychotika, bei der eine Kombinationstherapie gegenüber einer Monotherapie in aller Regel keine Vorteile aufweist (S3-Leitlinie-Schizophrenie: DGPPN, 2019). Auch die Augmentation mit einem Antidepressivum bei einer Schizophrenie sollte selbst bei depressiver Symptomatik kritisch geprüft werden.

Auch bei der Behandlung einer depressiven Störung sollte stets eine Monotherapie angestrebt werden. Schlafstörungen, die in den meisten Fällen aller depressiven Erkrankungen auftreten, werden klinisch oft mit einem zweiten, sedierenden Antidepressivum off-label oder mit einem Hypnotikum behandelt. Auch hier sollten die Behandlung der Grunderkrankung sowie eine verhaltenstherapeutische Behandlung der Schlafstörungen im Vordergrund stehen, da die Evidenz für die Nachhaltigkeit einer langfristigen medikamentösen Behandlung von Schlafstörungen sehr gering ist (De Crescenzo et al., 2022).

Sollte der erste Behandlungsversuch mit einem klassischen Antidepressivum scheitern, könnten in Zukunft modernere Augmentationsstrategien, die nicht täglich verabreicht werden müssen, wie die repetitive transkranielle Magnetstimulation (rTMS) oder die Behandlung mit intranasalem Esketamin, einen neuen Stellenwert gewinnen.

In vielen Fällen sollte nach langjähriger Einnahme eines Psychopharmakons auch immer wieder ein Absetzen gemeinsam mit den Patient:innen als mögliche Option besprochen werden. Ein langsames Absetzen, das von der behandelnden Person engmaschig begleitet wird, führt in vielen Fällen nicht zu einem Rezidiv der Erkrankung. Wichtig hierbei ist es auch, Absetzphänomene nicht mit den Symptomen der Grunderkrankung zu verwechseln und partizipativ mit den Patient:innen die möglichen Folgen des Absetzens zu erwägen (Gründer, 2024).

Schlussendlich muss sich auch die Haltung, die beim Verschreiben von Psychopharmaka noch zu oft das Selbstverständnis der Psychiater:innen prägt, grundlegend ändern, um eine nachhaltigere, ökologische Psychopharmakologie zu garantieren. Im Rahmen des bio-psycho-sozialen Modells von psychischen Erkrankungen können Medikamente nur selten die alleinige Lösung sein, und es erfordert bei jedem:jeder einzelnen Patient:in einen multimodalen, individuellen Behandlungsansatz, um diesen komplexen Störungen gerecht zu werden.

Kernaussagen

- Die Pharmakotherapie ist im medizinischen Sektor für den ökologischen Fußabdruck führend mitursächlich.
- In der psychiatrischen Behandlung werden die Folgen von vermehrten Hitzewellen, Infektionserkrankungen und Migration ein besseres Verständnis von Pharmakokinetik und Pharmakodynamik der meistverschriebenen Psychopharmaka erfordern.
- Um den Einfluss der Psychopharmakotherapie auf die Umwelt zu verringern, werden Veränderungen von Produktion und Verteilung von Arzneimitteln nicht ausreichen; es ist ein Sinneswandel hin zu einer nachhaltigen und krankheitsmodifizierenden Psychopharmakotherapie notwendig.
- Neben präventiven Behandlungsansätzen erscheinen derzeit disruptive, potenziell krankheitsmodifizierende Therapien, z. B. die psychedelisch-augmentierte Psychotherapie, aussichtsreich.
- Im klinischen Alltag ist eine ressourcenschonende Pharmakotherapie bereits optimierbar, indem Polypharmazie und Off-label-Behandlungen so weit möglich vermieden werden. Die generelle Haltung, mit der Psychopharmaka auch immer im Kontext von psychotherapeutischen und sozialen Interventionen verschrieben werden sollten, wird ebenfalls von Relevanz sein.

Literatur

Bark, N. (1998). Deaths of psychiatric patients during heat waves. *Psychiatr Serv, 49*(8), 1088–1090. https://doi.org/10.1176/ps.49.8.1088

Best, K., Tran, D. H., Bulte, C., et al. (2021). Antipsychotic Medication-Induced Hyperthermia Leading to Cerebrovascular Accident: A Case Report. *Cureus, 13*(10), e18651. https://doi.org/10.7759/cureus.18651

Beyer, R. M., Manica, A., & Mora, C. (2021). Shifts in global bat diversity suggest a possible role of climate change in the emergence of SARS-CoV-1 and SARS-CoV-2. *Sci Total Environ, 767*, 145413. https://doi.org/10.1016/j.scitotenv.2021.145413

Bonnet, U., & Juckel, G. (2022). COVID-19 Outcomes: Does the Use of Psychotropic Drugs Make a Difference? Accumulating Evidence of a Beneficial Effect of Antidepressants-A Scoping Review. *J Clin Psychopharmacol, 42*(3), 284–292. https://doi.org/10.1097/jcp.0000000000001543

Bosnjak Kuharic, D., Kekin, I., Hew, J., et al. (2019). Interventions for prodromal stage of psychosis. *Cochrane Database Syst Rev, 2019*(11). https://doi.org/10.1002/14651858.CD012236.pub2

Clayton, A. H., Lasser, R., Parikh, S. V., et al. (2023). Zuranolone for the Treatment of Adults With Major Depressive Disorder: A Randomized, Placebo-Controlled Phase 3 Trial. *Am J Psychiatry, 180*(9), 676–684. https://doi.org/10.1176/appi.ajp.20220459

De Crescenzo, F., D'Alò, G. L., Ostinelli, E. G., et al. (2022). Comparative effects of pharmacological interventions for the acute and long-term management of insomnia disorder in adults: a systematic review and network meta-analysis. *Lancet, 400*(10347), 170–184. https://doi.org/10.1016/s0140-6736(22)00878-9

DGPPN e. V. (Hrsg.) für die Leitliniengruppe (2019). *S3-Leitlinie Schizophrenie.* Langfassung, 2019, Version 1.0, zuletzt geändert am 15. März 2019, verfügbar unter: https://www.awmf.org/leitlinien/detail/ll/038-009.html

Doell, K. C., Berman, M. G., Bratman, G. N., et al. (2023). Leveraging neuroscience for climate change research. *Nature Climate Change, 13*(12), 1288–1297. https://doi.org/10.1038/s41558-023-01857-4

Forstmann, M., Kettner, H. S., Sagioglou, C., et al. (2023). Among psychedelic-experienced users, only past use of psilocybin reliably predicts nature relatedness. *J Psychopharmacol, 37*(1), 93–106. https://doi.org/10.1177/02698811221146356

Fusar-Poli, P., Salazar de Pablo, G., Correll, C. U., et al. (2020). Prevention of Psychosis: Advances in Detection, Prognosis, and Intervention. *JAMA Psychiatry, 77*(7), 755–765. https://doi.org/10.1001/jamapsychiatry.2019.4779

Ghaemi, S. N. (2022). Symptomatic versus disease-modifying effects of psychiatric drugs. *Acta Psychiatr Scand, 146*(3), 251–257. https://doi.org/10.1111/acps.13459

Giles, G., Varghese, S., Shymko, G., et al. (2023). Clozapine Therapy and COVID-19: A Systematic Review of the Prevalence Rates, Health Outcomes, Hematological Markers, and Patient Perspectives. *Schizophr Bull, 49*(1), 53–67. https://doi.org/10.1093/schbul/sbac148

Griffiths, R. R., Johnson, M. W., Richards, W. A., et al. (2018). Psilocybin-occasioned mystical-type experience in combination with meditation and other spiritual practices produces enduring positive changes in psychological functioning and in trait measures of prosocial attitudes and behaviors. *J Psychopharmacol, 32*(1), 49–69. https://doi.org/10.1177/0269881117731279

Grover, D., Tom, M., Maguire, G., & Stahl, S. (2022). Polypharmacy- Purpose, Benefits and Limitations. *Curr Med Chem, 29*(35), 5606–5614. https://doi.org/10.2174/0929867329666220107153813

Gründer, G. (2024). *Psychopharmaka absetzen? Warum, wann und wie?* 2. Auflage, Elsevier, München.

Gründer, G., & Jungaberle, H. (2021). The Potential Role of Psychedelic Drugs in Mental Health Care of the Future. *Pharmacopsychiatry, 54*(4), 191–199. https://doi.org/10.1055/a-1486-7386

Heinzerling, K. G., Sergi, K., Linton, M., et al. (2023). Nature-themed video intervention may improve cardiovascular safety of psilocybin-assisted therapy for alcohol use disorder. *Front Psychiatry, 14*, 1215972. https://doi.org/10.3389/fpsyt.2023.1215972

Hirjak, D., Meyer-Lindenberg, A., Brandt, G. A., & Dreßing, H. (2022). Differenzialdiagnostische Unterscheidung zwischen substanzinduzierten und primären Psychosen: : Empfehlungen für die allgemeinpsychiatrische und forensische Praxis. *Nervenarzt, 93*(1), 11–23. https://doi.org/10.1007/s00115-021-01083-3

Karl, S., Schönfeldt-Lecuona, C., Hirjak, D., & Sartorius, A. (2023). Akute katatone Zustände. *Nervenarzt, 94*(2), 106–112. https://doi.org/10.1007/s00115-022-01407-x

Kirsch, I., Deacon, B. J., Huedo-Medina, T. B., et al. (2008). Initial severity and antidepressant benefits: a meta-analysis of data submitted to the Food and Drug Administration. *PLoS Med, 5*(2), e45. https://doi.org/10.1371/journal.pmed.0050045

Kuzin, M., Gardin, F., Götschi, M., et al. (2023). Changes in psychotropic drug blood levels after SARS-CoV-2 vaccination: a two-center cohort study. *Therapeutic Drug Monitoring, 45*(6), 792–796.

Leucht, S., Hierl, S., Kissling, W., et al. (2012). Putting the efficacy of psychiatric and general medicine medication into perspective: review of meta-analyses. *Br J Psychiatry, 200*(2), 97–106. https://doi.org/10.1192/bjp.bp.111.096594

Martin, J. M., Bertram, M. G., Saaristo, M., et al. (2019). Antidepressants in Surface Waters: Fluoxetine Influences Mosquitofish Anxiety-Related Behavior at Environmentally Relevant Levels. *Environ Sci Technol, 53*(10), 6035–6043. https://doi.org/10.1021/acs.est.9b00944

Medhi, B., Prakash, O., Jose, V. M., et al. (2008). Seasonal variation in plasma levels of lithium in the Indian population: is there a need to modify the dose? *Singapore Med J, 49*(9), 724–727.

Metzinger, T. (2023). *Bewusstseinskultur: Spiritualität, intellektuelle Redlichkeit und die planetare Krise.* eBook Berlin Verlag.

Mitchell, J. M., Ot'alora, G. M., van der Kolk, B., et al. (2023). MDMA-assisted therapy for moderate to severe PTSD: a randomized, placebo-controlled phase 3 trial. *Nat Med, 29*(10), 2473–2480. https://doi.org/10.1038/s41591-023-02565-4

Orive, G., Lertxundi, U., Brodin, T., & Manning, P. (2022). Greening the pharmacy. *Science, 377*(6603), 259–260. https://doi.org/10.1126/science.abp9554

Ormel, J., Hollon, S. D., Kessler, R. C., et al. (2022). More treatment but no less depression: The treatment-prevalence paradox. *Clin Psychol Rev, 91*, 102111. https://doi.org/10.1016/j.cpr.2021.102111

Rütgen, M., Pletti, C., Tik, M., et al. (2019). Antidepressant treatment, not depression, leads to reductions in behavioral and neural responses to pain empathy. *Translational Psychiatry, 9*(1), 164. https://doi.org/10.1038/s41398-019-0496-4

Seegan, P. L., Miller, M. J., Heliste, J. L., et al. (2023). Efficacy of stand-alone digital mental health applications for anxiety and depression: A meta-analysis of randomized controlled trials.

J Psychiatr Res, 164, 171–183. https://doi.org/10.1016/j.jpsychires.2023.06.019

Shuman, E. K. (2010). Global Climate Change and Infectious Diseases. *New England Journal of Medicine, 362*(12), 1061–1063. https://doi.org/10.1056/NEJMp0912931

Spangemacher, M., Hart, X. M., Saalfrank, E., et al. (2024). Elevation of Alpha-1 Acid Glycoprotein During Acute Infection Increases Clozapine Levels Without Signs of Intoxication. *J Clin Psychopharmacol, 44*(1), 60–63. https://doi.org/10.1097/jcp.0000000000001791

Spangemacher, M., Valentino Färber, L., Kärtner, L., et al. (2023). Psychedelika in Psychiatrie und Psychotherapie – Trend oder Therapie? Zwischen wirksamer Selbsterfahrung und möglicher Destabilisierung. *DNP – Die Neurologie & Psychiatrie, 24*(6), 30–35.

Stöllberger, C., Lutz, W., & Finsterer, J. (2009). Heat-related side-effects of neurological and non-neurological medication may increase heatwave fatalities. *Eur J Neurol, 16*(7), 879–882. https://doi.org/10.1111/j.1468-1331.2009.02581.x

Ten Have, M., Tuithof, M., van Dorsselaer, S., et al. (2023). Prevalence and trends of common mental disorders from 2007-2009 to 2019-2022: results from the Netherlands Mental Health Survey and Incidence Studies (NEMESIS), including comparison of prevalence rates before vs. during the COVID-19 pandemic. *World Psychiatry, 22*(2), 275–285. https://doi.org/10.1002/wps.21087

12 Social Prescribing

Wolfram J. Herrmann, Konrad Laker und Hendrik Napierala

12.1 Einleitung

Social Prescribing ist ein Konzept, das zur Erhaltung der psychischen Gesundheit auch angesichts globaler Umweltveränderungen beitragen kann. In diesem Kapitel geben wir einen Überblick über Social Prescribing, die aktuelle Evidenzlage und die Rolle von Social Prescribing im Kontext der planetaren Gesundheit.

Social Prescribing ist ein in Großbritannien entstandener Versogungsansatz. Dort wie hier stellen sich viele Patient:innen mit psychosozialen Problemen zuerst bei der Hausärzt:in vor. Deren Möglichkeiten in diesem Kontext sind aber überwiegend auf Medikamente, Gesprächskurzinterventionen, Krankschreibungen und Überweisungen beschränkt. Social Prescribing erweitert dieses Repertoire um eine weitere Möglichkeit: Es ist ein Mittel, um Patient:innen an in der Nachbarschaft vorhandene Ressourcen weiterzuleiten. So soll nicht nur das individuelle Wohlbefinden, sondern auch der gesellschaftliche Zusammenhalt gestärkt werden. Auch im Kontext psychischer Erkrankungen kann Social Prescribing also potenziell den Handlungsspielraum erweitern.

Damit ist der Ausgangspunkt für Social Prescribing vergleichbar mit niederschwelligen Apekten der psychiatrischen Versorgung, wo es allerdings mehr Möglichkeiten gibt, wie beispielsweise Soziotherapie.

Social Prescribing ist überwiegend als Graswurzelbewegung entstanden, daher gibt es viele unterschiedliche Formen und Ausprägungen. Wir legen diesem Kapitel die am weitesten verbreitete und rezipierte Form mit Link Workern zugrunde (Muhl et al., 2023). Inzwischen verbreitet sich Social Prescribing weltweit in verschiedenen Gesundheitssystemen in jeweils angepassten Formen (Morse et al., 2022).

12.2 Der Social-Prescribing-Prozess

Ausgangspunkt ist, dass in einem ärztlichen Gespräch (beim »Identifier«) ein Bedarf für Social Prescribing identifiziert wird. Das können zum Beispiel Einsamkeit, finanzielle Probleme oder Probleme am Arbeitsplatz sein, die auch bei psychiatrischen Erkrankungen häufig sind. Die identifizierende Ärzt:in überweist dann an einen sogenannten Link Worker. Diese Link Worker werden für ihre Tätigkeit geschult und kommen häufig beispielsweise aus der Nachbarschaft vor Ort. Sie können z. B. in Primärversorgungszentren oder Nachbarschaftszentren angesiedelt sein. Die Patient:in hat nun mit dem Link Worker einen oder mehrere längere Termine, bei denen gemeinsam über die Probleme gesprochen wird und darüber, was für die Patient:in wichtig ist. Gemeinsam entwickeln Link Worker und Patient:in einen Handlungsplan. Die Person wird dann durch den Link Worker an vorhandene Angebote vor Ort weitervermittelt, beispielsweise an Vereine oder Beratungsangebote.

Sehen wir uns den Social-Prescribing-Prozess anhand eines Patientinnenbeispiels an:

> Im Gespräch zwischen einer Psychiaterin und einer lesbischen Patientin zeigt sich, dass die Patientin sehr einsam ist – ein bei LGBT+ Patient:innen häufiges Problem, das oft mit depressiver Symptomatik assoziiert ist (Herrmann et al., 2023). Die Psychiaterin verweist die Patientin an einen Link Worker aus der LGBT+ Community. Die Gespräche zwischen Link Worker und Patientin finden in einem LGBT+ Nachbarschaftshaus statt. Im Laufe von vier 45-minütigen Gesprächen werden die Problematik und vorhandene Ressourcen herausgearbeitet. So stellt sich heraus, dass die Patientin als Kind Interesse an Leichtathletik hatte, sich aber nie traute, dies wirklich auszuprobieren, da sie Angst vor Diskriminierung hatte. Gemeinsam erstellen Link Worker und Patientin einen Aktionsplan, der beinhaltet, dass die Patientin beim lokalen LGBT+ Sportverein die Leichtathletikabteilung ausprobieren möchte. Der Link Worker ist in der Nachbarschaft gut vernetzt, kennt die entsprechenden Ansprechpartner:innen und kann der Patientin helfen, einen Probetermin zu vereinbaren und wahrzunehmen. Ziel ist, dass sich durch die stärkere soziale Einbindung die Einsamkeit verringert, damit die depressive Symptomatik besser wird und sich so beispielsweise eine Medikation oder Krankenhausaufenthalte (samt deren CO_2-Belastung) vermeiden lassen. Ob dies erfolgreich ist, wird in weiteren Gesprächen mit der Psychiaterin evaluiert.

Während die Sinnhaftigkeit dieses Versorgungsmodells klar ins Auge sticht, stellt sich die Frage, inwiefern Social Prescribing tatsächlich zu positiven Effekten führt.

12.3 Zur Evidenzlage

Wir untersuchten die Wirksamkeit von Social Prescribing in der Primärversorgung in einer systematischen Übersichtsarbeit von Interventionsstudien (Napierala et al., 2022). Die Zielpopulation bestand aus Erwachsenen mit einem tatsächlichen oder angenommenen Bedarf an psychosozialer Unterstützung oder Beratung, die in der Primärversorgung vorstellig waren. Insgesamt zeigte sich eine Reihe positiver (Kurzzeit-)Effekte, insbesondere im Kontext psychischer Gesundheit und mentalen Wohlbefindens, aber auch für depressive und Angstsymptome. Durch die zumeist unkontrollierten Designs, kurze Follow-Ups und starke Kontextspezifität – die meisten Studien wurden in Großbritannien durchgeführt – ist das Vertrauen in die Evidenz und die Übertragbarkeit auf die deutsche Gesundheitsversorgung jedoch eingeschränkt. Ein Problem bei der Bewertung der Effekte ist das Problem der Regression zur Mitte (regression towards the mean) (Bland & Altman, 1994). Weil sich die Zielgruppe von Social Prescribing von der Allgemeinbevölkerung durch niedrigere Ausgangswerte in den Erhebungsinstrumenten unterscheidet, besteht auch ohne Intervention ein Trend zu besseren Folgewerten. Dieses Problem kann nur durch Kontrollgruppendesigns behoben werden. Qualitativ hochwertige Studien sind also Voraussetzung zur adäquaten Einschätzung der Wirksamkeit von Social Prescribing.

Übersichtsarbeiten mit stärkerem Fokus auf psychischer Gesundheit (Bernard et al., 2023; Cooper et al., 2022; Tanner et al., 2022) kommen zu ähnlichen Ergebnissen. Ebenfalls gibt es erste Evidenz zu naturbasiertem Social Prescribing (Nguyen et al., 2023; Thomas et al., 2022). Auch hier fehlen qualitativ hochwertige Studien, es sind jedoch erste randomisiert-kontrollierte Studien auf dem Weg (Thomas et al., 2020). Es gibt eine Vielzahl an Studien zu positiven Effekten von Naturerleben, die das Potenzial von naturbasiertem Social Prescribing erkennen lassen (Gascon et al., 2015; Twohig-Bennett & Jones, 2018). Dazu gehören verbesserte psychische Gesundheit und Wohlbefinden, positive Auswirkungen auf kardiovaskuläre, respiratorische und metabolische Funktionen, Schlaf und Immunfunktionen (Twohig-Bennett & Jones, 2018). Darüber hinaus scheint der Kontakt mit der Natur beispielsweise depressiver Symptomatik und Stress entgegenzuwirken (Roberts et al., 2019; Stigsdotter et al., 2010; Yao et al., 2021).

12.4 Social Prescribing zur Mitigation von Umweltkrisen

Zusätzlich zu den bisher beschriebenen Ansätzen wird Social Prescribing im Rahmen von naturbasierten Programmen auch auf die Interaktion von Mensch und Umwelt erweitert (de Bell et al., 2023). Hier erhofft man sich Synergieeffekte zwischen Gesundheitsförderung und Prävention auf der einen und Umweltschutz auf der anderen Seite (WBGU, 2023). Naturbasierte Formen von Social Prescribing sind zwar noch nicht so weit verbreitet, insbesondere in Großbritannien nehmen entsprechende Angebote jedoch ständig zu.

Im Hauptgutachten »Gesund leben auf einer gesunden Erde« des Wissenschaftlichen Beirats der Bundesregierung Globale Umweltveränderungen (WBGU) wird eine »umweltsensible Gesundheitsförderung und Prävention als allgemeines Leitprinzip für die Weiterentwicklung von Gesundheitssystemen« vorgeschlagen (WBGU, 2023). Dadurch sollen transformative Hebel genutzt werden, die auch in anderen Handlungsfeldern Nachhaltigkeit steigern können (ebd.). Aktivitäten, die regelhaft im Rahmen von (naturbasiertem) Social Prescribing weitervermittelt werden, haben beispielsweise nicht nur positive Auswirkungen auf die körperliche und psychische Gesundheit, sondern stärken auch die Wertschätzung für die Natur und die Naturverbundenheit. Dies hat wiederum das Potenzial, einen Beitrag zum Schutz und zur Förderung der biologischen Vielfalt zu leisten. Diese Synergieeffekte (auch Co-Benefits genannt) können jedoch auch durch konkrete Maßnahmen bei der Förderung der Biodiversität verstärkt werden, indem sie die »Attraktivität von Aktivitäten mit Naturkontakt verstärken« (ebd.). Ein Beispiel wäre die Ausweitung von Naturschutzflächen und die Interaktion mit der Umwelt im Rahmen gemeinsamer Spaziergänge oder bei der Pflege der Schutzflächen. Auch die Weitervermittlung in einen Gartenbauverein könnte nicht nur zur Zunahme von sozialen Kontakten und der aktiven Auseinandersetzung mit einer nachhaltigen und gesunden Ernährung, sondern auch zu positiven ökologischen Effekten durch ein besseres Verständnis der Umwelt führen.

Aber nicht nur Maßnahmen zur Verhältnisprävention, sondern auch eine Resilienzsteigerung in der Bevölkerung und eine Verringerung der sozialen und gesundheitlichen Ungleichheit durch einen Fokus auf vulnerable und sozioökonomisch benachteiligte Gruppen könnte durch Maßnahmen wie Social Prescribing erreicht werden. Dies hat wiederum das Potenzial, auf gesellschaftlicher Ebene den Bedarf an ressourcenintensiven Maßnahmen in der Gesundheitsversorgung und damit den ökologischen Fußabdruck zu senken. Es muss jedoch klar sein, dass hierfür nicht einzelne Maßnahmen (wie Social Prescribing) ausreichend sind, sondern grundlegende Systemveränderungen eintreten müssen. Ein starkes Primärversorgungssystem oder ein faires Bildungssystem sind hier nur einzelne Beispiele. Ansonsten dient Social Prescribing lediglich zur Symptomlinderung in einer Welt, die von sozialer Ungleichheit geprägt ist, anstatt die Ursachen zu bekämpfen.

12.5 Social Prescribing in Deutschland – ein Ausblick

In Deutschland steht Social Prescribing in einer Reihe mit ähnlichen Versorgungsmodellen, wie beispielsweise der Sozialen Arbeit, der Soziotherapie, dem Gesundheitskiosk und integrierten Primärversorgungszentren (Herrmann et al., 2024). Der Vorteil von Social Prescribing ist, dass es sich ohne eine radikale Reform des Gesundheitssystems flexibel in bestehende Strukturen integrieren lässt. Gleichzeitig stellen sich zwei wichtige Finanzierungsfragen: Sollte Social Prescribing analog zur Soziotherapie durch die gesetzliche Krankenversicherung finanziert werden? Die Evidenz deutet darauf hin, dass dies kosteneffizient sein könnte; für eine Übernahme fehlt aber bisher eine eindeutige Evidenz. In der aktuellen Einsamkeitsstrategie der Bundesregierung (BMFSFJ, 2023) wird eine Finanzierung der Link Worker jedoch eher außerhalb des SGB V gesehen. Außerdem stellt sich die Frage, wie die Angebote vor Ort finanziert werden. Diese Frage ist nicht trivial zu beantworten, da die Angebote alle unterschiedliche Finanzierungsquellen haben. In Großbritannien besteht durch die Inanspruchnahme nach Weitervermittlung durch die Link Worker eine große Nachfrage mit unklarer Nachhaltigkeit in der Finanzierung. Deshalb sollte dieser Aspekt bereits früh während einer Implementierung von Social Prescribing in Deutschland mitbedacht werden. Die Frage, ob diese Angebote über Krankenkassen finanziert werden sollten, hat auch eine enge Verbindung mit einer stärker medizinsoziologischen Warnung: Social Prescribing könnte einer weiteren Medikalisierung sozialer Probleme Vorschub leisten.

Trotz dieser offenen Fragen und kritischen Punkte glauben wir, dass Social Prescribing in Deutschland ein sinnvolles Angebot sein könnte. Dazu ist es notwendig, einerseits methodisch gute Interventionsstudien in Deutschland durchzuführen. Andererseits ist es wichtig, dass sich die Akteure aus den unterschiedlichen Sektoren in Deutschland an einen Tisch setzen und eine gemeinsame Sprache finden. Dazu dient das 2023 neu gegründete Kompetenznetzwerk Social Prescribing (Charité, 2023). Dann kann Social Prescribing ein Werkzeug für die Psychiatrie, Allgemeinmedizin und potenziell weitere Akteure sein, um die Gesundheit zu verbessern und globale Umweltkrisen besser zu meistern.

Kernaussagen

- Social Prescribing ermöglicht es Ärzt:innen, Patient:innen über Link Worker an vorhandene Ressourcen in der Nachbarschaft weiterzuleiten.
- Die Evidenz deutet auf positive Effekte von Social Prescribing auf das psychische Wohlbefinden hin.
- Social Prescribing könnte nicht nur die individuelle Gesundheit und das Wohlbefinden stärken, sondern auch die Gesundheit der Ökosysteme schützen.
- Für eine flächendeckende Implementation von Social Prescribing in Deutschland ist eine klare Evidenzgrundlage aufgrund kontrollierter Studien notwendig.

Literatur

Bernard, K., Wildman, J. M., Tanner, L., et al. (2023). Experiences of Non-Pharmaceutical Primary Care Interventions for Common Mental Health Disorders in Socioeconomically Disadvantaged Groups: A Systematic Review of Qualitative Studies. *International Journal of Environmental Research and Public Health*, 20(7), 5237–5237. https://doi.org/10.3390/ijerph20075237

Bland, J. M., & Altman, D. G. (1994). Statistic Notes: Regression towards the mean. *BMJ*, 308 (6942), 1499–1499. https://doi.org/10.1136/bmj.308.6942.1499

BMFSFJ – Bundesministerium für Familie, Senioren, Frauen und Jugend (2023). *Strategie der Bundesregierung gegen Einsamkeit*. https://www.bmfsfj.de/bmfsfj/service/publikationen/strategie-der-bundesregierung-gegen-einsamkeit-234582

Charité – Universitätsmedizin Berlin, Institut für Allgemeinmedizin (2023). *Kompetenznetzwerk Social Prescribing*. Retrieved February 14, 2024, from https://allgemeinmedizin.charite.de/forschung/arbeitsgruppen/ag_urban_primary_care/kompetenznetzwerk_social_prescribing

Cooper, M., Avery, L., Scott, J., et al. (2022). Effectiveness and active ingredients of social prescribing interventions targeting mental health: a systematic review. *BMJ Open*, 12(7), e060214. https://doi.org/10.1136/bmjopen-2021-060214

de Bell, S., Alejandre, J. C., Menzel, C., et al. (2023). Nature-based social prescribing programmes: opportunities, challenges, and facilitators for implementation. *MedRxiv (Cold Spring Harbor Laboratory)*. https://doi.org/10.1101/2023.11.27.23299057

Gascon, M., Triguero-Mas, M., Martínez, D., et al. (2015). Mental Health Benefits of Long-Term Exposure to Residential Green and Blue Spaces: A Systematic Review. *International Journal of Environmental Research and Public Health*, 12(4), 4354–4379. https://doi.org/10.3390/ijerph120404354

Herrmann, W. J., Oeser, P., Buspavanich, P., et al. (2023). Loneliness and depressive symptoms differ by sexual orientation and gender identity during physical distancing measures in response to COVID-19 pandemic in Germany. *Applied Psychology: Health and Well-Being*. https://doi.org/10.1111/aphw.12376

Herrmann, W. J., Laker, K., Napierala, H. (2024). Challenges and Opportunities for Social Prescribing in Germany: Policy and Methodological Perspectives. In: Bertotti, M. (eds) Social Prescribing Policy, Research and Practice. Springer, Cham. https://doi.org/10.1007/978-3-031-52106-5_7

Morse, D. F., Sandhu, S., Mulligan, K., et al. (2022). Global developments in social prescribing, *BMJ Global Health*, 7(5), e008524. https://doi.org/10.1136/bmjgh-2022-008524

Muhl, C., Mulligan, K., Bayoumi, I., et al. (2023). Establishing Internationally Accepted Conceptual and Operational Definitions of Social Prescribing Through Expert Consensus: A Delphi Study Protocol. *Int J Integr Care* 23(1), 3. https://doi.org/10.5334/ijic.6984

Napierala, H., Krüger, K., Kuschick, D., et al. (2022). Social Prescribing: Systematic Review of the Effectiveness of Psychosocial Community Referral Interventions in Primary Care. *International Journal of Integrated Care, 22*(3), 11. https://doi.org/10.5334/ijic.6472

Nguyen, P.-Y., Astell-Burt, T., Hania Rahimi-Ardabili, & Feng, X. (2023). Effect of nature prescriptions on cardiometabolic and mental health, and physical activity: a systematic review. *The Lancet Planetary Health, 7*(4), e313–e328. https://doi.org/10.1016/s2542-5196(23)00025-6

Roberts, H., van Lissa, C., Hagedoorn, P., et al. (2019). The effect of short-term exposure to the natural environment on depressive mood: A systematic review and meta-analysis. *Environmental Research, 177*, 108606. https://doi.org/10.1016/j.envres.2019.108606

Stigsdotter, U. K., Ekholm, O., Schipperijn, J., et al. (2010). Health promoting outdoor environments - Associations between green space, and health, health-related quality of life and stress based on a Danish national representative survey. *Scandinavian Journal of Public Health, 38*(4), 411–417. https://doi.org/10.1177/1403494810367468

Tanner, L. M., Wildman, J. M., Stoniute, A., et al. (2022). Non-pharmaceutical primary care interventions to improve mental health in deprived populations: a systematic review. *British Journal of General Practice*, BJGP.2022.0343. https://doi.org/10.3399/bjgp.2022.0343

Thomas, T., Aggar, C., Baker, J., et al. (2022). Social prescribing of nature therapy for adults with mental illness living in the community: A scoping review of peer-reviewed international evidence. *Frontiers in Psychology, 13*. https://doi.org/10.3389/fpsyg.2022.1041675

Thomas, T., Baker, J., Massey, D., et al. (2020). Stepped-Wedge Cluster Randomised Trial of Social Prescribing of Forest Therapy for Quality of Life and Biopsychosocial Wellbeing in Community-Living Australian Adults with Mental Illness: Protocol. *International Journal of Environmental Research and Public Health, 17*(23), 9076. https://doi.org/10.3390/ijerph17239076

Twohig-Bennett, C., & Jones, A. (2018). The health benefits of the great outdoors: A systematic review and meta-analysis of greenspace exposure and health outcomes. *Environmental Research, 166*(166), 628–637. https://doi.org/10.1016/j.envres.2018.06.030

WBGU – Wissenschaftlicher Beirat der Bundesregierung Globale Umweltveränderungen (2023). *Gesund leben auf einer gesunden Erde.* Hauptgutachten. Berlin: WBGU. https://www.wbgu.de/de/publikationen/publikation/gesundleben#sektion-start

Yao, W., Zhang, X., & Gong, Q. (2021). The effect of exposure to the natural environment on stress reduction: A meta-analysis. *Urban Forestry & Urban Greening, 57*, 126932. https://doi.org/10.1016/j.ufug.2020.126932

Teil V Anpassung der psychiatrischen Versorgung an Umweltveränderungen

Nicht alle Umweltveränderungen werden sich verhindern lassen. Schon auf dem aktuellen Niveau globaler Erwärmung treten Hitzewellen und andere Extremwetterereignisse häufiger auf und fallen extremer aus als in vorindustrieller Zeit. Dazu kommt, dass sich die Ausprägung und die Auswirkungen aller drei großen Umweltkrisen in den nächsten Jahren voraussichtlich weiter verschärfen werden. Nach wie vor sollte Maßnahmen, die einer Bewältigung der Umweltkrisen dienen, oberste Priorität eingeräumt werden. Darüber hinaus müssen aber auch Maßnahmen ergriffen werden, um mit den schon eingetretenen und erwartbaren Umweltveränderungen besser umgehen zu können. Die folgenden Kapitel beleuchten Bereiche, in denen sich das psychiatrische Versorgungssystem an Umweltveränderungen anpassen und sich auf deren negative Auswirkungen vorbereiten sollte.

Menschen mit psychischen Erkrankungen sind besonders vulnerabel für die Effekte von Hitzewellen. Gleichzeitig sind Hitzewellen mit einer erhöhten Auftretenswahrscheinlichkeit von psychischen Erkrankungen assoziiert. Hitzewellen können darüber hinaus auch einzelne psychische Symptome auslösen oder verschlimmern, beispielsweise Schlafstörungen, Aggressivität, aber auch Suizidalität. Es ist deshalb unabdingbar, dass sich das psychiatrische Versorgungssystem auf häufigere und heißere Hitzewellen einstellt. Dies kann beispielsweise in Form von Information über die Gefahren von Hitze gerade für Menschen mit psychischen Erkrankungen im Rahmen der Psychoedukation, baulich-physikalischen Maßnahmen zum Hitzeschutz oder der Entwicklung spezieller Schutzkonzepte mit Fokus auf Aggressivität und Suizidalität erfolgen.

Daneben ist durch Umweltveränderungen auch mit einem veränderten Versorgungsbedarf zu rechnen. So könnten beispielsweise häufigere Extremwetterereignisse zu einer Verschiebung von Erkrankungshäufigkeiten führen. Auch könnte sich der Bedarf an kurzfristig verfügbaren Behandlungskapazitäten in der Folge von Naturkatastrophen erhöhen. Nicht zuletzt müssen Informationen über die Auswirkungen von und den Umgang mit Umweltveränderungen in die Aus- und Weiterbildung integriert werden.

Das Wissen um die Auswirkungen der Umweltkrisen auf die psychische Gesundheit schafft auch eine Handlungsverantwortung für Psychiater:innen, dieses Wissen in den klinischen Alltag zu integrieren. Eine Möglichkeit, um auf im Rahmen von Umweltveränderungen neu auftretende psychiatrische Syndrome wie Klimaangst oder Klimatrauer zu reagieren, könnte in der Einrichtung von

Klimasprechstunden und anderen spezifischen Beratungsangeboten liegen.

Daneben wird im Rahmen der Umweltkrisen die Versorgung von Menschen mit Flucht- und Migrationserfahrung wichtiger werden. Manche aktuell noch dicht besiedelten Regionen werden durch Umweltkrisen absehbar nicht mehr bewohnbar sein, sodass Menschen zur Flucht gezwungen werden. Auch ohne die traumatische Erfahrung von Umweltveränderungen stellen Flucht und Migration einen wichtigen Risikofaktor für psychische Erkrankungen dar. Die erwartbare Zunahme an Menschen mit Flucht- und Migrationserfahrung erfordert vermehrt kultursensible Behandlungsangebote, die auf die Erfahrung von Umweltveränderungen zugeschnitten sind.

13 Hitze als Gesundheitsrisiko

Julia Sander und Annika Walinski

13.1 Einleitung

Der Klimawandel geht mit steigenden Durchschnittstemperaturen und einer Zunahme der Häufigkeit und Schwere von Hitzeperioden sowie damit drohenden gesundheitlichen Folgen einher (▶ Kap. 1). Ist der Körper überhitzt, kann es zu Hitzeerschöpfung, -krämpfen, -ausschlag, -kollaps, Sonnenstich, bis hin zu Hitzeschlag und Tod kommen. Dabei ist es in den meisten Fällen die Kombination von Hitzeexposition mit bereits bestehenden Vorerkrankungen, die zum Tod führt. Psychische Erkrankungen gelten als erheblicher Risikofaktor für hitzebedingte Todesfälle und verdreifachen das Mortalitätsrisiko während Hitzewellen (Bouchama et al., 2007). Die körperliche Konstitution und Ressourcen einer Person, sich aktiv zu schützen, bestimmen die individuelle Vulnerabilität für gesundheitliche Folgen von Hitze. Insbesondere die Fähigkeit zur Selbstfürsorge kann bei Menschen mit psychischen Erkrankungen eingeschränkt sein. Auch Ältere, Babys und Kleinkinder, Pflegebedürftige, Menschen mit geringer körperlicher Fitness sowie in Armut lebende und obdachlose Menschen sind bei Hitze besonders gefährdet (BZgA, 2024; IQWiG, 2023).

Steigende Temperaturen und extreme Hitze haben unmittelbare (▶ Kap. 4) und indirekte negative Auswirkungen (▶ Kap. 5) auf die psychische Gesundheit. Sowohl das Neuauftreten psychischer Erkrankungen als auch die Aggravation bestehender Symptome wird wahrscheinlicher. Metaanalytische Berechnungen ergaben einen linearen Zusammenhang zwischen steigenden Temperaturen und psychischer Morbidität und Mortalität bzw. ein erhöhtes Risiko im Hitzefall (Liu et al., 2021; Meadows et al., 2024; Thompson et al., 2023). Dies drückt sich auch in steigenden Zahlen psychiatrischer Notfälle und (Not-)Aufnahmen sowie einer Häufung von Suiziden und Suizidversuchen bei Hitze aus. Hitze wird außerdem mit erhöhter Aggressivität in Verbindung gebracht (Mahendran et al., 2021).

Die indirekten Folgen von Hitze können Waldbrände und Dürren, aber auch komplexe soziale, ökologische und ökonomische Zusammenhänge beinhalten, die zu einer Häufung von Stressoren führen, die als Risikofaktoren für die Entstehung und Aufrechterhaltung psychischer Erkrankungen, Alkohol- und Drogenkonsum sowie Suizidalität agieren und mit dem Verlust von Schutzfaktoren, z. B. in sozialen Beziehungen oder Erholungsräumen, einhergehen können (Walinski et al., 2023).

13.2 Herausforderungen durch Hitze im psychiatrischen Versorgungssystem

Hitzeschutz auf individueller sowie auf struktureller Ebene zu etablieren und psychisch erkrankte Menschen als Risikogruppe zu fokussieren, wird zu einer Notwendigkeit des psychiatrischen Versorgungssystems. Das Abmildern von Vulnerabilitätsfaktoren und Stärken von Resilienz- und Schutzfaktoren in Bezug auf Hitze rückt damit noch mehr in den Fokus einer präventiven Psychiatrie.

Bei steigenden Temperaturen und zunehmenden Hitzewellen ist davon auszugehen, dass die Prävalenzen psychischer Erkrankungen, die Inanspruchnahme der Akutversorgung sowie die Häufigkeit von Suiziden zunehmen werden. Der psychiatrische Versorgungsbedarf könnte demnach insgesamt, speziell aber in den Sommermonaten und während Hitzewellen die Kapazitäten übersteigen. Die Vulnerabilität psychisch Erkrankter gegenüber Hitzebedingungen verstärkt die notwendige Erweiterung psychiatrischer Behandlungskapazitäten und Krisenversorgung und der spezifischen Ansprache der Patient:innen. Hinzu kommt die Gefahr eingeschränkter oder unterbrochener Versorgung wegen hitzebedingter Beeinträchtigung von Infrastruktur (Brände, Stromausfall, Trinkwassermangel).

13.3 Hitzeschutz und Anpassungsstrategien

13.3.1 Allgemeine Empfehlungen zum Hitzeschutz

Zur Prävention von gesundheitlichen Hitzeschäden sollten folgende drei Grundsätze befolgt werden:

1. *Hitze meiden.*
   Wenn möglich, sollten Tagesablauf und Aktivitäten im Freien so angepasst werden, dass die Hitzeexposition möglichst geringgehalten und die direkte Sonnenstrahlung gemieden wird.
2. *Aufenthaltsräume kühl halten.*
   Die Temperatur der Aufenthaltsräume sollte 26 °C nicht überschreiten.
3. *Kleidung, Ernährung und (Trink-)Verhalten anpassen.*
   Zur Unterstützung der körpereigenen Wärmeregulation sollte auf eine ausreichende Flüssigkeits- und Elektrolytzufuhr geachtet und angemessene Kleidung getragen werden. Körperliche und geistige Anstrengungen sollten vermieden werden.

13.3.2 Hitzeschutzmaßnahmen im Gesundheitswesen

Neben dem Eigenschutz der Beschäftigten im Gesundheitswesen ist der Hitzeschutz vulnerabler Patient:innen essenziell. Es existieren Musterhitzeschutzpläne für die verschiedenen Institutionen der Gesundheitsversorgung in Deutschland (Aktionsbündnis Hitzeschutz Berlin, 2023; BPtK, 2023; BMG, 2023) und Informationsblätter für im Gesundheitswesen Tätige (KLUG, 2022a). Dabei werden meist kurz-, mittel und langfristige Maßnahmen zur Vorbereitung auf den Sommer, Maßnahmen während der Sommermonate und spezielle Maßnahmen bei den Warnstufen 1 (gefühlte

Temperatur an zwei aufeinanderfolgenden Tagen über 32 °C) und 2 (gefühlte Temperatur über 38 °C) des Deutschen Wetterdienstes (DWD) unterschieden. Handlungsfelder ergeben sich auf den Ebenen der Organisation und Struktur, des Personals, der Informationen und Behandlungspraxis. Punktuell unterscheiden sich die Empfehlungen für ambulante Praxen, Krankenhäuser und stationäre Pflege- und Wohngemeinschaften sowie für aufsuchende Hilfen.

Vorbereitung auf Hitzeperioden

Zur Vorbereitung auf die Sommermonate sollten Gesundheits- und Pflegeeinrichtungen die *Verantwortlichkeit* zur Erstellung und Umsetzung des individuellen Hitzeschutzplanes auf Basis von Musterhitzeschutzplänen (s. o.) festlegen. Zu den empfohlenen *Vorbereitungsmaßnahmen* gehören: a) Organisatorische und medizinische Schulung der Mitarbeitenden; b) Vorbereitung technischer Hitzeschutzmaßnahmen und Identifikation möglicher Kühlräume; c) Erstellung eines Registers für Risikopatient:innen; d) Priorisierung bei Extremereignissen und Überbrückungskonzepte bei Notfällen wie Strom-/ Wasserknappheit.

Für die *Kommunikation* über die gesundheitlichen Gefahren von Hitze und Präventionsstrategien trägt das Gesundheitspersonal eine besondere Verantwortung. So frühzeitig wie möglich sollten Patient:innen und Angehörige, unterstützt durch Broschüren, über die Zusammenhänge und Hitzeschutzmaßnahmen informiert werden.

Die Beratung sollte vorbereitend auf Hitzeperioden folgende Punkte adressieren (KLUG, 2022a):

- Kontrollierte Flüssigkeitszufuhr
- Körper kühl halten
- Wohnung kühl halten
- Verhalten anpassen
- Ärzt:innengespräch zur Medikamentenanpassung und Netzwerkaktivierung

Insbesondere die individuellen Selbstfürsorgestrategien bei Hitze für besonders gefährdete Personen sollten besprochen werden.

Zur mittel- und langfristigen Vorbereitung auf häufiger werdende Hitzeperioden sollten Gesundheitseinrichtungen *bauliche Maßnahmen* zum Hitzeschutz umsetzen. Bei Neubauten sowie Umbaumaßnahmen sollten Wand- und Dachisolierungen als Wärmeschutz dienen. Empfohlen sind auch Fenster mit Außenjalousien und ggf. Hitzeschutzfolien sowie Lüftungsanalagen und notfalls Klimaanlagen. Im stationären Bereich spielen Parkanalgen zur Erholung und die Pflege schattiger Bereiche eine wichtige Rolle. Gerade Patient:innen auf geschützten psychiatrischen Stationen sind auf temperierte Zimmer und gegebenenfalls Waschbecken zur Möglichkeit der Körperkühlung angewiesen. Im ambulanten Bereich ist eine *Vernetzung* auf lokaler Ebene mit anderen Gesundheitsdiensten, Nachbarschafts- und Selbsthilfeinitiativen zu empfehlen. Im Sinne der Prävention sollten im Gesundheitswesen Tätige auch Einfluss auf die *Stadtplanung* nehmen. Die Einrichtung von Kühlräumen, Trinkbrunnen, (Dach- und Fassaden-)Begrünung sowie hitzereduzierende Anstriche sind Beispiele für den Bevölkerungsschutz.

Maßnahmen in akuten Hitzeperioden

Zur Einschätzung der Gefährdungssituation sollten die »Hitzewarnungen« des DWD herangezogen werden. Ab Warnstufe 1 sollten Maßnahmen entsprechend dem individuellen Hitzeschutzplan umgesetzt werden. Während akuter Hitzeperioden sollten a) die Praxis- und Behandlungsabläufe angepasst, b) Risikopatient:innen beim Hitzeschutz proaktiv unterstützt und c) gegebenenfalls die Medikation angepasst werden.

Sowohl im ambulanten, stationären und aufsuchenden Behandlungssetting werden folgende Adaptationsmaßnahmen empfohlen:

- *Personalressourcenplanung.*
  Wenn möglich, sollte die Personalplanung bzw. Arbeitseinteilung an den Bedarf durch hohe Temperaturen angepasst werden.
- *Raumtemperatur und Belüftung.*
  Die Raumtemperaturen sollten regelmäßig geprüft und dokumentiert werden. Gegebenenfalls müssen Maßnahmen zur Senkung der Raumtemperatur unternommen werden: wärmeproduzierende Geräte identifizieren, wenn möglich abschalten; Fenster und Verschattung am Tag geschlossen halten.
- *Flüssigkeitsaufnahme.*
  Das Bereitstellen von Getränken und die Trinkmotivation von Patient:innnen sollten sichergestellt werden.
- *Arzneimittellagerung.*
  Arzneimittel können durch hohe Temperaturen ihre Wirksamkeit verlieren. Die geeignete Lagerung von Arzneimitteln unter Beachtung der maximalen Lagerungstemperatur (25 °C) muss gegebenenfalls organisiert werden.

Besonders gefährdete Patient:innen sollten in einer fortwährend aktualisierten Liste geführt werden, um ihnen in Hitzeperioden gezielte Aufmerksamkeit zu widmen. *Risikopatient:innen sollten proaktiv angesprochen* und auf Aufenthaltsmöglichkeiten in kühlerer Umgebung hingewiesen werden. Das Gesundheitspersonal sollte die Hitzetauglichkeit der Kleiderwahl einschätzen und gegebenenfalls eine Anpassung empfehlen. Wenn möglich, sollten Getränke angeboten und leichte Kost empfohlen werden.

Der *Medikamentenplan* von Risikopatient:innen muss geprüft werden. Viele Arzneimittel, auch bestimmte Psychopharmaka, erhöhen nachweislich das Mortalitätsrisiko in Hitzewellen. Kritische Arzneimittel müssen gegebenenfalls abgesetzt, pausiert, oder die Dosis reduziert werden. Eine Übersicht über erwartetete (un-)erwünschte Arzneimittelwirkungen verschiedener Stoffklassen und Maßnahmen zur Risikominimierung bietet das Informationsblatt »Medikamentenanpassung bei Hitze« (KLUG, 2022b) (▶ Kap. 11).

Ambulante (psychotherapeutische) Praxen

Zusätzlich zu den oben genannten Maßnahmen sollten ambulant Tätige sicherstellen, dass Risikopatient:innen Notfallkontaktpersonen haben und motiviert sind, bei hitzebedingter psychischer Belastung vorstellig zu werden. Gegebenenfalls sollten die Angehörigen um Beobachtung von Symptomen und Kontaktaufnahme gebeten werden. Wenn die Wohnsituation der Risikopatient:innen dies hitzebedingt erfordert, sollten Aufenthaltswechsel in andere Haushalte (Angehörige) oder Einrichtungen veranlasst werden. Außerdem sollte geprüft werden, ob Termine mit gefährdeten Patient:innen auf die (kühleren) frühen Morgen- oder Abendstunden gelegt werden können.

Stationäre Behandlung und psychiatrische Pflegeeinrichtungen

Im stationären Bereich ist es bei Hitze neben den oben genannten Maßnahmen notwendig, besonders gefährdete Patient:innen gegebenenfalls in kühlere Zimmer zu verlegen (z. B. klimatisiert, Nordseite). Außerdem sollten Überlegungen zur Reduktion der Belegung bzw. Aufenthaltswechsel in andere Einrichtungen erwogen werden, um das hitzebedingte Aggressionspotenzial zu verringern. Therapiepläne sollten ebenfalls der Hitze angepasst werden, anstrengende Aktivitäten und Aktivitäten im Freien sollten vermieden werden. Gegebenenfalls sind die regelmäßige Erfassung der Körpertemperatur, ein Trinkplan und Flüssigkeitsbilanzierung sowie die Anpassung der Trinkmengenbeschränkungen notwendig. Des Weiteren sollten stationäre Einrichtungen einen Sommerspeiseplan mit leichter, leicht salziger Kost, wasserreichen Speisen, Obst und Erfrischungsgetränken umsetzen und die Möglichkeiten zur aktiven Kühlung, z. B. mit Kühlpads, anbieten.

Aufsuchende Hilfen

Soweit möglich, sollten aufsuchende Angebote in Hitzeperioden verstärkt werden, damit vermehrte klinische Kontrollen durchgeführt werden können. Zusammen mit den Patient:innen sollten die oben genannten Hitzeschutzvorkehrungen getroffen und besprochen werden. Das kann auch die Kontrolle von Vorräten (Getränke, Kühlpads), die Verschattung, Lüftung der Räume, etc. umfassen.

13.3.3 Hitzeschutz in Europa

Beispiele aus dem europäischen Ausland von Hitzeaktionsplänen, die auf nationaler Ebene implementiert werden und strukturell eingebunden sind (insbesondere Frankreich, England, Italien und Spanien), nutzen eine systematische Identifikation und spezifische Ansprache von besonders gefährdeten Personen, wobei meist ältere Menschen fokussiert werden. Maßnahmen beinhalten dabei z. B. die Überwachung des Gesundheitszustands, zielgruppenspezifische Information, direkte Ansprache oder ärztliche Hausbesuche. Die Wirksamkeit von Hitzeaktionsplänen ist schwer zu untersuchen, es finden sich aber Hinweise auf eine Verringerung der Gesamtmortalität und des Mortalitätsrisikos vulnerabler Gruppen (Niebuhr et al., 2021).

Für die Gesundheitsversorgung in Frankreich verfolgt der »Plan National Canicule« (Ministère du Travail, de la Santé et des Solidarités, 2017) drei Hauptziele, umzusetzen durch die regionalen Gesundheitsämter: 1. Krankenhauseinweisungen reduzieren, 2. Entlassungen erleichtern, 3. ambulante Betreuung ermöglichen. Der Schutz vulnerabler Personen ist gesetzlich verankert, Verwaltungseinrichtungen sind zur Umsetzung von Hitzeschutzmaßnahmen verpflichtet. Vulnerable Personen werden in Gemeinderegistern geführt. Die Hilfen im Hitzefall werden durch eine staatlich koordinierte Vernetzung und Aktivierung von lokalen Organisationen und Vereinen sichergestellt. Krankenhäuser und Einrichtungen für Ältere verfügen über Krisenpläne. Besonderes Augenmerk wird auf eine vorausschauende Planung der Behandlungskapazitäten während Hitzeperioden gelegt.

13.4 Ausblick

Eine gezielte Ansprache vulnerabler Patient:innen, die regionale Vernetzung und Koordinierung von Gesundheitseinrichtungen und -diensten, die Vermeidung von Krankenhauseinweisungen und Aktionspläne zur Regelung von Versorgungskapazitäten, Prozessabläufen und Verantwortlichkeiten können sinnvolle Maßnahmen zur Eindämmung der Folgen von Hitze auf die psychische Gesundheit sein.

Das Ziel von Hitzeschutzmaßnahmen muss es sein, vulnerable Personen effizient zu erreichen. Die WHO empfiehlt dazu eine zeitnahe epidemiologische Beobachtung und die Evaluation von Hitzeschutzmaßnahmen (GAK, 2017). Monitoringsysteme und Evaluierungen sollen Hitzeereignisse und deren Folgen quantitativ erfassen und bewerten, sodass Nachbesserungen und Weiterentwicklungen der Interventionsmaßnahmen ermöglicht werden. Insbesondere die Identifikation spezifischer Hitzeschutzmaßnahmen für psychisch erkrankte Menschen sollte Ziel der Evaluation sein. Eine entsprechende Datengrundlage fehlt bisher, die Auswirkungen von Hitze und der Bedarf an Hitzeschutz im Zusammenhang mit psychischen Erkrankungen wird in Deutschland derzeit noch nicht systematisch erfasst (Liu et al., 2021; Gebhardt et al., 2023).

Kernaussagen

- Steigende Temperaturen und zunehmende Hitzewellen sind mit einer Zunahme von psychischen Erkrankungen, Suiziden und Inanspruchnahme der Akutversorgung assoziiert.
- Menschen mit psychischen Erkrankungen sind besonders vulnerabel für die gesundheitsgefährdenden Auswirkungen von Hitze und bedürfen besonderer Zuwendung im Hitzeschutz.
- Hitzeschutz muss im psychiatrischen Versorgungssystem etabliert werden und Maßnahmen zur Vorbereitung und während akuten Hitzeperioden bereithalten.

Literatur

Aktionsbündnis Hitzeschutz Berlin (2023). *Musterhitzeschutzpläne*. https://hitzeschutz-berlin.de/hitzeschutzplaene/

BMG – Bundesministerium für Gesundheit (2023). *Hitzeschutzplan für Gesundheit des BMG*. https://www.bundesgesundheitsministerium.de/fileadmin/Dateien/3_Downloads/H/Hitzeschutzplan/230727_BMG_Hitzeschutzplan.pdf

Bouchama, A., Dehbi, M., Mohamed, G., et al. (2007). Prognostic factors in heat wave related deaths: a meta-analysis. *Archives of internal medicine*, 167(20), 2170–2176. https://doi.org/10.1001/archinte.167.20.ira70009

BPtK – Bundespsychotherapeutenkammer (2023). *Musterhitzeschutzplan für ambulante psychotherapeutische Praxen*. https://api.bptk.de/uploads/2023_06_14_B_Pt_K_Musterhitzeschutzplan_fuer_ambulante_psychotherapeutische_Praxen_846f46d61b.pdf

BzgA – Bundeszentrale für gesundheitliche Aufklärung (2024). *Gesundheitsrisiken von Hitze: Hitze und Hitzeschutz*. https://www.klima-mensch-gesundheit.de/hitzeschutz/gesundheitsrisiken-von-hitze/

GAK – Bund/Länder Ad-hoc Arbeitsgruppe Gesundheitliche Anpassung an die Folgen des Klimawandels (2017). Handlungsempfehlungen für die Erstellung von Hitzeaktionsplänen zum Schutz der menschlichen Gesundheit. *Bundesgesundheitsblatt, Gesundheitsforschung, Gesundheitsschutz*, 60(6), 662–672. https://doi.org/10.1007/s00103-017-2554-5

Gebhardt, N., van Bronswijk, K., Bunz, M., et al. (2023). Scoping Review zu Klimawandel und psychischer Gesundheit in Deutschland – Direkte und indirekte Auswirkungen, vulnerable Gruppen, Resilienzfaktoren. *Journal of Health Monitoring*, 8(4), 132–161. https://doi.org/10.25646/11650

IQWiG – Instituts für Qualität und Wirtschaftlichkeit im Gesundheitswesen / Gesundheitsinformation.de (2022). *Wann schadet Hitze der Gesundheit?* https://www.gesundheitsinformation.de/wann-schadet-hitze-der-gesundheit.html#Was-passiert-bei-Hitze-im-K%C3%B6rper

KLUG – Deutsche Allianz Klimawandel und Gesundheit e. V. (2022a). *Musterhitzeschutzpläne*. https://hitze.info/hitzeschutz/hitzeschutzplane/

KLUG – Deutsche Allianz Klimawandel und Gesundheit e. V. (2022b). *Medikamentenanpassung bei Hitze*. https://hitze.info/wp-content/uploads/2022/06/Handout_Medikamentenanpassung_Druck.pdf

Liu, J., Varghese, B. M., Hansen, A., et al. (2021). Is there an association between hot weather and poor mental health outcomes? A systematic review and meta-analysis. *Environment international*, *153*, 106533. https://doi.org/10.1016/j.envint.2021.106533

Mahendran, R., Xu, R., Li, S., & Guo, Y. (2021). Interpersonal violence associated with hot weather. *The Lancet. Planetary health*, *5*(9), e571–e572. https://doi.org/10.1016/S2542-5196(21)00210-2

Meadows, J., Mansour, A., Gatto, M. R., Li, A., et al. (2024). Mental illness and increased vulnerability to negative health effects from extreme heat events: a systematic review. *Psychiatry research*, *332*, 115678. https://doi.org/10.1016/j.psychres.2023.115678

Ministère du Travail, de la Santé et des Solidarités (2017). *Plan National Canicule 2017*. https://sante.gouv.fr/IMG/pdf/pnc_actualise_2017.pdf

Niebuhr, D., Siebert, H. & Grewe, H. A. (2021). Die Wirksamkeit von Hitzeaktionsplänen in Europa. *UMID – UMWELT + MENSCH INFORMATIONSDIENST*, (1), 7–17. https://www.umweltbundesamt.de/sites/default/files/medien/421/publikationen/umid_heft_1_2021-onlineversion.pdf

Thompson, R., Lawrance, E. L., Roberts, L. F., et al. (2023). Ambient temperature and mental health: a systematic review and meta-analysis. *The Lancet. Planetary health*, *7*(7), e580–e589. https://doi.org/10.1016/S2542-5196(23)00104-3

Walinski, A., Sander, J., Gerlinger, G., et al. (2023). The Effects of Climate Change on Mental Health. *Deutsches Ärzteblatt international*, *120* (8), 117–124. https://doi.org/10.3238/arztebl.m2022.0403

14 Veränderter Versorgungsbedarf

Sebastian Karl und Andreas Meyer-Lindenberg

14.1 Einleitung

Aufgrund ihrer zahlreichen direkten und indirekten Auswirkungen auf die psychische Gesundheit haben menschengemachte Umweltkrisen das Potenzial, den psychiatrischen Versorgungsbedarf zu beeinflussen. Neue psychiatrische Syndrome erfordern neues Wissen, das in die Aus- und Weiterbildung psychiatrisch Tätiger integriert werden sollte. Häufiger auftretende Extremwetterereignisse können Erkrankungshäufigkeiten verschieben, sodass Diagnostik- und Therapieangebote auf- oder ausgebaut werden müssen. Vermehrte Naturkatastrophen können eine kurzfristig verfügbare Ausweitung von Behandlungskapazitäten erfordern. Vermehrte umweltwandelbedingte Migration macht kultursensible Behandlungsangebote notwendig, die auf Menschen mit Fluchterfahrung zugeschnitten sind. Und vermehrte Hitzewellen erfordern eine strukturelle Anpassung ambulanter und stationärer Versorgungssysteme.

14.2 Aus- und Weiterbildung

Psychiatrisch Tätige müssen in die Lage versetzt werden, den veränderten Versorgungsbedarf aufgrund menschengemachter Umweltkrisen zu erkennen und entsprechend darauf zu reagieren. Hierfür ist es zentral, ein Problembewusstsein zu schaffen und eine entsprechende Wissensgrundlage zu legen. Dass dies bisher nicht der Fall ist, zeigt sich zum Beispiel in einer Umfrage unter Psychotherapeut:innen in Deutschland, in der 50 % der Befragten äußerten, dass ihnen Informationen fehlen, wie sie mit klimawandelbezogenen Befürchtungen bei Patient:innen umgehen können (Trost et al., 2024). Die Bundesärztekammer hat diese Fehlstelle erkannt und die »Auswirkungen des Klimawandels auf die Gesundheit« in die Musterweiterbildungsordnung für Ärzt:innen aufgenommen. Auch in der Musterberufsordnung für Ärzt:innen wird es als ärztliche Aufgabe definiert, »an der Erhaltung der natürlichen Lebensgrundlagen im Hinblick auf ihre Bedeutung für die Gesundheit der Menschen« mitzuwirken (Bundesärztekammer, 2024). Und Psychotherapeut:innen sollen sich laut geltender Musterberufsordnung »an der Erhaltung und Förderung der ökologischen und soziokulturellen Lebensgrundlagen im Hinblick auf die psychische Gesundheit der Menschen« beteiligen (Bundespsychotherapeutenkammer, 2022). Damit dies gelingen kann, ist grundlegendes Wissen über die naturwissenschaftlichen Grundlagen der großen Umweltkrisen sowie Kenntnis über ihre Auswirkungen auf die psychische Gesundheit notwendig. Deshalb sollten diese Inhalte in die Aus- und Weiterbildungscurricula aller psychiatrisch Tätigen integriert werden (Heinz et al., 2023).

14.3 Verschiebung von Erkrankungshäufigkeiten

Direkte und indirekte Auswirkungen von menschengemachten Umweltkrisen können die Inzidenz psychischer Erkrankungen erhöhen. Insbesondere erhöhen Umweltkrisen die Inzidenz von Angststörungen, Depressionen und posttraumatischen Belastungsstörungen (PTBS). Da Angststörungen und Depressionen ohnehin die zwei häufigsten Kategorien von psychischen Erkrankungen in Deutschland darstellen, ist es unwahrscheinlich, dass Umweltkrisen hier zu einer grundlegenden Verschiebung führen werden. Die meisten psychiatrisch Tätigen haben vermutlich eine große Erfahrung im Umgang mit diesen Krankheitsbildern. Im Gegensatz dazu sind PTBS in der Allgemeinbevölkerung deutlich seltener, sodass diese durch Umweltkrisen tatsächlich spürbar häufiger auftreten könnten. Aufgrund der relativen Seltenheit der PTBS ist anzunehmen, dass viele psychiatrisch Tätige im Umgang damit bisher weniger Erfahrung haben. Es ist deshalb ratsam, angesichts der zunehmenden Auswirkungen der Umweltkrisen diese Kompetenzen zu stärken.

14.4 Migration

Es ist zu erwarten, dass Migration aufgrund von Umweltkrisen in den nächsten Jahren weiter zunehmen wird. Flucht und Migration, insbesondere wenn sie ungeplant und aufgrund äußerer Umstände erfolgen, gehen mit einem erhöhten Risiko für verschiedene psychische Erkrankungen einher, die möglichst zeitnah behandelt werden sollten, um einer Chronifizierung vorzubeugen. Außerdem leiden manche Geflüchtete auch bereits vor ihrer Flucht an einer psychischen Erkrankung. Für sie ist es wichtig, Behandlungskontinuität herzustellen, um Exazerbationen zu vermeiden. Es ist deshalb notwendig, vermehrt kultursensible Angebote zu schaffen, die auf die Bedürfnisse von Menschen mit Fluchterfahrung zugeschnitten sind. Auch der Sprachmittlung kommt dabei eine wichtige Rolle zu, um eine Unter- oder Fehlversorgung von Geflüchteten zu vermeiden (Heinz et al., 2023). In Deutschland haben Geflüchtete in den ersten drei Jahren keinen Zugang zur medizinischen Regelversorgung, sondern können nur in Notfällen medizinische Hilfe in Anspruch nehmen. Dieser Umstand erhöht das Risiko für eine Chronifizierung psychischer Erkrankungen und für die vermehrte Inanspruchnahme der psychiatrischen Notfallversorgung, weshalb die DGPPN und zahlreiche weitere Verbände den Zugang von Geflüchteten zur Regelversorgung fordern (DGPPN et al., 2023).

14.5 Reaktion auf Extremwetterereignisse und Naturkatastrophen

Extremwetterereignisse und Naturkatastrophen werden im Rahmen des Klimawandels weiter zunehmen. Befeuert wird dies nicht zuletzt auch durch die immer noch weiter zunehmende Flächenversiegelung, die beispielsweise Überschwemmungen begünstigt oder Hitzewellen in Städten aufgrund des Hitzeinseleffekts noch heißer macht. Extremwetterereignisse und Naturkatastrophen haben das Potenzial, den Bedarf für psychiatrische Versorgung in kurzer Zeit enorm zu steigern. So zeigten verschiedene Studien, dass nach Naturkatastrophen ungefähr jede dritte Person in der betroffenen Bevölkerung an einer posttraumatischen Belastungsstörung litt, was in Deutschland einer Verzwanzigfachung der normalen Prävalenz gleichkäme (Heinz et al., 2023). Gleichzeitig besteht die Gefahr, dass der Betrieb von Krankenhäusern und Arzt- oder Psychotherapiepraxen durch Extremwetterereignisse und Naturkatastrophen beeinträchtigt wird oder Patient:innen die Einrichtungen aufgrund beschädigter oder blockierter Infrastruktur nicht erreichen können. Extremwetterereignisse sollten deshalb unbedingt Teil von Notfall- und Katastrophenplänen von Kommunen und von psychiatrischen Kliniken oder Praxen sein.

In Deutschland existieren Strukturen für eine psychosoziale Notfallversorgung, die im Falle von Naturkatastrophen psychologische erste Hilfe sicherstellen kann. Dazu zählen beispielsweise die Krisenintervention im Rettungsdienst oder die Notfallseelsorge. Allerdings hat sich in der Psychiatrielandschaft in Deutschland bisher kein Fachbereich der »Katastrophenpsychiatrie« etabliert, wie es ihn beispielsweise im angloamerikanischen Raum unter dem Begriff der »disaster psychiatry« gibt. Auch taucht die psychiatrische Versorgung im Rahmen von Naturkatastrophen nicht in der Musterweiterbildungsordnung der Bundesärztekammer für das Gebiet Psychiatrie und Psychotherapie auf. Es gibt bisher keine Vorkehrungen in Deutschland, um die psychiatrische Versorgung in der Folge von Naturkatastrophen bedarfsgerecht zu erhöhen.

14.6 Umgang mit Hitzewellen

Hitzewellen zählen ebenfalls zu den Extremwetterereignissen, die im Rahmen des Klimawandels häufiger und intensiver werden sowie direkte und indirekte Auswirkungen auf die psychische Gesundheit haben. Insofern gilt für sie das Gleiche wie für andere Extremwetterereignisse. Allerdings stellen Hitzewellen darüber hinaus einige weitere Anforderungen an die psychiatrische Versorgung. Spezifisch für Hitzewellen ist ein positiver Zusammenhang mit Aggressivität und Suizidalität. Da Hitzewellen mit einer Zunahme aggressiver Zwischenfälle auch in psychiatrischen Kliniken assoziiert sind (Eisele et al., 2021), wird es notwendig sein, im Rahmen von Hitzewellen beispielsweise auf Akutstationen zusätzliche Präventionsmaßnahmen zu ergreifen und die notwendigen Ressourcen für eine nachhaltige Kühlung von Akutbereichen zur Verfügung zu stellen. Analoges gilt für die Suizidprävention.

Weitere spezifische Anforderungen ergeben sich aus der Tatsache, dass Menschen mit psychischen Erkrankungen zu den besonders vulnerablen Bevölkerungsgruppen für die Auswirkungen von Hitzewellen zählen. So ist beispielsweise die Mortalität von Menschen mit psychischen Erkrankungen im Rahmen von Hitzewellen im Vergleich zur Allgemeinbevölkerung deutlich erhöht (Bouchama et al., 2007). Dies kann unter anderem mit der Einnahme psychotroper Medikation zusammenhängen, die die Fähigkeit des Körpers zum Umgang mit Hitze einschränken kann (Karl & Meyer-Lindenberg, 2023). Daneben kann bei manchen Menschen mit psychischen Erkrankungen auch die »behaviorale Thermoregulation« eingeschränkt sein, also die Fähigkeit, Verhaltensregeln zum Umgang mit Hitze zu befolgen.

Zuallererst ist es wichtig, dass das Wissen um die besondere Vulnerabilität von Menschen mit psychischen Erkrankungen von allen psychiatrisch Tätigen verinnerlicht wird. Dieses Wissen sollte sich dann auch in Hitzeschutzmaßnahmen in der Praxis übersetzen. Es kann beispielsweise sinnvoll sein, Informationen über die besondere Vulnerabilität in die Psychoedukation von Patient:innen zu integrieren, Abläufe der stationären Behandlung im Rahmen von Hitzewellen anzupassen oder Termine besonders gefährdeter Patient:innen in kühlere Morgen- oder Abendstunden zu verlegen. Es müssen aber auch Finanzierungsmöglichkeiten, beispielsweise für den Umbau psychiatrischer Kliniken oder Hitzeschutzmaßnahmen in Praxen, bereitgestellt werden.

14.7 Klimaneutrale Versorgung

Um die drei großen Umweltkrisen Klimawandel, Biodiversitätsverlust und Verschmutzung zu bewältigen und die natürlichen Lebensgrundlagen auch für nachfolgende Generationen zu erhalten, sind umfassende Transformationen in allen gesellschaftlichen Bereichen notwendig. Dies betrifft auch die medizinische Versorgung, die in den Ländern der OECD im Schnitt 5 % des nationalen CO_2-Ausstoßes ausmacht (Pichler et al., 2019). Die Pro-Kopf-Emissionen schwanken dabei deutlich zwischen 0,06 t CO_2 pro Kopf in Indien und 1,51 t CO_2 pro Kopf in den USA. In Deutschland liegen sie bei 0,68 t CO_2 pro Kopf. Die Hälfte dieser Varianz erklärt sich durch die CO_2-Intensität des nationalen Energiesektors, die Energieintensität der nationalen Wirtschaft und die nationalen Gesundheitsausgaben. Eine große Stellschraube zur Reduktion der CO_2-Intensität der medizinischen Versorgung besteht also in einem Umbau des nationalen Energiesektors hin zu erneuerbaren Energien. Aber auch innerhalb des Gesundheitssektors gibt es wirksame Maßnahmen: So haben insbesondere Maßnahmen, die die Energieintensität reduzieren, zusätzlich zu ihrem Effekt auf die CO_2-Bilanz auch ökonomische und gesundheitliche Vorteile (Pichler et al., 2019).

Darüber hinaus produziert der Gesundheitssektor auch große Mengen an Abfällen, was unter anderem an der zunehmenden Verwendung von Einmalprodukten liegt. Außerdem hat der Gesundheitssektor beispielsweise durch Medikamente, die in die Natur gelangen, einen negativen Einfluss auf die Biodiversität (WBGU, 2023). Ein großes Potenzial, um den Einfluss des Gesundheitssektors auf alle drei großen Umweltkrisen zu vermindern, besteht in der Vermeidung unnötiger Behandlungen, beispielsweise in der Vermeidung stationärer Krankenhausaufenthalte zugunsten einer ambulanten Versorgung, oder in der Nutzung von Möglichkeiten der Telemedizin. In letzter Konsequenz sollte sich die Versorgung zunehmend weg von vorwiegend kurativen Behandlungen in Richtung Gesundheitsförderung und Prävention bewegen, um den Bedarf an kurativen Behandlungen zu reduzieren. Konkrete Vorschläge, wie die psychiatrische Versorgung gestaltet werden kann, um ihren negativen Einfluss auf die Umweltkrisen zu verringern, hat die DGPPN in einem Positionspapier veröffentlicht (Heinz et al., 2023).

Kernaussagen

- Menschengemachte Umweltkrisen haben das Potenzial, den psychiatrischen Versorgungsbedarf zu beeinflussen.
- Wissen über menschengemachte Umweltkrisen und ihre Auswirkungen auf die psychische Gesundheit sollten in die Aus- und Weiterbildung aller psychiatrisch Tätigen integriert werden.
- Menschengemachte Umweltkrisen können die Häufigkeit bestimmter Erkrankungen verändern und zu vermehrter Migration führen, was in der Aus- und Weiterbildung sowie bei der Bereitstellung von Präventions- und Behandlungsangeboten berücksichtigt werden sollte.
- Häufiger auftretende Extremwetterereignisse erfordern proaktive Maßnahmen, um Risiken zu minimieren und im Bedarfsfall flexibel reagieren zu können.
- Das psychiatrische Versorgungssystem muss, genauso wie alle anderen gesellschaftlichen Bereiche, Anstrengungen unternehmen, um seine negativen Effekte auf menschengemachte Umweltkrisen zu vermindern und Ressourcen zur Anpassung an den zunehmenden klimabezogenen Bedarf erhalten.

Literatur

Bouchama, A., Dehbi, M., Mohamed, G., et al. (2007). Prognostic Factors in Heat Wave–Related Deaths: A Meta-analysis. *Archives of Internal Medicine, 167*(20), 2170–2176. https://doi.org/10.1001/archinte.167.20.ira70009

Bundesärztekammer (2024). (Muster-)Berufsordnung für die in Deutschland tätigen Ärztinnen und Ärzte: – MBO-Ä 1997 –*) in der Fassung des Beschlusses des 128. Deutschen Ärztetages vom 9. Mai 2024 in Mainz. Deutsches Ärzteblatt. https://doi.org/10.3238/arztebl.2024.mbo_daet2024

Bundespsychotherapeutenkammer (2022). Muster-Berufsordnung der Psychotherapeut*innen. https://api.bptk.de/uploads/Muster_Berufsordnung_der_B_Pt_K_412a6bcb36.pdf

DGPPN, ackpa, Ärzte der Welt, Berufsverband Deutscher Psychiater, BAfF, Bundesdirektorenkonferenz, Bundespsychotherapeutenkammer, DeGPT, & DTGPP (2023). *Gesundheitliche Folgen bei der Verdoppelung der Asylleistungsbeschränkungen von 18 auf 36 Monate.* https://www.dgppn.de/_Resources/Persistent/76030384bc208133b31ad6b9c7ee99bcaaf416c6/231229%20Positionspapier%20AsylbLG%2036%20Monate.pdf

Eisele, F., Flammer, E., Steinert, T., & Knoblauch, H. (2021). Aggressive incidents in psychiatric hospitals on heat days. *BJPsych Open*, 7(4), e99. https://doi.org/10.1192/bjo.2021.33

Heinz, A., Meyer-Lindenberg, A., et al., DGPPN-Task-Force »Klima und Psyche« (2023). Klimawandel und psychische Gesundheit. Positionspapier einer Task-Force der DGPPN. *Der Nervenarzt*, 94, 225–223. https://doi.org/10.1007/s00115-023-01457-9

Karl, S., & Meyer-Lindenberg, A. (2023). Klimawandel, Biodiversitätsverlust und Verschmutzung: Folgen für die Psychiatrie. *Der Nervenarzt*, 94, 1019–1025. https://doi.org/10.1007/s00115-023-01523-2

Pichler, P.-P., Jaccard, I. S., Weisz, U., & Weisz, H. (2019). International comparison of health care carbon footprints. *Environmental Research Letters*, 14(6), 064004. https://doi.org/10.1088/1748-9326/ab19e1

Trost, K., Ertl, V., König, J., et al. (2024). Climate change-related concerns in psychotherapy: Therapists' experiences and views on addressing this topic in therapy. *BMC Psychology*, 12 (1), 192. https://doi.org/10.1186/s40359-024-01677-x

WBGU – Wissenschaftlicher Beirat der Bundesregierung Globale Umweltveränderung. (2023). *Gesund leben auf einer gesunden Erde*. WBGU. https://www.wbgu.de/de/publikationen/publikation/gesundleben

15 Klimasprechstunde und andere spezifische Beratungsangebote

Hans Knoblauch und Monika Stöhr

15.1 Einleitung

Aus dem Wissen um klimabedingte gesundheitliche Risiken und Beeinträchtigungen erwächst die Verantwortung seitens der Gesundheitsberufe, eben dieses Wissen verstärkt in den medizinischen Alltag zu integrieren. Hier kommt den Mitarbeitenden der Gesundheitsberufe eine wesentliche Rolle und Verantwortung zu, insbesondere den »Frontline Physicians«, also Hausärzt:innen, Allgemeinmediziner:innen, aber auch Psychiater:innen, Psychotherapeut:innen und Pflegefachkräften. Die Gesundheitsberufe genießen in der Gesellschaft ein hohes Vertrauen und haben darüber hinaus neben ihrer fachlichen Expertise Erfahrung in der Kommunikation sensibler und komplexer Themen (Dupraz, 2021). Neben den therapeutischen Gesundheitsberufen stellen Pflegefachkräfte 60 % der weltweit im Gesundheitsbereich Tätigen dar, arbeiten in verschiedenen medizinischen Sektoren und sind in der Regel am nächsten an den Patient:innen dran. Daher bieten sie eine niederschwellige Ansprechbarkeit bei gesundheitlichen Fragen erkrankter Menschen und stellen dementsprechend ein enormes kollektives Potenzial in der Klimakommunikation dar (Butterfield, 2021).

15.2 Klimasensible Gesundheitsberatung

Derzeit gibt es noch keine etablierten, allgemeingebräuchlichen Begrifflichkeiten und Strukturen zur Integration des Wissens um klimawandelbezogene Gesundheitsaspekte in den klinisch-praktischen Alltag und in die fachliche Qualifizierung der Gesundheitsberufe. Von Quitman et al. (2023) wurde der Begriff des »climate sensitive health counselling«, also der klimasensiblen Gesundheitsberatung vorgeschlagen. Zu den Aufgaben klimasensibler Gesundheitsberatung gehören demnach 1. der Schutz und die Förderung individueller und öffentlicher Gesundheit, 2. die Verbesserung des Wissensstandes bzw. des Bewusstseins hinsichtlich des Klimawandels und damit verbundener Auswirkungen auf die Gesundheit und 3. die Ermutigung zur Änderung des eigenen Verhaltens hin zu einem gesünderen und gleichzeitig klimafreundlicheren Lebensstil und zum Engagement für Klimaschutz. Wie eine klimasensible Gesundheitsberatung praktisch ausgestaltet und mit dem Element der Klimaneutralität selbstreferenziell verbunden werden kann, wurde im bundesweiten Projekt »Transformative Arztpraxen« der Deutschen Allianz Klimawandel und Gesundheit e. V. (KLUG) erarbeitet. Informationen und Materialien zu den Säulen gesellschaftliches Engagement in der Klimakrise, klimasensible Gesundheitsberatung und klimaneutrale Praxis finden sich auf der zugehörigen Website (https://klimagesund-praxen.de/). Zudem existiert eine so genannte »klimaresiliente Versorgung« vor allem chronisch kranker und daher besonders klimavulnerabler Patient:innen in der hausärztlichen Versorgung, indem manche Krankenkassen bei entsprechender Qualifikation der Hausärzt:innen hierfür einen Zuschlag in der Hausarztzentrierten Versorgung (HZV) zahlen (vgl. Deutscher Hausärzteverband Landesverband Baden-Württemberg, https://www.hausarzt-bw.de/klima-versorgung).

Fachspezifische Aspekte ergeben sich im psychiatrischen Bereich u. a. durch die beeinträchtigte Thermoregulation bei Schizophrenien (Chong & Castle, 2004), den Einfluss von Psychopharmaka auf die Thermoregulation und den Einfluss des Flüssigkeitsstatus auf die Lithiumkonzentration im Serum. Hervorzuheben im Zusammenhang mit klimasensibler Beratung ist des Weiteren die Förderung von Verhaltensweisen mit sowohl gesundheitlichem als auch ökologischem Nutzen. Unter dem (zwar vereinfachten) Motto »Was der Gesundheit guttut, ist auch gut für das Klima« werden die überlappenden Effekte eines nachhaltigen und gleichzeitig gesundheitsförderlichen Lebensstils verdeutlicht. Entsprechend zielt die Beratung auf das individuelle Verhalten in den Bereichen Ernährung, Mobilität und Konsumverhalten ab. Insbesondere geht es um die Förderung einer pflanzenbasierten Ernährungsweise, einer körperlich aktiven Lebensweise (und damit reduzierter Nutzung von durch fossile Brennstoffe betriebenen Fortbewegungsmitteln) und einer Konsumreduktion ressourcenintensiver und/oder klima- und gesundheitsschädlicher Substanzen, bspw. Tabak. Schließlich geht es um die Stärkung lokalen und/oder kommunalen Engagements für Nachhaltigkeit und damit den Schutz gesunder Lebensbedingungen (etwa bei der Frage öffentlicher Energieversorgung, der Mobilität usw.), was gleichzeitig eine Strategie im Umgang mit eigenen Klimaemotionen darstellen kann.

Die Förderung von gesellschaftspolitischem Engagement erscheint zunächst angesichts der ansonsten im medizinisch-therapeutischen Milieu gebotenen weltanschaulichen Neutralität und dem üblichen dyadischen Behandlungsrahmen ungewohnt, er steht jedoch im Einklang mit den entsprechenden Berufsordnungen und hilft, einen einseitigen Fokus auf das (private) Individuum in Verursachung der und Verantwortung für die Klimakrise zu vermeiden.

15.2.1 Hausärztliche Klimasprechstunde

Die häufigsten medizinischen Kontakte haben Patient:innen zu Hausärzt:innen, wo üblicherweise auch die Untersuchungs- und Behandlungsergebnisse anderer Fachrichtungen zusammenlaufen. Somit können Hausärzt:innen in der klimasensiblen Beratung potenziell die meisten Menschen erreichen und verfügen über den besten Überblick über individuelle Anknüpfungspunkte. Die Förderung der »planetaren Gesundheit in der hausärztlichen Praxis« zielt im Konzept von Krolewski (2022) auf die »planetary health values« ab, also auf den Wert der Erhaltung der natürlichen Lebensgrundlagen unseres Planeten und deren Wechselwirkungen mit der menschlichen Gesundheit. Aus dem Wissen um diese Wechselwirkungen ergibt sich einerseits eine Verpflichtung zum Schutz der natürlichen Ressourcen der Erde, andererseits erwachsen daraus »wirksame präventive Interventionen in der Arzt-Patienten-Beziehung, welche gleichzeitig zu gesundheitlichen Vorteilen zur Senkung des individuellen ökologischen Fußabdrucks führen« (S. 84, ebd.). Die Schwerpunkte einer klimasensiblen hausärztlichen Beratung liegen dabei auf den Bereichen Mobilität und Ernährung, in denen gesundheitsorientierte Verhaltensänderungen gleichzeitig eine Reduktion von Ressourcenverbrauch bzw. Treibhausgasemissionen bedeuten. Sich selbst mehr zu bewegen, anstatt mit dem Auto zu fahren, und sich gemäß der Planetary Health Diet (Willett et al., 2019) zu ernähren, trägt sowohl zur Senkung des Risikos für Herz-Kreislauf-Erkrankungen und andere Zivilisationskrankheiten bei als auch zur Reduktion klimaschädlicher Emissionen.

15.2.2 Interdisziplinäre Zusammenarbeit

Brücken zwischen Gesundheit und Klimaschutz zu schlagen, stellt nicht zuletzt für den Fachbereich der Psychiatrie und Psychotherapie eine bedeutsame Aufgabe dar, der eine besonders vulnerable Klientel anvertraut ist und in dem eine einzigartige Kombination aus fachspezifischer und kommunikativer Expertise vereint ist. So wie die Folgen der Klimakrise letztlich alle Bereiche des globalen Lebens durchdringen, erfordert auch klimabezogener Gesundheitsschutz globale und sektorenübergreifende Anstrengungen (»health in all policies«). Solche transformativen Prozesse werden im Bereich der psychischen Gesundheit in Zukunft eine vermehrte Kooperation mit somatischen Fächern erfordern, um der häufig anzutreffenden Multimorbidität und der besonderen (teilweise durch die Psychopharmakotherapie entstehenden) Vulnerabilität der Klientel gerecht zu werden. Grundsätzlich bietet sich das Mitdenken klimabezogener Aspekte in allen Bereichen der Gesundheitsfürsorge an.

Im Zuge der auch trotz verbessertem Klimaschutz anzunehmenden weiteren Beeinträchtigung unserer Gesundheit durch den anthropogenen Klimawandel erscheint mittelfristig die Einrichtung fachspezifischer bspw. psychiatrisch-psychosomatischer Klimasprechstunden ratsam, perspektivisch wäre die Etablierung ggf. fachbereichsübergreifender Klima-Ambulanzen oder auch interdisziplinärer Klima-Konsil-/Liaisondienste zu diskutieren.

15.2.3 Klimasensible psychologische Beratung: Umgang mit Klimaemotionen

Emotionen können als Brücke von Bedürfnissen hin zu Handlungen verstanden werden, stellen also wichtige motivations- und handlungsleitende Signale dar. Sie sind grundsätzlich gesunde, normalpsychologische Reaktionen auf innere und/oder äußere Auslöser, auch wenn sie unangenehm und belastend sein können, wie z. B. Angst oder Wut. Die vielfältigen emotionalen Reaktionen auf die Klimakrise sind Gegenstand aktueller Forschung und umfassen auch kognitive und soziale Konstrukte wie Klimascham und Klimaschuld (vgl. Pihkala, 2022). Für den heimwehartigen schmerzlichen Verlust der durch klimaschädliche Einflüsse veränderten Heimat oder verlorenen Lebensraum prägte der australische Naturphilosoph Glenn Albrecht den Begriff »Solastalgie«. Diese so genannten Klimaemotionen stellen keine nosologischen Entitäten dar, die es zu behandeln gilt; im Gegenteil sind gerade die – teils unzutreffend als »negativ« bezeichneten – Emotionen wie Klimaangst und Klimatrauer in der Regel als adäquate und nicht etwa pathologische Reaktionen auf die realen Bedrohungen durch die Klimakrise zu betrachten. Sich von der Klimakrise sowie den vielfältigen hiermit verbundenen ökologischen und damit auch gesundheitlichen Beeinträchtigungen nicht emotional berühren zu lassen, erscheint hingegen Ergebnis unangemessener (weil zielführende Handlungen verhindernder) Abwehrmechanismen zu sein (Habibi-Kohlen, 2021). Doch auch situationsangemessene Emotionen können problematisch werden, wenn Hilflosigkeit und Kontrollverlusterleben überhandnehmen oder sich Klimaemotionen als langanhaltender »unterschwelliger« Stressfaktor nachteilig auf bereits bestehende psychische Vulnerabilitäten auswirken.

In der klimasensiblen psychologischen Beratung spielen Klimaemotionen eine wichtige Rolle, sowohl in ihrer Funktion als Grundlage aktiven Engagements für Klima- und Gesundheitsschutz als auch hinsichtlich ihrer Auswirkungen auf die psychische Gesundheit. Dabei zeichnet sich bereits ab, dass sich die Klimakrise ähnlich wie andere historische Ereignisse und Entwicklungen bereits jetzt in der inhaltlichen Ausgestaltung psychischer Erkrankungen wie Depression und Wahn niederschlägt (Knoblauch, 2022) und auf diesem Wege Einzug in ärztlich-psychotherapeutisches (Be-)Handeln findet.

Wichtige Elemente in der klimasensiblen psychologischen Beratung sind Psychoedukation mit Normalisierung von Klimaemotionen, differenzialdiagnostische Einschätzung etwaiger gleichzeitig vorliegender krankheitswertiger Symptome sowie die Förderung von Emotionsregulations- und Bewältigungskompetenzen. Dabei kommt bei letzterem Aspekt den (positiven) am besten gemeinschaftlichen Aktivitäten eine ebenso wichtige Bedeutung zu wie dies bei der Bewältigung von Depressionen der Fall ist. Kurzum: Bei Klimaangst und Co. hilft am besten aktiver Klimaschutz! Dieser sollte sich allerdings nicht auf das individuelle Handeln im eigenen Lebensumfeld beschränken, sondern muss sich langfristig auch auf gesamtgesellschaftlicher und damit politischer Ebene wiederfinden. Andernfalls droht eine Befeuerung von Hilflosigkeitserleben und Klimaangst bis hin zur Resignation bei real zunehmender Beeinträchtigung unserer Lebensgrundlagen und gleichzeitig übermäßig auf das Individuum fokussierter Verantwortlichkeit.

15.3 Praktische Implikationen für eine klimasensible Psychiatrie

Extremwetterereignisse, u. a. Stürme oder Flutkatastrophen, führen zu einem deutlichen Anstieg affektiver und depressiver Störungen sowie von posttraumatischen Belastungsstörungen. Das Risiko einer psychischen (Neu-)Erkrankung als Folge einer Naturkatastrophe ist nahezu verdoppelt (Beaglehole et al., 2018). Infolge der Flutkatastrophe im Ahrtal im Juli 2021, bei der 134 Menschen starben, zeigte sich der hohe Bedarf an psychotherapeutischer Behandlung – auch über längere Zeiträume – für Menschen, die unmittelbar Opfer der Zerstörungen wurden (Scharping, 2023).

Für den psychiatrisch-psychotherapeutischen Fachbereich bedeutet dies, sowohl eine fachspezifische (und fachübergreifend kooperative) klimasensible Gesundheitsberatung in die vorhandenen Behandlungsstrukturen zu implementieren als auch geeignete Strukturen, Kompetenzen und Kapazitäten aufzubauen für notfallmäßiges Handeln im Zusammenhang mit den bereits jetzt häufiger auftretenden Extremwetterereignissen und der daraus resultierenden akuten Behandlungsbedarfe. Die Einrichtung spezifischer Klimaambulanzen forderte explizit die Deutsche Gesellschaft für Psychiatrie und Psychotherapie, Psychosomatik und Nervenheilkunde (DGPPN) in ihrem Positionspapier zu Klimawandel und psychischer Gesundheit (Heinz et al., 2023), um das häufigere Auftreten von psychischen Krisen, Angsterkrankungen, Traumafolgestörungen und das Vorkommen von sozialer Isolation in Folge von Katastrophenereignissen versorgen und eine Chronifizierung verhindern zu können. Hinsichtlich der psychosozialen Auswirkungen von klimabedingter Migration sprach sich die DGPPN für die Schaffung kultursensibler Angebote aus, was ebenfalls eine praktische Auswirkung auf unseren Fachbereich darstellt.

Psychiatrisch-psychotherapeutische Spezialambulanzen schaffen darüber hinaus sowohl störungsspezifische Beratungsangebote hinsichtlich zu beachtender Interaktionen von psychischer Störung und Pharmakotherapie als auch Gesprächsangebote bezüglich psychosozialer Belastungen durch die Klimakrise. Dabei könnte zudem im Einzelfall eruiert werden, inwiefern sich ggf. eine behandlungsbedürftige Störung wie etwa eine depressive Episode oder eine Angststörung entwickelt hat, und diese entsprechend behandelt werden. Darüber hinaus lassen sich in solchen Spezialambulanzen Beratungsangebote für Menschen realisieren, die im Zusammenhang mit ihrem Engagement für Klimaschutz die eigenen Bewältigungskompetenzen übersteigende psychische Belastungen erfahren (»Activist Burnout«, vgl. Macha & Adelmann, 2022).

Eine übergeordnete Herausforderung über bestehende und neue Strukturen hinweg stellt die Förderung von Klimaresilienz auf individueller und gesellschaftlicher Ebene dar. Dieses Konzept der Widerstandsfähigkeit gegenüber den Folgen des Klimawandels umfasst sowohl kurzfristige Aspekte der Adaption, also der – natürlicher Weise begrenzten – Anpassungsfähigkeit an sich veränderte Umweltbedingungen, als auch die langfristige Transformierbarkeit der psychiatrisch-psychotherapeutischen Versorgung. Eine komprimierte Übersicht zum Beitrag, den Psychotherapeut:innen und benachbarte Berufsgruppen hierzu leisten können, findet sich bei Pudlatz (2023).

15.3.1 Klimasensibilität in der psychiatrischen Aus-, Fort- und Weiterbildung

Im klinisch-praktischen Alltag ergeben sich vielfältige Gelegenheiten, die planetare Gesundheit und deren Bedeutung für die individuelle psychische und somatische Gesundheit zu adressieren, von explorativen Fragen im Aufnahme- und Anamnesegespräch über klimabezogene Psychoedukation im Zusammenhang mit Störungsbildern und deren Behandlung bis hin zu gemeinschaftlicher Teilnahme an klimawandelbezogenen öffentlichen Aktivitäten. All das setzt entsprechende Kompetenzen voraus, die es in der Aus-, Fort- und Weiterbildung in den Gesundheitsberufen aufzubauen gilt. Entsprechende Forderungen wurden bereits von verschiedenen Berufsverbänden und Fachgesellschaften formuliert, u. a. in einem Positionspapier des Deutschen Berufsverbands für Pflegeberufe (2023) hinsichtlich der Verankerung von Nachhaltigkeitsaspekten und Klimaschutz in der Pflegebildung. Fachärztliche und psychotherapeutische Berufs- und Weiterbildungsordnungen schließen in aktualisierten Fassungen bei der Gesundheitsfürsorge explizit den Beitrag zu Schutz und Erhalt der planetaren Lebensgrundlagen im Hinblick auf ihre Bedeutung für die menschliche Gesundheit ein. So beinhaltet bspw. die »Muster-Weiterbildungsordnung Psychotherapeut*innen« der Bundespsychotherapeutenkammer von 2021 als eine der gebietsübergreifenden Kompetenzen das Wissen um die Auswirkungen des Klimawandels auf die soziale und gesundheitliche Situation, insbesondere auf die psychische Gesundheit, und als eine gebietsübergreifende Handlungskompetenz die Diagnostik und Behandlung klimawandelbezogener psychischer Belastungen. Die Bundesärztekammer nahm in der (Muster-)Weiterbildungsordnung 2018 in der Fassung von 2023 die Auswirkungen des Klimawandels auf die Gesundheit auf. In den ausformulierten Weiterbildungsordnungen der Landesärztekammern finden sich die Stichworte Global Health und Klimawandel darüber hinaus im Zusammenhang mit Infektionskrankheiten.

Mit dem 20 Einheiten und praktische Übungen anhand von Fallseminaren umfassenden Curriculum »Klimawandel und Gesundheit« (Bundesärztekammer, 2022) liegt ein ausformuliertes Fortbildungskonzept im Bereich der Umweltmedizin vor. Der »Kompaktkurs Fachärzt:innen Psychiatrie und Psychotherapie« der DGPPN-Akademie (abrufbar unter https://www.dgppnakademie.de/kompaktkurs-facharzt/) beinhaltet regelmäßig eine Veranstaltung zu Klimawandel und psychischer Gesundheit. Medizinstudierende der Justus-Liebig-Universität Gießen etablierten im Rahmen des Schwerpunktcurriculums Global Health – einem freiwilligen Lehrangebot für Medizinstudierende im klinischen Studienabschnitt – das Wahlfach »Klimasprechstunde – die Intersektion von Klimawandel und Gesundheit«. Damit sollen Kompetenzen sowohl auf der inhaltlichen als auch auf der kommunikativ-gestalterischen Ebene zum Thema Klimawandel und Gesundheit vermittelt werden (Gerspacher, o. D.). Perspektivisch sollen die angehenden Mediziner:innen zur Mitarbeit in einem stationären oder auch ambulanten »Klima-Dienst« befähigt werden, in dem interessierte Patient:innen bezüglich eines selbstwirksamen Umgangs mit ihrer Erkrankung im Zusammenhang mit dem Klimawandel beraten werden können.

15.3.2 Einführung einer psychiatrisch-psychotherapeutischen Klimasprechstunde

Sich aktiv für den Schutz der psychischen Gesundheit in Zeiten der Klimakrise zu engagieren und dies mit der eigenen fachlichen Expertise und beruflichen Tätigkeit zu verbinden, war das Leitmotiv der beiden Autor:innen dieses Kapitels für die Einführung einer »Klimasprechstunde«. Angegliedert an die Psychiatrische Institutsambulanz der allgemeinpsychiatrischen Abteilung des Zentrum für Psychiatrie (ZfP) Südwürttemberg in Wangen im Allgäu wurde so im Jahr 2021 ein klimasensibles Beratungsangebot ins Leben gerufen, das sowohl psychiatrischen Patient:innen als auch Menschen außerhalb des psychiatrischen Kontextes gemacht wird, um bei eigener psychischer Betroffenheit von der Klimakrise professionell begleitet zu werden. Dies beinhaltet die Einordnung des eigenen Erlebens hinsichtlich eines etwaigen Krankheitswerts, die Bewältigung von Klimaemotionen und die Psychoedukation zu den Zusammenhängen zwischen psychischer und planetarer Gesundheit. Der Umfang wird am jeweiligen Bedarf ausgerichtet. Klient:innen kommen oft mit unkonkreten Anliegen, wohl v. a. auch der Unsicherheit geschuldet, ob es tatsächlich konkrete Möglichkeiten der Einflussnahme auf ihre Sorgen und Ängste gibt (z. B. »Ich wollte einfach mal wissen, was Sie [als Psychiater:in/Psychotherapeut:in] zur Klimakrise sagen/was hier so gemacht wird«). Den Leidensdruck der Klient:innen begründen neben Klimaemotionen wie Angst oder Scham intraindividuelle und/oder interpersonelle Konflikte: Die Klimakrise ruft typischerweise kognitive Dissonanzen hervor, also gleichzeitig vorhandene, sich widersprechende Gedanken und Handlungsmotive, die verhaltenstherapeutischen Modellen zufolge eher zugunsten sich kurzfristig persönlich positiv auswirkender Verhaltensweisen aufgelöst werden – und das sind meistens nicht die langfristig klimafreundlichen Verhaltensweisen. Haben unterschiedliche Ziele jeweils hohe Priorität und sind dabei nicht oder nur partiell miteinander vereinbar, entsteht ein Zielkonflikt. Dies wurde u. a. am Dilemma eines unserer Klienten deutlich:

> Der die »Klimasprechstunde« aufsuchende Klient fühlte sich aus seiner ökologischen Überzeugung heraus verpflichtet, sich wieder politisch für den Klimaschutz einzusetzen, hatte sich in der Vergangenheit jedoch mit psychisch und physisch belastendem Klima-Aktivismus überfordert, so dass er wichtige Aspekte des alltäglichen Lebens wie etwa die eigene berufliche

Zukunft und private Aktivitäten nicht mehr hatte verfolgen können. In der Klimasprechstunde ging es um die Einordnung des Geschehen als »Activist Burnout« (Macha & Adelmann, 2022) und um eine individuelle Balance der beiden Anliegen Schutz der eigenen Gesundheit bzw. gesellschaftlichem Beitrag zum Klimaschutz, und damit um die Überwindung der oftmals lähmenden reflektierten kognitiven Dissonanz. Zentrale Themen sind dabei die Stärkung der Selbstfürsorge und die realistische Betrachtung der kurz- und langfristigen Auswirkungen des eigenen Handelns.

Das Setting der Klimasprechstunde weist einige Besonderheiten im Vergleich zu einem gewöhnlichen therapeutischen Setting auf, wie es auch Dohm et al. (2023) skizziert haben. Dies ist v. a. der Tatsache geschuldet, dass sowohl Klient:innen als auch Beratende grundsätzlich von der Klimakrise betroffen sind. Daher ist es für einen gelingenden Beratungsprozess erforderlich, als Berater:in zunächst die eigene Haltung zu klimabezogenen Themen zu reflektieren und sich eigener Klimaemotionen gewahr zu werden. Es gilt, die bekannten psychischen Abwehrmechanismen (Habibi-Kohlen, 2021) und Denkverzerrungen (Gifford, 2011) in ihrer spezifischen Gestalt im Zusammenhang mit der Klimakrise zu kennen und zu erkennen, sowohl bei sich selbst als auch bei Klient:innen. Damit wird auf beiden Seiten insbesondere zwei dysfunktionalen Extremen entgegengewirkt, die einer Passivität Vorschub leisten würden: dem »Darksiding«, also lähmendem Hilflosigkeits- und Ohnmachtserleben angesichts der Klimakrise, und dem »Brightsiding«, einem naiven Optimismus einer vermeintlich einfachen Lösung der Klimakrise etwa durch Innovationen (Technosalvation) und ohne Veränderungen in Verhalten, Lebensstil oder Werten. Außerdem setzt eine Realitätsprüfung sorgenvoller, katastrophisierender Gedanken von Klient:innen die Kenntnis gewisser Fakten der Realität des anthropogenen Klimawandels seitens der Beratenden voraus. Allgemein ist auch über den Kontext der Klimasprechstunde hinaus zu beachten, psychische Belastungen durch die realen planetaren Krisen nicht als (ausschließlichen) Ausdruck intrapsychischer Konflikte zu deuten, die es allein durch die betreffende Person zu bewältigen gilt, sondern sich stets der kollektiven Verantwortung für Klima- und damit Gesundheitsschutz gewahr zu sein.

Wir halten dieses Angebot ungeachtet der noch begrenzten Nachfrage für ein wichtiges Signal unseres Fachgebiets an die Öffentlichkeit, dass die Klimakrise eben auch eine Bedrohung der psychischen Gesundheit darstellt, und betrachten es überdies als unsere Aufgabe, entsprechende Kompetenzen und Strukturen bereits jetzt aufzubauen und nicht erst dann, wenn der Bedarf (womöglich sprunghaft) angestiegen ist.

15.3.3 Gruppenbezogene Angebote: Klimakrisenbewältigungsgruppe und Klima-Café

Neben klimasensibler Einzelberatung eignen sich gerade hinsichtlich begrenzter Kapazitäten bei gleichzeitig zu erwartendem steigendem Bedarf verschiedene Gruppenangebote. Als Anregung dafür mag das Vorgehen der Autor:innen dieses Kapitels dienen, eine bestehende anliegenorientierte, zieloffene Gruppenpsychotherapie auf einer allgemeinpsychiatrischen Aufnahme- und Behandlungsstation u. a. zu Anlässen wie etwa den Weltklimastreiktagen umzuwidmen: Aus der üblichen »Krisenbewältigungsgruppe« wird dann eine »Klima-Krisenbewältigungsgruppe«. Diese dient der Psychoedukation zu störungsübergreifenden und -spezifischen Risiken infolge der Klimakrise sowie deren aktiver Bewältigung, der Thematisierung von Klimaemotionen sowie der Exploration individueller Bezüge zur Natur und deren Bedeutung für die psychische Gesundheit.

Einen niederschwelligen Ansatz zum Austausch über klimabezogene Themen und Klimaemotionen stellen so genannte »Klima-Cafés« dar. Die aus Schottland stammende Initiative Climate Café® (https://www.climate.cafe/) ist weltweit aktiv; in Deutschland hat sich ein Klima-Café in Bonn etabliert (https://healthforfuture.de/klima-cafe-bonn/). Es handelt sich um regelmäßige öffentliche Treffen, bei denen sich Menschen in zwangloser Atmosphäre bei Kaffee und Kuchen über die Klimakrise und über Handlungsmöglichkeiten unterhalten können. Übertragen auf den psychiatrischen Kontext lassen sich ähnliche Gesprächsangebote schaffen, die sowohl Patient:innen als auch Mitarbeitenden einen einladenden Raum über das therapeutische Verhältnis hinaus eröffnen, sich über den Klimawandel und Bewältigungsmöglichkeiten seiner Folgen auszutauschen (Stöhr & Knoblauch, 2023) und dabei ein entlastendes Gemeinschaftserleben zu schaffen.

Kernaussagen

- Angehörige der Gesundheitsberufe nehmen aufgrund ihrer fachlichen Expertise und ihrer Rolle als gesellschaftliche Vertrauenspersonen eine Schlüsselposition in transformativen Prozessen zum Erhalt planetarer Lebensgrundlagen ein.
- Klimasensible Gesundheitsberatung adressiert Zusammenhänge zwischen individueller und planetarer Gesundheit auf psychischer, somatischer und sozialer Ebene und umfasst die Bereiche Prävention, Diagnostik und Intervention.
- Klimasprechstunden widmen sich der Reduktion individueller klima(wandel)bezogener psychischer Belastungen und Handlungsbarrieren, u. a. im Zusammenhang mit Klimaemotionen, kognitiven Verzerrungen und maladaptiven Bewältigungsstrategien, vor dem Hintergrund eines Verständnisses gesamtgesellschaftlicher Verantwortung für Klimaschutz.
- In psychiatrischen Settings gilt es, klimaspezifische Fortbildungs- bzw. Beratungsangebote für Mitarbeitende bzw. Patient:innen zu etablieren, um den Aufbau von Handlungskompetenzen in der Klimakrise zu fördern und die besonders klimavulnerable Klientel zu schützen.

Literatur

Beaglehole, B., Mulder, R. T., Frampton, C. M., et al. (2018). Psychological distress and psychiatric disorder after natural disasters: systematic review and meta-analysis. *The British journal of psychiatry: the journal of mental science*, 213(6), 716–722. https://doi.org/10.1192/bjp.2018.210

Bundesärztekammer (2022). BÄK-Curriculum Klimawandel und Gesundheit. https://www.bundesaerztekammer.de/fileadmin/user_upload/BAEK/Themen/Aus-Fort-Weiterbildung/Fortbildung/BAEK-Curricula/BAEK-Curriculum_Klimawandel_und_Gesundheit.pdf

Butterfield, P., Leffers, J. & Díaz Vásquez, M. (2021). Nursing's pivotal role in global climate action. *BMJ, 373*, n1049. https://doi.org/10.1136/bmj.n1049

Chong, T. W. & Castle, D. J. (2004). Layer upon layer: thermoregulation in schizophrenia. *Schizophrenia Research, 69*(2–3), 149–157. https://doi.org/10.1016/s0920-9964(03)00222-6

Deutscher Berufsverband für Pflegeberufe (2023). *Nachhaltiges Handeln in der Pflege ist nötig und möglich.* https://www.dbfk.de/media/docs/newsroom/dbfk-positionen/Positionspapier_Nachltiges-Handeln-in-der-Pflege-ist-noetig-und-moeglich.pdf

Dohm, L., Chmielewski, F., Peter F., et al. (2023). Klima-Angst und ökologischer Notfall. Psychotherapeutische Implikationen und Handlungsmöglichkeiten. *Ärztliche Psychotherapie, 18* (1), 5–9. https://elibrary.klett-cotta.de/content/pdf/10.21706/aep-18-1-5.pdf

Dupraz, J. & Burnand, B. (2021). Role of Health Professionals Regarding the Impact of Climate Change on Health - An Exploratory Review. *International journal of environmental research and public health, 18*(6), 3222. https://doi.org/10.3390/ijerph18063222

Gerspacher, L. (o. D.). Konzeptpapier Wahlfach Klimasprechstunde. Klinisches Wahlfach im Fachbereich 11 - Humanmedizin an der Justus-Liebig Universität Gießen. https://www.uni-giessen.de/de/fbz/fb11/studium/medizin/klinik/spc/spc-global/lehre/modul-7/spvarchiv/ordnervsss2021/konzeptpapierwfklimasprechstundess21

Gifford, R. (2011). The dragons of inaction: Psychological barriers that limit climate change mitigation and adaptation. *American Psychologist, 66*(4), 290–302. https://doi.org/10.1037/a0023566

Habibi-Kohlen, D. (2021). Zur zeitbedingten Abwehr der Klimakrise. Wie wir uns die Klimakrise bedeutungslos machen und wie der Zeitgeist uns dabei hilft. In L. Dohm, F. Peter, & K. van Bronswjik (Hrsg.), *Climate Action – Psychologie der Klimakrise. Handlungshemmnisse und Handlungsmöglichkeiten* (S. 45–64). Psychosozial-Verlag.

Heinz, A., Meyer-Lindenberg, A. & DGPPN-Task-Force »Klima und Psyche« (2023). Klimawandel und psychische Gesundheit. Positionspapier einer Task-Force der DGPPN. *Nervenarzt 94*, 225–233. https://doi.org/10.1007/s00115-023-01457-9

Knoblauch, H. (2022). Das Allgäu wird zur Sahelzone. *Psychiatrische Praxis, 49*(8), 440–443. https://doi.org/10.1055/a-1749-0989

Krolewski, R. (2022). »Klimasprechstunde«: Ein (Be-)Handlungskonzept für gesunde Menschen auf einem gesunden Planeten. *Bayerisches Ärzteblatt, 3*, 84–86. https://www.bayerisches-aerzteblatt.de/fileadmin/aerzteblatt/ausgaben/2022/03/einzelpdf/BAB_3_2022_84-86.pdf

Macha, K. & Adelmann, G. (2022). Activist Burnout. A movement and a planet burning out. In K. van Bronswjik & C. M. Hausmann, *Climate Emotions* (S. 185–208). Psychosozial-Verlag.

Pihkala, P. (2022). Toward a Taxonomy of Climate Emotions. *Frontiers in Climate, 3*(738154). https://doi.org/10.3389/fclim.2021.738154

Pudlatz, M. (2023). *Klimaresilienz aufbauen.* Springer.

Quitman, C., Griesel, S., Schwerdtle, P. N., et al. (2023). Climate-sensitive health counselling: a scoping review and conceptual framework. *Lancet Planet Health, 7*(7), e600–e610. https://doi.org/10.1016/S2542-5196(23)00107-9

Scharping, K. (2023). Flutkatastrophe im Ahrtal: Kumulative Traumatisierungen. *Deutsches Ärzteblatt, 120*(18), A-814–815. https://www.aerzteblatt.de/archiv/230921/Flutkatastrophe-im-Ahrtal-Kumulative-Traumatisierungen

Stöhr, M., & Knoblauch, H. (2023). Klimasprechstunde oder Klimacafé. Wohin mit den Klimaemotionen? *Psychosoziale Umschau, 3*, 18–19.

Willett, W., Rockström, J., Loken, B., et al. (2019). Food in the Anthropocene: the EAT-Lancet Commission on healthy diets from sustainable food systems. *Lancet, 393*(10170), 447–492. https://doi.org/10.1016/S0140-6736(18)31788-4

16 Migration

Meryam Schouler-Ocak, Lasse Brandt und Andreas Heinz

16.1 Einleitung

Der Klimawandel (IPCC, 2021) betrifft nicht alle Menschen in gleichem Ausmaß. Es ist daher wichtig, vulnerable Gruppen und Resilienzfaktoren zu identifizieren und entsprechende präventive Maßnahmen zu ergreifen. International sind die klimawandelbedingte Nahrungsmittelunsicherheit und Migration schon heute bedeutsame psychische Stressoren (Walinski et al., 2023).

Dieser Beitrag möchte einen Überblick über Umweltveränderungen mit der Folge von dauerhaft veränderter und möglicherweise unbewohnbarer physischer Umwelt und deren Einfluss auf Migrationsprozesse geben. Denn sich verändernde Umwelt- und Klimabedingungen bilden Auslöser für freiwillige oder erzwungene Flucht.

16.2 Migrationsbewegungen

Migration ist heute für weltweit fast eine Milliarde Menschen zur Realität geworden. Verschiedene politische, wirtschaftliche und umweltbedingte Ursachen haben in den letzten fünf Jahrzehnten große Migrationsbewegungen ausgelöst (Wennersten & Robbins, 2017). Der Bevölkerungsanstieg führt zu einem steigenden Ressourcenbedarf. Die geschätzte Zahl der internationalen Migrant:innen lag im Jahr 2020 bereits bei 281 Millionen – 3,6 % der Weltbevölkerung (World Migration Report, 2020). Zudem sind mehr als 110 Millionen Menschen infolge von Verfolgung, Konflikten, Gewalt und Menschenrechtsverletzungen auf der Flucht (UNHCR, 2023). Bis zu 80 % der Geflüchteten leben in Ländern mit niedrigem und mittlerem Einkommen mit schlecht ausgebauten Gesundheitssystemen. Daher benötigen diese Länder globale Unterstützung, um die psychisch belasteten Geflüchteten zu versorgen und sich auf bevorstehende Krisen vorzubereiten (The Lancet, 2020). Es wird diskutiert, dass der Klimawandel sich als ein Bedrohungsmultiplikator zeigen könne, der die Bedingungen, die zu Konflikten, Elend und Vertreibung führen, erheblich verschärfen könne (U.S. Department of Defense, 2015).

16.3 Gefahren durch den Klimawandel: Dürre, Hitze, Meeresspiegelanstieg und Stürme

Erfahrungen der Menschen in der Sahelzone, in der MENA-Region (Nahost und Nordafrika), zeigen im Trockenkorridor, dass die klimatischen Ursachen der Vertreibung mit Konflikten, die aus tief verwurzelten politischen Feindseligkeiten entstanden sind, erhebliche Überschneidungen haben können. Offenbar verschärft nicht der Klimawandel allein die Lage der Menschen in diesen Regionen, sondern es ist eine Kombination aus Klimawandel und sozialen Krisen, denen Menschen auf der Suche nach Stabilität, Lebensunterhalt und Nahrungsmitteln an neuen Orten ausgesetzt sein können (Balsari et al., 2020). Die Art und Weise, wie Migrant:innen in den Aufnahmegemeinschaften aufgenommen werden, hat tiefgreifende und langanhaltende Auswirkungen auf die Zukunft beider Seiten. Migration wirkt sich auf die meisten Aspekte menschlicher sozialer Interaktion aus und führt an sich schon zu Umweltveränderungen, wenn große Flüchtlingsströme zu einer erhöhten Nachfrage nach Ökosystemleistungen sowie nach Raum, Nahrung und Unterkunft führen (Report on Environmental Impact of Rohingya Influx, 2018). Angesichts der unvermeidlichen großen Migration, die innerhalb der schwachen Volkswirtschaften z. B. Lateinamerikas, Afrikas, des Nahen Ostens und Südasiens erwartet wird, hat der derzeitige fremdenfeindliche Ansatz z. B. in vielen europäischen Ländern, Migrant:innen fernzuhalten, verheerende und destabilisierende Folgen für die Erdbevölkerung (Balsari et al., 2020).

Bereits jetzt gibt es Anhaltspunkte dafür, dass die durch klimabedingte Umweltkrisen ausgelöste Notmigration manchmal zu heftigen sozialen Konflikten führt und in bestimmten Fällen direkt zu bewaffneten Konflikten beiträgt, so dass die innere Ordnung der Staaten bedroht wird. Dabei spielt auch die historische Anfälligkeit der Gesellschaft für bewaffnete Konflikte eine Rolle (Schaar, 2018).

16.4 Psychische Gesundheit von Migrant:innen und Geflüchteten

Demnach wird der Klimawandel das Ausmaß und die Art der Migration in den kommenden Jahrzehnten maßgeblich beeinflussen. Migration wird nicht mehr als eine Krise betrachtet, die es einzudämmen gilt, sondern zunehmend als eine Anpassungsreaktion auf die Auswirkungen des Klimawandels verstanden (McMichael, 2015). Die mit dem Migrationsprozess verbundenen Herausforderungen (vor, während und nach der Migration), die Vulnerabilität bestimmter Migrant:innengruppen (z. B. irreguläre Migrant:innen, Menschen aus Armutsgebieten, Vertriebene) und die soziokulturellen strukturellen Zwänge sowie die Postmigrations-Stressfaktoren in den Aufnahmeländern tragen dazu bei, dass sich die Gesundheit vieler Migrant:innen und Geflüchteter verschlechtert.

Zur klimabedingten Migration gehört auch die »erzwungene« Vertreibung als Reaktion auf plötzlich auftretende Umweltkatastrophen wie Überschwemmungen und Wirbelstürme. Einige Analysen deuten auch darauf hin, dass die Auswirkungen des Klimawandels und der klimabedingten Migration das Risiko ziviler Konflikte erhöhen können, was zu weiteren Zwangsvertreibungen führt (Barret, 2007). Diese Geflüchteten leiden im Vergleich zur Allgemeinbevölkerung häufiger an psychischen Störungen. Als Reaktion auf traumatische Ereignisse vor, während und nach der Migration sowie auf akkulturativen Stress können sie ein breites Spektrum emotionaler, kognitiver, körperlicher, verhaltensbezogener und sozialer Probleme entwickeln und haben eine hohe Prävalenz für psychische Störungen (Steel et al., 2009). Die Prävalenzschätzungen variieren jedoch stark (Blackmore et al., 2020), was möglicherweise auf methodische Unterschiede der Erhebungen und Merkmale der Geflüchteten zurückzuführen ist (Leiler et al., 2019).

Eine Zunahme der Anzahl traumatischer Ereignisse führt zu einer höheren psychischen Gesamtbelastung (Nesterko et al., 2020). Damit wird die Hypothese der Dosis-Wirkungs-Beziehung von kumulativen Traumata auf psychiatrische Symptome unterstützt (Schweitzer et al., 2018). Dabei war zu registrieren, dass die Zahl der medizinisch ungeklärten körperlichen Symptome bei Geflüchteten aus nicht-westlichen Ländern offenbar höher ist als in der Allgemeinbevölkerung (Rohlof et al., 2014). Zu den möglichen, sich nicht gegenseitig ausschließenden Erklärungen für die hohe Zahl somatischer Symptome in der Flüchtlingsbevölkerung gehören die allgemeine Psychopathologie, die spezifische Traumatisierung, die Folgen der Folter und die Stigmatisierung der psychiatrischen Versorgung. Kumulative Traumata, denen Menschen mit Fluchterfahrung häufig ausgesetzt sind, sind ein Prädiktor für Somatisierung (Jongedijk et al., 2020).

Untersuchungen zur psychischen Gesundheit von Geflüchteten seit 1980 wurden in einer systematischen Übersichtsarbeit von Steel et al. (2009) analysiert. Dabei wurden hohe Prävalenzraten für Depressionen (30,8 %) und PTBS (30,6 %) gefunden. In einer anderen Erhebung wurden bei 35,7 % der in Sammelunterkünften lebenden Asylbewerber:innen Symptome einer PTBS und bei 58,9 % mittelschwere bis schwere Depressionen beschrieben (Georgiadou et al., 2017). Damit zeigt sich, dass die vulnerable Gruppe von Geflüchteten deutlich belasteter ist als die der Allgemeinbevölkerung.

16.5 Öffnung des Gesundheitssystems

Der zunehmende Klimawandel gibt großen Anlass zur Sorge. In der Folge werden psychisch belastete Menschen, darunter auch Migrant:innen und Geflüchtete, in größerer Zahl auch in Deutschland zu erwarten sein. Insofern sollte sich das psychiatrisch-psychotherapeutische Gesundheitssystem des Themas annehmen und sich darauf vorbereiten. Dazu ist ein niederschwelliger Zugang zu psychiatrisch-psychotherapeutischer Versorgung für Betroffene wichtig. Hierbei ist allerdings zu unterstreichen, dass nicht bei allen als psychisch belastet identifizierten Migrant:innen und Geflüchteten zwingend eine Psychotherapie oder medikamentöse Behandlung indiziert ist. Oftmals reicht es aus, niederschwellige Angebote anzubieten, um einer Verschlechterung oder auch Chronifizierung der Beschwerden entgegenzuwirken. Diese könnten Angebote wie Psychoedukation, die Vermittlung von Informationen über Krankheitsbilder und Selbsthilfestrategien sein. Kultursensitiv gestaltete Informationsmaterialien und psychologische Schulungen von Mitarbeiter:innen in Erstaufnahme- oder Übergangseinrichtungen könnten dazu beitragen (Borho et al., 2019).

In vielen Ländern ist die ungleiche Gesundheitsversorgung von ethnischen Gruppen (Heinz et al., 2014), Migrant:innen und Geflüchteten, die gegenüber rassistischer Diskriminierung vulnerabel oder besonders exponiert sind, zu einem großen Problem der öffentlichen Gesundheit geworden. Diskriminierung ist ethisch inakzeptabel und es ist unfair, Menschen aufgrund von Unterschieden, auf die sie keinen Einfluss haben, unterschiedlich zu behandeln (Heinz et al., 2014).

Der Zugang zur Gesundheitsversorgung für Migrant:innen und Geflüchtete ist in den europäischen Ländern unterschiedlich geregelt und gesetzlich gestützt (Bradby et al., 2015). Selbst wenn ein legaler Zugang besteht, gibt es immer noch Unterschiede und Ungleichheiten beim Zugang zur Gesundheitsversorgung (Lebano et al., 2020). Zudem können kulturell spezifische Begriffe, Ausdrücke, Erklärungsmodelle oder Metaphern selbst bei hoher Sprachkompetenz schwer zu verstehen sein. Wenn Psychiater:innen und Psychotherapeut:innen nicht über die erforderlichen sprachlichen und kulturellen Kenntnisse verfügen und eine Übersetzung nicht zur Verfügung steht oder die Kosten dafür nicht übernommen werden, müssen sich Patient:innen mit Migrations- und Fluchtkontext möglicherweise auf medizinisch unerfahrene zweisprachige Verwandte oder nicht-medizinisches Personal verlassen, was die Qualität der Diagnose und der Versorgung mindert und die gesundheitlichen Ergebnisse für Migrant:innen und Geflüchtete verschlechtert (Meuter et al., 2015).

Um auf die Folgen des Klimawandels gut vorbereitet zu sein und die Ungleichbehandlung zu reduzieren, sollte die kulturelle Kompetenz sowohl auf individueller als auch auf institutioneller und gesellschaftlicher Ebene verwirklicht werden. Zudem sollte die kulturelle Psychiatrie und Psychotherapie ein integraler Bestandteil aller Lehrpläne sein, vom Grundstudium bis zur beruflichen Weiterbildung (Schouler-Ocak & Moran, 2024).

Kernaussagen

- Der Klimawandel wird zu mehr Fluchtbewegungen führen und damit zu mehr Migrant:innen und Geflüchteten auch in Deutschland.
- Die von Klimawandel und unfreiwilliger Migration betroffenen Menschen sind psychisch deutlich belasteter als die Allgemeinbevölkerung.
- Die höhere Prävalenz psychischer Erkrankungen bei Menschen mit Fluchterfahrung ist plausibel auf traumatische Lebenserfahrungen sowie auf soziale und emotionale Unsicherheit im Aufnahmeland zurückzuführen.
- Kulturelle Kompetenz zur Bewältigung der hohen Zahl psychischer Erkrankungen sollte sowohl auf individueller als auch auf institutioneller sowie gesellschaftlicher Ebene umgesetzt werden.
- Kulturelle Psychiatrie und Psychotherapie sollte ein integraler Bestandteil aller Lehrpläne sein, vom Grundstudium bis zur Facharztausbildung.

Literatur

Balsari, S., Dresser, C., Leaning, J. (2020). Climate Change, Migration, and Civil Strife. *Curr Environ Health Rep* 7(4), 404–414. doi: 10.1007/s40572-020-00291-4.

Barnett, J. (2007). The Geopolitics of Climate Change. *Geogra Comp, 1*(6), 1361–1375. doi: 10.1111/j.1749-8198.2007.00066.x.

Blackmore, R., Boyle, J. A., Fazel, M., et al. (2020). The prevalence of mental illness in refugees and asylum seekers: A systematic review and meta-analysis. *PLOS Medicine, 17*(9), e1003337. doi: 10.1371/journal.pmed.1003337.

Borho, A., Georgiadou, E., Grimm, T., et al. (2019). Professional and Volunteer Refugee Aid Workers-Depressive Symptoms and Their Predictors, Experienced Traumatic Events, PTSD, Burdens, Engagement Motivators and Support Needs. *Int J Environ Res Public Health, 16*(22). doi: 10.3390/ijerph16224542.

Bradby, H., Humphris, R., Newall, D., et al. (2015). Health Evidence Network, World Health Organization et al. *Public health aspects of migrant health: a review of the evidence on health status for refugees and asylum seekers in the European region.* Bookshelf ID: NBK379418

Georgiadou, E., Morawa, E., Erim, Y. (2017). High Manifestations of Mental Distress in Arabic Asylum Seekers Accommodated in Collective Centers for Refugees in Germany. *Int. J. Environ. Res. Public Health, 14*, 612. doi: 10.3390/ijerph14060612.

Heinz, A., Müller, D. J., Krach, S., et al. (2014). The uncanny return 151ft he race concept. *Front Hum Neurosci, 8*, 836. doi: 10.3389/fnhum.2014.00836.

IPCC – The Intergovernmental Panel on Climate Change (2021). *The Physical Science Basis 2021.* https://www.ipcc.ch/report/ar6/wg1/

Jongedijk, R. A., Eising, D. D., van der Aa, N., et al. (2020). Severity profiles of posttraumatic stress, depression, anxiety, and somatization symptoms in treatment seeking traumatized refugees. *Journal of Affective Disorders, 266*, 71–81. doi: 10.1016/j.jad.2020.01.077.

Lebano, A., Hamed, S., Bradby, H., et al. (2020). Migrants' and refugees' health status and healthcare in Europe: a scoping literature review. *BMC Public Health, 20*(1), 1039. doi: 10.1186/s12889-020-08749-8.

Leiler, A., Bjärtå, A., Ekdahl, J., & Wasteson, E. (2019). Mental health and quality of life among asylum seekers and refugees living in refugee housing facilities in Sweden. *Social Psychiatry and Psychiatric Epidemiology, 54*(5), 543–551. doi: 10.1007/s00127-018-1651-6.

Meuter, R. F., Gallois, C., Segalowitz, N. S., et al. (2015). Overcoming language barriers in healthcare: A protocol for investigating safe and effective communication when patients or clinicians use a second language. *BMC Health Serv Res, 15*, 371. doi: 10.1186/s12913-015-1024-8.

McMichael, C. (2015). Climate change-related migration and infectious disease. *Virulence, 6*(6), 548–553. doi: 10.1080/21505594.2015.1021539.

Nesterko, Y., Jäckle, D., Friedrich, M., et al. (2020). Factors predicting symptoms of somatization, depression, anxiety, post-traumatic stress disorder, self-rated mental and physical health among recently arrived refugees in Germany. *Conflict and Health, 14*(1). doi: 10.1007/s00038-020-01408-0.

Richardson, K., Steffen, W., Lucht, W., et al. (2023). Earth beyond six of nine planetary boundaries. *Sci Adv, 9*, eadh2458. doi: 10.1126/sciadv.adh2458.

Romanello, M., Napoli, C. D., Drummond, P., et al. (2022). The 2022 report of the Lancet Countdown on health and climate change: health at the mercy of fossil fuels. *Lancet, 400*, 1619–1654. https://doi.org/10.1016/S0140-6736(22)01540-9

UNDP Bangladesh & UN WOMEN Bangladesh (2018). *Report on Environmental Impact of Rohingya Influx.* Dhaka. https://assets.irinnews.org/s3fs-public/undp-environmental-impact-rohingya-2018.pdf?Ou3s0t7X1LtZP7Ov1tCH_tJbdrjoDcen_ access_26.11.2023

Rohlof, H. G., Knipscheer, J. W., & Kleber, R. J. (2014). Somatization in refugees: a review. *Social Psychiatry and Psychiatric Epidemiology, 49*(11), 1793–1804. doi: 10.1007/s00127-014-0877-1

Schaar, J. (2018). *The relationship between climate change and violent conflict.* SIDA62128en. Green tool box/peace and security tool box: working paper, 2017. International Organisations and policy support, SIDA. https://cdn.sida.se/app/uploads/2020/12/01105650/working-paper-climate-change-and-conflict.pdf

Schouler-Ocak, M. & Moran, J. K. (2024). Anxiety and mood disorders in forcibly displaced people across the world. *Curr Opin Psychiatry, 37*(1), 18–22. doi: 10.1097/YCO.0000000000000904.

Steel, Z., Chey, T., Silove, D., et al. (2009). Association of Torture and Other Potentially Traumatic Events With Mental Health Outcomes Among Populations Exposed to Mass Conflict and Displacement. *JAMA, 302*(5), 537. doi: 10.1001/jama.2009.1132.

Schweitzer, R. D., Vromans, L., Brough, M., et al. (2018). Recently resettled refugee women-at-risk in Australia evidence high levels of psychiatric symptoms: individual, trauma and post-migration factors predict outcomes. *BMC Medicine*, 16 (1). doi: 10.1186/s12916-018-1143-2.

The Lancet (2020). COVID-19 will not leave behind refugees and migrants. *Lancet*, 395(10230), 1090. https://doi.org/10.1016/S0140-6736(20)30758-3

UNHCR – The UN Refugee Agency (2023). *Refugee data finder.* https://www.unhcr.org/refugee-statistics/

U.S. Department of Defense (2015). *National security implications of climate-related risks and a changing climate.* https://obamawhitehouse.archives.gov/sites/default/files/docs/National_Security_Implications_of_Changing_Climate_Final_051915.pdf

Walinski, A., Sander, J., Gerlinger, G., et al. (2023). The Effects of Climate Change on Mental Health. *Dtsch Arztebl Int 24*, 120(8), 117–124. doi: 10.3238/arztebl.m2022.0403.

Wennersten, J. R. & Robbins, D. (2017). *Rising tides: climate refugees in the twenty-first century.* Bloomington: Indiana University Press. p. 118–121. https://doi.org/10.1177/0197918318770161.

World Migration Report (2020). https://worldmigrationreport.iom.int/wmr-2022-interactive/_access_26112023

Verzeichnisse

Autor:innenverzeichnis

Albrecht, Lorenz
Doktorand und studentische Hilfskraft
Institut für Epidemiologie und Präventivmedizin
Universität Regensburg
Franz-Josef-Strauß-Allee 11, D-93053 Regensburg
lorenz.albrecht@stud.uni-regensburg.de

Arth, Adina
Doktorandin
School of Management and Law
ZHAW Zürcher Hochschule für Angewandte Wissenschaften
Theaterstr. 17, CH-8400 Winterthur
und
Doktorandin
Institut für Wirtschaft und Ökologie
Universität St. Gallen
Müller-Friedberg-Str. 6/8, CH-9000 St. Gallen
und
Ehem. Wissenschaftliche Mitarbeiterin
Ständige Senatskommission für Grundsatzfragen der biologischen Vielfalt der Deutschen Forschungsgemeinschaft (DFG)
Institut für Pflanzenwissenschaften
Universität Bern
Altenbergrain 21, CH-3013 Bern
adina.arth@zhaw.ch

Ascone, Leonie, Dr. phil.
Wissenschaftliche Mitarbeiterin
AG Neuronale Plastizität
Zentrum für Psychosoziale Medizin
Klinik und Poliklinik für Psychiatrie und Psychotherapie
Martinistr. 52, D-20246 Hamburg
l.ascone-michelis@uke.de

Brandt, Lasse, Dr. med.
Oberarzt, Arbeitsgruppenleiter
Klinik für Psychiatrie und Psychotherapie
Charité – Campus Mitte
Charitéplatz 1, D-10117 Berlin
lasse.brandt@charite.de

Geschke, Jonas
Referent für Ökologie und Biodiversität
Wissenschaftlicher Beirat der Bundesregierung Globale Umweltveränderungen (WBGU)
und
Wissenschaftliches Sekretariat
Ständige Senatskommission für Grundsatzfragen der biologischen Vielfalt der Deutschen Forschungsgemeinschaft (DFG)
Institut für Pflanzenwissenschaften
Universität Bern
Altenbergrain 21, CH-3013 Bern
jonas.geschke@unibe.ch

Gründer, Gerhard, Prof. Dr. med.
Leiter
Abteilung für Molekulares Neuroimaging
Zentralinstitut für Seelische Gesundheit
Universität Heidelberg, Medizinische Fakultät Mannheim
J5, D-68159 Mannheim
gerhard.gruender@zi-mannheim.de

Heinz, Andreas, Prof. Dr. med. Dr. phil.
Direktor
Klinik für Psychiatrie und Psychotherapie
Charité – Campus Mitte
Charitéplatz 1, D-10117 Berlin
andreas.heinz@charite.de

Herrmann, Wolfram J., Prof. Dr. med.
Stellvertretender Institutsdirektor
Institut für Allgemeinmedizin
Charité – Universitätsmedizin Berlin
Charitéplatz 1, D-10117 Berlin
wolfram.herrmann@charite.de

Hese, Sören, Dr. rer. nat.
Privatdozent, Lehrstuhl für Fernerkundung
Institut für Geographie
Friedrich-Schiller-Universität Jena
Löbdergraben 32, D-07745 Jena
soeren.hese@uni-jena.de

Jochem, Carmen, PD Dr. med.
Akademische Oberrätin
Lehrstuhl für Planetary & Public Health
Universität Bayreuth
Universitätsstr. 30, D-95447 Bayreuth
carmen.jochem@uni-bayreuth.de

Karl, Sebastian, Dr. med.
Arzt und Wissenschaftlicher Mitarbeiter
Zentralinstitut für Seelische Gesundheit
Klinik für Psychiatrie und Psychotherapie
J 5, D-68159 Mannheim
sebastian.karl@zi-mannheim.de

Klosterkötter, Joachim, Univ.-Prof. (em.) Dr. med.
Ehem. Direktor
Klinik und Poliklinik für Psychiatrie und Psychotherapie
Universität zu Köln
Kerpener Str. 62, D-50924 Köln
joachim.klosterkoetter@uk-koeln.de

Knoblauch, Hans, PD Dr. med.
Chefarzt, Facharzt für Psychiatrie und Psychotherapie
ZfP Südwürttemberg, Abteilung für Allgemeinpsychiatrie
Am Engelberg 39, D-88239 Wangen
hans.knoblauch@zfp-zentrum.de

Kühn, Simone, Prof. Dr. rer. nat.
Direktorin
Forschungsbereich Umweltneurowissenschaften
Max-Planck-Institut für Bildungsforschung
Lentzeallee 94, D-14195 Berlin
kuehn@mpib-berlin.mpg.de
und
Leitung
AG Neuronale Plastizität
Zentrum für Psychosoziale Medizin
Klinik und Poliklinik für Psychiatrie und Psychotherapie
Martinistr. 52, D-20246 Hamburg
s.kuehn@uke.de

Kunz, Linda C.
Assistenzärztin
Klinik für Psychiatrie und Psychotherapie und Abteilung für Molekulares Neuroimaging
Zentralinstitut für Seelische Gesundheit
J5, D-68159 Mannheim
lindachristin.kunz@zi-mannheim.de

Laker, Konrad
Promovend
Institut für Allgemeinmedizin
Charité – Universitätsmedizin Berlin
Charitéplatz 1, D-10117 Berlin
konrad.laker@charite.de

Loose, Carsten, Dr. rer. nat.
Bis 2023 Stv. Generalsekretär
Wissenschaftlicher Beirat der Bundesregierung Globale Umweltveränderungen (WBGU)
Luisenstr. 46, D-10117 Berlin
cloose@posteo.de

Meyer-Lindenberg, Andreas, Prof. Dr. med.
Direktor
Zentralinstitut für Seelische Gesundheit
Klinik für Psychiatrie und Psychotherapie
J 5, D-68159 Mannheim
andreas.meyer-lindenberg@zi-mannheim.de

Napierala, Hendrik, Dr. med.
Wissenschaftlicher Mitarbeiter
Institut für Allgemeinmedizin
Charité – Universitätsmedizin Berlin
Charitéplatz 1, D-10117 Berlin
hendrik.napierala@charite.de

Nees, Frauke, Prof. Dr. rer. nat.
Direktorin und Professorin für Medizinische Psychologie und Verhaltensneurobiologie
Institut für Medizinische Psychologie und Medizinische Soziologie
Universitätsklinikum Schleswig-Holstein
Christian-Albrechts-Universität zu Kiel
Preußerstr. 1–9, D-14205 Kiel
nees@med-psych.uni-kiel.de

Salomon, Markus, Dr. rer. nat.
Wissenschaftlicher Mitarbeiter
Sachverständigenrat für Umweltfragen
Luisenstraße 46, D-10117 Berlin
markus.salomon@umweltrat.de

Sander, Julia, Dr. phil.
Kommissarische Leitung
Wissenschaftlicher Dienst
Deutsche Gesellschaft für Psychiatrie und Psychotherapie, Psychosomatik und Nervenheilkunde e. V. (DGPPN)
Reinhardtstr. 29, D-10117 Berlin-Mitte
j.sander@dgppn.de

Schepanski, Kerstin, Univ.-Prof. Dr. rer. nat.
Professorin für Strahlung und Fernerkundung von Atmosphären
Institut für Meteorologie
Freie Universität Berlin
Carl-Heinrich-Becker-Weg 6–10, D-12165 Berlin
kerstin.schepanski@fu-berlin.de

Schmid, Elisabeth, Dr. rer. nat.
Wissenschaftliche Mitarbeiterin
Sachverständigenrat für Umweltfragen
Luisenstr. 46, D-10117 Berlin
elisabeth.schmid@umweltrat.de

Schouler-Ocak, Meryam, Prof. Dr. med.
Leitende Oberärztin der Psychiatrischen Institutsambulanz
Psychiatrische Universitätsklinik der Charité im St. Hedwig-Krankhaus
und
Leiterin des FB Interkulturelle Migrations- und Versorgungsforschung, Sozialpsychiatrie
Charité – Universitätsmedizin Berlin
Große Hamburgerstr. 5–11, D-10115 Berlin
meryam.schouler-ocak@charite.de

Schulz, Astrid, Dr. rer. nat.
Stellvertretende Generalsekretärin
Wissenschaftlicher Beirat der Bundesregierung Globale Umweltveränderungen (WBGU)
Luisenstr. 46, D-10117 Berlin
aschulz@wbgu.de

Schumann, Gunter, Prof. Dr. med.
Leiter
Forschungsbereich Neurowissenschaftliche Populationswissenschaft (PONS)
Klinik für Psychiatrie und Psychotherapie
Charité – Universitätsmedizin Berlin
Charitéplatz 1, D-10117 Berlin
und
Research Director
Institute for Science and Technology of Brain-Inspired Intelligence (ISTBI)
Fudan Universität, CHN-Shanghai
gunter.schumann@charite.de

Siehl, Sebastian, Dr. rer. soc.
Post-Doc/Wissenschaftlicher Mitarbeiter
Institut für Medizinische Psychologie und Medizinische Soziologie
Universitätsklinikum Schleswig-Holstein
Christian-Albrechts-Universität zu Kiel
Preußerstr. 1–9, D-24105 Kiel
siehl@med-psych.uni-kiel.de

Spangemacher, Moritz
Arzt
Abteilung für Molekulares Neuroimaging
Klinik für Psychiatrie und Psychotherapie
Zentralinstitut für Seelische Gesundheit
Universität Heidelberg, Medizinische Fakultät Mannheim
J5, D-68159 Mannheim
moritzwilliam.spangemacher@zi-mannheim.de

Stöhr, Monika, Dipl.-Psych.
Stationspsychologin Allgemeinpsychiatrie
Zentrum für Psychiatrie Südwürttemberg
Am Engelberg 39, D-88239 Wangen im Allgäu
monika.stoehr@zfp-zentrum.de

Walinski, Annika
Psychologische Psychotherapeutin i. A. in Berlin
annika.walinski@gmail.com

Sachwortverzeichnis

A

Activist Burnout 182, 184
Allostatic Load 138
Antipsychotika
– Thermoregulation 148
Artenvielfalt 23
Ästhetisches Modell 87
Atmosphäre 13
Aufmerksamkeitswiederherstellungstheorie 92
Aussterberate 25

B

Bewegung
– Auswirkungen auf die psychische Gesundheit 124
– Co-Benefits 125
Bewegungsverhalten 119
Biodiversität
– Bedeutung für die psychische Gesundheit 85
– naturwissenschaftliche Grundlagen 23
Biodiversitätsverlust
– Auswirkungen auf die psychische Gesundheit 64
– naturwissenschaftliche Grundlagen 23
– ökonomische Auswirkungen 61
– Treiber 26
Biophiles Design 80
Biophilie-Hypothese 89
Brände
– direkte Auswirkungen auf die psychische Gesundheit 51

C

Carbon dioxide capture and storage (CCS) 19
CO_2-Budget 19

D

Doppelte Mobilitätskrise 118
Dürre
– direkte Auswirkungen auf die psychische Gesundheit 51
– indirekte Auswirkungen auf die psychische Gesundheit 58
– naturwissenschaftliche Grundlagen 15

E

Eco Distress 52
Eisschmelze
– naturwissenschaftliche Grundlagen 16
Energiewende 20
Erkrankungshäufigkeiten 173
Ernährung 103
– Auswirkungen auf die psychische Gesundheit 104
– Auswirkungen auf die Umwelt 108
Ernährungsumstellung
– Barrieren 112
Extremwetterereignisse
– direkte Auswirkungen auf die psychische Gesundheit 51
– indirekte Auswirkungen auf die psychische Gesundheit 61

F

Feinstaub 40
Flucht
– Auswirkungen auf die psychische Gesundheit 59
Fraktale Geometrie 88

G

Gesundheitsförderung 135, 137, 138, 140

Gewalt
- Auswirkungen auf die psychische Gesundheit 60

Grünflächen
- Bedeutung für die psychische Gesundheit 75

H

Heilungsfördernde Umgebungen 88
Hitze
- direkte Auswirkungen auf die psychische Gesundheit 49

Hitzeinseleffekt 15
Hitzeschutz 166, 167, 169
Hurrikans
- naturwissenschaftliche Grundlagen 17

I

Invasive Arten 26

K

Kaskadenmodell 93
Kipppunkte 17
Klimaangst 52, 62, 180
Klima-Café 184, 185
Klimaemotionen 62
- Umgang 180

Klimakommunikation 178
Klima-Konsil-/Liaisondienste 180
Klimakrisenbewältigungsgruppe 184
Klimaneutrale Praxis 179
Klimaneutrale Versorgung 175
Klimapass 59
Klimaresiliente Versorgung 179
Klimaresilienz 182
Klimascham 180
Klimaschuld 180
Klimaschutzmaßnahmen 19
Klimasensible Gesundheitsberatung 178
- aktive Mobilität 127

Klimasensible Psychiatrie 178
- praktische Implikationen 181

Klimasensible psychologische Beratung 180
Klimasprechstunde 178, 179, 183
Klimasystem 13
Klimatrauer 62, 180
Klimawandel 14, 15, 20, 64
- naturwissenschaftliche Grundlagen 13
- ökonomische Auswirkungen 60

Kognitive Dissonanz 183

Konflikte
- Auswirkungen auf die psychische Gesundheit 60

Körperliche Aktivität 118
- Auswirkungen auf die psychische Gesundheit 124
- WHO-Empfehlungen 119

Körperliche Erkrankungen
- Auswirkungen auf die psychische Gesundheit 62

Körperliche Inaktivität 118
- deskriptive Epidemiologie 118
- Folgen für die psychische Gesundheit 120

Krankheitsmodifizierende Behandlungsansätze 151
Kulturelle Praktiken 63
Kunming-Montreal-Rahmenwerk 28

L

Landnutzungsänderung 14, 26
Lärm 41
Link Worker 157
Lithium
- im Kontext mit Hitzewellen 148

Luftschadstoffe 36
- naturwissenschaftliche Grundlagen 35

Luftverschmutzung
- direkte Auswirkungen auf die psychische Gesundheit 52

M

Malnutrition
- Auswirkungen auf die psychische Gesundheit 59

Massensterben 25
Meeresspiegelanstieg
- naturwissenschaftliche Grundlagen 16

Mental Health Surveillance 139
Migration 187
- Auswirkungen auf den Versorgungsbedarf 173
- Auswirkungen auf die psychische Gesundheit 59, 188

Mobilität, aktive 123
- Auswirkungen auf die psychische Gesundheit 124
- Co-Benefits 125

Mobilitätsmuster 121
Mobilitätsverhalten
- Auswirkungen auf Gesundheit und Umwelt 122

Motorisierter Individualverkehr 121

N

Nahrungsmittelunsicherheit
- Auswirkungen auf die psychische Gesundheit 58

Naturerleben 85, 86

Naturkatastrophen
- direkte Auswirkungen auf die psychische Gesundheit 51
- indirekte Auswirkungen auf die psychische Gesundheit 61

O

Ökologische Angst 62
Ökologische Trauer 62
Ökosystem 27
- naturwissenschaftliche Grundlagen 23

Ökosystemleistungen
- Kaskadenmodell 93
- naturwissenschaftliche Grundlagen 24

OneHealth 29

Ozeanversauerung
- naturwissenschaftliche Grundlagen 17

P

PFAS – Per- und polyfluorierte Alkylsubstanzen 38
Pharmakotherapie 147
- Treibhausgasemissionen 147
- Vermeidung 152
- Verschmutzung 147

Planetare Grenzen 29
Planetary Health 29
Planetary Health Diet 108
Prävention 141
- Effekte 143
- Interventionen 143
- Wirkprinzip 142

Psychostimulanzien
- Thermoregulation 148

R

Renaturierung 28
Restauration 90

S

Sedentäres Verhalten 118

- deskriptive Epidemiologie 119
- Folgen für die psychische Gesundheit 120

Serotonin-Wiederaufnahmehemmer
- Thermoregulation 148

Social Prescribing 157–160
Solastalgie 53, 62, 151, 180
Städte 71
Stadtgrün 76
Stadtlandschaftsmodell 72
Stadtnatur
- Bedeutung für die psychische Gesundheit 75

Starkregen
- naturwissenschaftliche Grundlagen 15

Stressreduktionstheorie 90
Stürme
- direkte Auswirkungen auf die psychische Gesundheit 51

T

Therapeutische Landschaften 75
Transformative Arztpraxen 178
Traumahilfezentrum 144
Treibhausgase
- naturwissenschaftliche Grundlagen 14

U

Übereinkommen von Paris 19
Überschwemmung
- direkte Auswirkungen auf die psychische Gesundheit 51
- indirekte Auswirkungen auf die psychische Gesundheit 58

Umweltschadstoffe 36
Umweltverschmutzung
- naturwissenschaftliche Grundlagen 35

V

Versorgungsbedarf 172

W

Wirtschaftskrisen
- Auswirkungen auf die psychische Gesundheit 60